女性瑜伽之书

[美]波比·克蕾奈尔（Bobby Clennell） 著

陈霄 译

海南出版社

·海口·

THE WOMAN'S YOGA BOOK：Asana and Pranayama for all Phases of the Menstrual Cycle
by Bobby Clennell
text and illustrations copyright © 2007 by Bobby Clennell
Published by arrangement with Shambhala Publications, Inc.
4720 Walnut Street #106 Boulder, CO 80301, USA,
www.shambhala.com
through Bardon-chinese Media Agency
Simplified Chinese translation copyright © 2020
by GUANGZHOU LONGXIANG CULTURAL PROMOTION CO., LTD.
ALL RIGHTS RESERVED

版权合同登记号：图字：30-2019-122 号
图书在版编目（CIP）数据
　　女性瑜伽之书 /（美）波比·克蕾奈尔
(Bobby Clennell) 著；陈霄译 . —— 海口：海南出版社，
2020.4
　　书名原文 : The Woman's Yoga Book
　　ISBN 978-7-5443-9194-8

　　Ⅰ . ①女… Ⅱ . ①波… ②陈… Ⅲ . ①女性 – 瑜伽 –
基本知识 Ⅳ . ① R793.51

中国版本图书馆 CIP 数据核字 (2020) 第 034935 号

女性瑜伽之书
NVXING YUJIA ZHISHU

作　　者：［美］波比·克蕾奈尔（Bobby Clennell）
译　　者：陈　霄
监　　制：冉子健
特约策划：广州龙象文化传播有限公司
责任编辑：张　雪
执行编辑：于同同
封面设计：PAGE. 11　qq:779513274
责任印制：杨　程
印刷装订：河北盛世彩捷印刷有限公司
读者服务：武　铠
出版发行：海南出版社
总社地址：海口市金盘开发区建设三横路 2 号 邮编：570216
北京地址：北京市朝阳区黄厂路 3 号院 7 号楼 102 室
电　　话：0898-66830929　010-87336670
电子邮箱：hnbook@263.net
经　　销：全国新华书店经销
出版日期：2020 年 4 月第 1 版　2020 年 4 月第 1 次印刷
开　　本：787mm×1092mm　1/16
印　　张：18.5
字　　数：211 千
书　　号：ISBN 978-7-5443-9194-8
定　　价：68.00 元

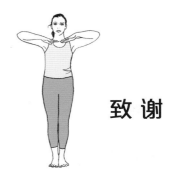

致　谢

　　本书的内容基于我敬爱的瑜伽老师 B. K. S. 艾扬格（B. K. S. Iyengar）先生的工作成果，他是我瑜伽知识的源头。与此同时，我向艾扬格先生的女儿吉塔·S. 艾扬格（Geeta S. Iyengar）表示衷心的感谢，感谢她带给我震撼心灵的教导，并特别感谢她在女性瑜伽领域的奉献和创新。

　　本书的完成离不开才华横溢且不辞辛苦的诸位。我要感谢我的出版人琳达·可蔻佐（Linda Cogozzo）和唐纳德·梅尔（Donald Moyer），琳达帮助我收集灵感并整理思路，她的耐心和坚持使得本书的写作和编辑过程非常顺利；感谢玛丽·塔尔博特（Mary Talbot）在我的写作初期帮我找到了适合自己的风格；感谢莱拉·欧文（Lara Owen）和薇薇安·高德曼（Vivien Goldman）在本书编辑初期的贡献。我深受艾扬格老师、琼安·怀特（Joan White）、克里斯·萨德克（Chris Saudek）以及路易斯·斯坦伯格（Lois Steinberg）的影响，他们的洞察力给予我极大的帮助；路易斯任由我占用她大量的时间向她讨教，没有她的帮助，本书的内容和结构不可能像现在这样连贯清晰。

　　特别感谢我的丈夫林德赛（Lindsey），感谢他的爱与支持。他拥有丰富的瑜伽教学经验以及独特的写作能力，总能够在我需要的时候为我提供一点灵感。本书中的所有插图是根据林德赛和海赛欧·卡仕达（Hisayo Kushida）为我拍摄的数百张照片绘制而成，我要为你们献上无数朵红玫瑰！还要感谢我的儿子们——迈尔斯（Miles）和杰克（Jake），感谢他们给我的爱与鼓励。

　　感谢医学博士法兰克·利普曼（Frank Lipman）、马瑞妮·特拉瓦高利尼（Maryanne Travaglioni）、埃夫雷姆·科思戈尔德（Efrem Korngold）和哈瑞特·本菲尔德（Harriet Beinfield）在不同章节里给我的帮助。我还要感谢马萨尔·匹克（Marcel Pick）和医学博士莱斯利·鲍伊德（Leslie Boyde）给我的帮助。感谢罗伯塔·安缇（Roberta Atti）在食物的疗愈能量方面给予我的建议。

我十分感激我的朋友们和瑜伽学生——彼得·西蒙斯（Peter Simmons）、罗伯·加尼翁（Rob Gagnon）、琼安·斯奈德（Joan Snyder）、玛吉·坎默（Maggie Cammer）和戴安·冯·芙丝汀宝（Diane von Furstenberg）。感谢在很多方面为我提供帮助的优秀的艾扬格瑜伽老师——布鲁克·梅尔斯（Brooke Myers）、珍·马瑞·德瑞克（Jean Marie Derrick）、伊冯·德蔻克（Yvonne Decock）、艾莉森·庞罗伊（Alison Pomroy）、萨利·茹特斯基（Sally Rutskey）、卡伦·欧沃克（Carrie Owerko）和拉洁薇·梅塔（Rajiv Mehta）。我还要向西尔维娅·普莱斯考特（Silvia Prescott）、玛丽·邓恩（Mary Dunn）、约翰·舒马特（John Schumacher）、伽瓦·本杰拉（Jawahar Bangera）、加布里埃尔·吉布里拉罗（Gabriella Giubilaro）和斯蒂芬妮·夸克（Stephanie Quirk）以及已逝的潘妮·尼尔德－史密斯（Penny Nield-Smith）等表达我的谢意。

最后，也是同样重要的一点，我要向我所有的瑜伽学生表示极大的谢意，你们赋予我的能量远远超出你们的想象。

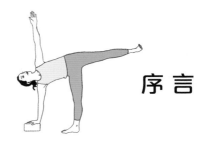

序言

　　当今，瑜伽越来越普及，同过去相比，越来越多的人开始接受瑜伽，这让我倍感欣喜。在过去，人们认为瑜伽仅仅适合隐士修行，不过今天他们开始了解到瑜伽在日常生活中发挥的重要作用。过去，人们常常认为瑜伽专属于男性，而现在，人们已经了解到这门古老的艺术和哲学也同样适用于女性。

　　瑜伽在促进人的身体和心理健康方面拥有巨大的潜力，对女性而言，这一点尤其重要。不过，人们也不要忘记去进行瑜伽灵性方面的深度探索。古代练习瑜伽的女性已经向我们证明，除了获得身体的健康之外，她们还努力获得灵性健康来提升自己的生活价值，并且这种努力并没有使她们逃避世俗和家庭的责任。这样的平衡状态必然会给今天的女性带来启发，因为现代的生活方式让女性遗忘了原本属于自己的女性特质。

　　月经初潮是显现女性特质的第一步。在过去，人们将这一事件视为女性的第二次诞生，并会对此进行庆祝。曾经人们会为此举行命名仪式，并绘制她的星象图（出生图），由此塑造了一种女性能够不断改善自己身体、道德、精神、灵性健康的生命模式。

　　在我的成长过程中，我不断地见证着瑜伽在我生命中发挥的重要作用。我能感受到瑜伽的练习给我带来的内在平衡，从而培养了我新的性格。当我开始教授瑜伽时，瑜伽带给我的印记也浮上表面，让我能够帮助和教导他人。

　　在 20 世纪 60 年代，教授瑜伽是一种冒险行为，尽管当时有很多女性迫切地想要学习瑜伽，因为她们都有某些健康问题。她们希望接受自然疗法，而不是依靠止痛药来治疗。但在当时，人们还不了解女性身体层面、心理层面以及情感层面的许多健康问题都与月经和激素的变化有关。我认识到了这其中的联系，并且我的教学方法也帮助了很多女性。不过，我的学生们还是花了很长时间才接受了这一观点。如今，科学研究已经证实了这些联系。因此，女性应该尊重自己的女性特质，并进行相应的瑜伽练习。

波比·克蕾奈尔的切入角度十分正确——她针对不同的经期阶段提出应如何调整瑜伽的练习。这本书将为女性从初潮到更年期提供非常实用的帮助。在人生的不同阶段，女性将面临各种问题，而本书为她们提供了许多解决方案。本书的每一章都向大家解释了练习体式的益处，还包括练习方法和练习禁忌。

瑜伽之旅以站立体式启程，在坐立体式中获得稳定，在侧伸展体式中获得灵活，在前屈体式中得以安住，在仰卧体式中修复身体，在倒立体式中焕发精神并获得内在平衡，在后弯体式中重新激活头脑和神经系统，在调息中补充能量。波比带领读者走完了全部旅程，她生动且清晰的插图更是极大地提升了本书的价值。

愿本书成为所有人的指引。

吉塔·S. 艾扬格

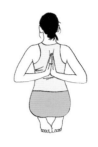

引言

　　在 20 世纪发生的所有变革中，最激进的变革之一就发生在女性的生活之中。许多西方女性第一次期待在职场中能够取得同男人相同的地位。然而，尽管女性赢得了越来越多的机会、获得了越来越多的成功，她们的快乐和幸福却并未随之增长。事实上，女性也许正在为"拥有一切"而付出代价。

　　许多女性发现，快节奏的生活正在威胁她们的健康，侵蚀她们的自我感知，动摇她们的精神世界。她们要想追求预期目标就要承受来自方方面面的压力。再加上现代生活中的环境污染、垃圾食品等危害，有可能导致免疫系统崩溃、激素分泌紊乱。因此女性较易出现子宫肌瘤、子宫内膜异位、卵巢囊肿及经期异常等问题。

　　毫无疑问，后工业时代的生活方式改变了女性月经周期的模式。由于现代女性的生理周期开始得更早，生育子女的个数更少，因此她们在一生中要经历约 350～400 次月经。而在 200 年前，大部分女性一生只经历 100 次月经。过去，妊娠期和哺乳期会让月经暂停，这对女性来说是一次休养生息的机会，可是现代女性孕育子女的个数要比她们的祖先少很多，甚至许多女性根本就不生孩子。这样的变化加上现代社会对女性的要求，也许正在迫使女性的生殖系统以一种不健康的方式去适应环境。无论是否生育子女，现代女性都更专注于"跟上时代步伐"，"听从内在需求"这个选项在女性一生任务清单中的排名一再下滑。不可避免的，许多女性正以不健康的方式生活着，她们几乎注意不到身体正在发生的改变。

有些女性忽略了让我们区别于男性的最重要的东西——周期性的激素变化。而在社会平等所取得的所有进步中，对待女性月经的态度仅仅比过去开明了一点点。过去曾流行的"处于经期的女性是不洁的"看法在今天则被人们以忽略和轻视的态度替代，不仅社会这样，即使很多女性本身也持有这样的态度。一方面，女性月经的次数增加了；另一方面，我们不再提倡将经期视为一件意义重大或者会对心灵产生影响的事件。西方文化中几乎没有任何遗留下来的传统承认月经周期的"神秘"能量。诸多女性杂志、现代女性文化的领航者们并没有引导我们在此阶段去休息或冥想，而是告诉我们要去健身房、去做头发，若无其事地度过经期。

作为女性，我们应该如何重新发掘自身独特的创造力，同时又在不降低我们刚刚赢取的社会地位的情况下过上美满的生活呢？在这本《女性瑜伽之书》中，我不会要求你回过头去保持女权运动前期的压抑态度，或是让你放弃独立，重新回归到不断怀孕生子的生活中去。我的建议是，同女权主义相比，我们更要考虑到女性的实际生理情况。我的愿望是教授所有女性一种明智的、古老的疗愈体系以供她们自由取用，并且不会受到是否生育子女、是否拥有事业等因素的影响，这个体系就是瑜伽。

我的个人之旅

1973 年，在伦敦生活的我发现了瑜伽。当时我已经有了两个儿子——迈尔斯和杰克。在朋友的热情推荐下，我的丈夫林德赛和我一起参加了第一节瑜伽课。上课地点位于科芬园的社区中心，授课老师是潘妮·尼尔德－史密斯，我们从此爱上了瑜伽。后来，我们了解到我们学习的这种瑜伽被称为艾扬格瑜伽，是以《瑜伽之光》（*Light On Yoga*）的作者 B. K. S. 艾扬格的名字命名的。1975 年，我第一次踏上了去往印度的旅程，跟随艾扬格先生本人学习，也跟随艾扬格先生的女儿、《艾扬格女性瑜伽》（*Yoga: A Gem for Women*）一书的作者吉塔·S. 艾扬格以及艾扬格先生的儿子普尚·艾扬格（Prashant Iyengar）学习。这次经历改变了我的人生。特别值得指出的一点是，我完全被吉塔·S. 艾扬格在女性瑜伽方面表现出的洞察力和智慧所折服。1976年，潘妮老师将其课程交给我，我的教学生涯开始了。

作为一位年轻的母亲，我在一个不断变化，甚至有时变化得让人不知所措的世界中摇摇晃晃地平衡着家庭和工作之间的关系，而瑜伽成为使我身体强健、情绪稳定以及获得自信和勇气的方法。每个经期前后，无论有多少事需要我处理，我都尽量保证能够练习平静的复原瑜伽序列。

这个序列是为女性经期特别安排的，约需要一个半小时完成。我在经期每天都练习。不久后我就发现，经过练习，即便在血量多的那几天里，我仍然能够在繁忙的工作之余保持平静和安宁，而每个月经期之后的日子里，我的状态也越来越好。早些年时，素食主义和养生运动将我从难以消化的传统英式烹饪方法和乏味的冻鱼条中唤醒。我以早期的烹饪经验为基础，不断发展我的兴趣——研究我做的食物对身心的影响。我每月例行的瑜伽练习（以及我的其他练习部分）不仅帮我克服了经期的不适，还帮我超越日常琐事去扩展我对世界更广阔的感知。

多年来我一直坚持练习瑜伽，并不断进行改善以适应自身的需求。这期间，我也数次回到印度跟随艾扬格瑜伽的老师们学习，并越来越专注于与瑜伽和女性相关的主题。如今，很多女性都练习瑜伽，她们都明白保持身体柔软、释放紧张能够对抗身体的僵硬和由压力造成的身体衰老现象。瑜伽不仅可以让人变得灵活和放松，它还是强大的疗愈工具。许多体式（asana）和调息法（pranayama）都是女性生殖系统的滋补良药和调节圣手。身为一名瑜伽老师，我见证了很多女性通过练习瑜伽改变了生理周期，进而改善了自己的生活。

女性生理上的周期特性让我们同自然世界有了密不可分的联结，当这个联结变弱，人们就会因此而受苦。关注女性能量周期的瑜伽练习能够增强我们同自然循环周期的联系，帮助我们让自身的小环境与星球能量达成平衡。在蕴含智慧的瑜伽练习中，每位女性都扮演着积极的自我健康养护参与者的角色。在我们实现自我疗愈的同时，也获得了疗愈他人的力量。

关于本书

无论您是瑜伽新手，还是长期的练习者，《女性瑜伽之书》都可以为您提供一种全面的瑜伽练习方式来尊重、平衡和调节您的生理周期。本书的第 1 章，概括性地展示了历史上人们对月经的各种看法和做法，探究了现代月经观念的产生和发展，以及女权运动之前古老传统给予我们针对这个至关重要的身体周期的建议。本书的第 2 章涵盖了关于月经的基本生理学知识，并讨论了在每个月中生理进程与情绪变化之间的关系。第 3 章阐释了为何艾扬格瑜伽特别适合女性练习，以及哪些体式和调息能够在每月的月经期发挥最好的功效。第 4 章探索了养成有规律的瑜伽练习习惯的基本要素。第 5～11 章循序渐进地介绍了各种体式和调息练习，以及女性该如何练习。第 12～14 章提供了一些练习序列，它们能维护女性生理周期的健康并保持您作为一个女人的本性。

本书的结尾部分，即第 15～23 章是为有经期问题的女性特别设计的序列，包括经期不规律以及经血量过多等各种问题。您可以随时回到第 5～11 章检索这些序列中关于某个体式的详细指导。

我邀请您使用《女性瑜伽之书》来帮助自己，使您的瑜伽练习能够满足自我需要，并学会运用这些方法去调整、平衡生理周期。祝愿您从瑜伽练习中获得快乐和满足。

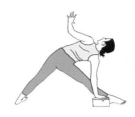

编者序

随着快节奏的现代生活，女性面临越来越多来自社会、工作、家庭的压力。加上女性特殊的身体性质，以及还要负责生育、养护等工作，所以女性所面临的社会压力、精神压力越来越大，女性健康也是大家越来越关注的一个问题。而女性自身对于健康的要求不仅表现在身体上，更表现在心灵上。从强健身体、疗愈心灵、调节情绪这几个角度来看，瑜伽是最适合女性练习的健身方式。它柔和而又深沉，既关注外在身体健康，又关注内在心灵需求，并追求顺其自然的健康美丽。

对女性而言，瑜伽是一种非常理想的锻炼方式，它不像其他的健身方式那样激烈，需要耗费大量的体力，也不受时间和地点的限制，随时随地都可以练习。它是温和又循序渐进的，不会给身体器官、内分泌系统以及肌肉关节带来损害。《女性瑜伽之书》关注女性最重要的身体特质——月经，并以调理月经周期、平衡激素水平为切入点，力求帮助女性更好地认识自己、调养身心。简而言之，它提供一种全面的瑜伽练习方式来维护女性的身心健康。

从青春期到更年期，月经将一直伴随女性，月经周期也伴随着激素水平的变化，而女性身体的很多疼痛和疾病都与激素水平失衡有关。像月经不调、乳腺增生、子宫肌瘤、情绪问题、焦虑失眠等。所以调节月经周期、平衡激素水平是非常重要的调养身体的方法。

对于练习艾扬格瑜伽有 40 年之久的波比老师来说，每一个瑜伽体式都是从身体直达心灵的一次淬炼。你可以把《女性瑜伽之书》当成一本瑜伽练习指导手册，书中详细地讲解了 72 个瑜伽体式的练习益处、练习方法、注意事项，搭配波比老师自己手绘的 637 幅体式分解示意图，图文结合，你可以更好地把握体式练习的重点。针对经前、经期、经期过后女性的各种问题，包括：经前期综合征、痛经、月经流量过多或过少、月经不调、失眠、焦虑等，本书也有针对性地列出了 62 套不同的体式序列。这些对于瑜伽爱好者来说是非常宝贵的学习资料。

你也可以把它当成一本帮助女性更好地认识自己、尊重自己、爱护自己的心灵之书。就像书中所说的，"瑜伽之旅以站立体式启程，在坐立体式中获得稳定，在侧伸展体式中获得灵活，在前屈体式中得以安住，在仰卧体式中得到修复，在倒立体式中焕发精神并获得内在的平衡，在后弯体式中重新激活头脑和神经系统，在调息中补充能量"。

海南出版社的编辑在本书的编纂过程中查阅了大量的瑜伽资料和医学资料，本着力求完美的态度，字斟句酌，只为将瑜伽知识更准确有效、更通俗易懂地传达给每一位喜爱瑜伽的读者。愿每一位女性都能从本书中受益，从瑜伽中受益！

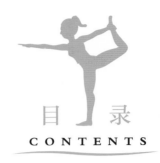

目 录
CONTENTS

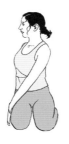

古代的各种教义和现代的各种观念

　　《女性瑜伽之书》着重阐述如何通过瑜伽练习来平衡和调理月经的全过程。在开始详述具体方法之前，我们先来看看历史上不同时代、不同文化中的人们对月经的看法。通过探索各种信仰体系和观念，包括现代西方思想，我们可以从对女性身体的不信任的观念中走出来，同时开始对身心进行疗愈。

关于月经的文化

　　在历史上，月经也不总是被人们看成诅咒，让人畏惧或憎恶，或者作为一种普遍的生理现象被忽视。在女权主义形成之前的文化中，月经期被视为一段适宜寻求内在知识和进行自我更新的宝贵时光。在许多文化中，经血本身被认为具有强大的能量，尤其是代表从女孩转变成女人的第一次经血。人们认为经血具有魔力并能够保障生育能力。佩内洛普·沙特尔（Penelope Shuttle）和彼得·雷德格罗夫（Peter Redgrove）在他们关于月经的开创性著作《智慧之伤：月经与每位女性》（*The Wise Wound: Menstruation and Everywoman*）中讲到，第一位萨满巫医、第一位先知和第一位牧师都是女性，这很可能是由于人们感受到了她们在月经期具有强大的能量。考古学的证据有力地表明，经血一度被尊崇为生命之源。例如，在纳瓦霍人（Navaho）中，若某个女孩第一次流出经血，整个部落都会为此而欢庆，他们认为这是生命将被延续的保证。

纵观整个历史，处于经期的女性受到过各种不同的待遇，被隔离、被畏惧、被疏远、被嫉妒、被侮辱，但个别的也有被敬拜。不过无论社会对待经期女性的态度是消极的还是积极的，都反映了他们对女性潜能的重视。只是近年来，月经才几乎被人们完全忽视，女性本身和文化环境都对月经采取了忽视的态度。

在正统派犹太教中，经期女性被警告要避免碰触《圣经》和其他一些圣典。人们对此举有不同的见解：有些人认为女性在经期的能量太过强大，可能会损伤这些神圣之物；有些则认为此时的女性不洁，也许会污染神圣之物。无论是何种原因，此时的女性都被要求远离神圣的经书——灵性力量之源。

相反，有些文化则认为只有处于经期的女性才具有灵性上的和谐。澳大利亚的土著文化认为经期的女性是神圣的。据《首日之声：土著梦醒》(*Vocies of the First Day: Awakening in the Aboriginal Dreamtime*)一书的作者罗伯特·劳尔(Robert Lawler)所言，经血被认为拥有强大的能量，因此不允许女性隐瞒她们的经期。

许多文化都教导女性要避免经期性行为。正统派犹太教夫妇都要遵守月经卷(*niddah*，犹太教典籍《塔木德》中第六部中的一卷——译者注)中的法则，这个法则也称为"家庭洁净"法则。妻子经期及之后的 7 天中，夫妻必须禁欲，分床而眠，相爱之情的表达也必须以没有肢体接触的方式来完成。之后，正统派犹太教的妻子要完成一个清洁仪式，在这个仪式中，她要在"浸礼池"或"集水池"，即一个像小型室内泳池的池子中浸泡起码 30 分钟。同样，在一些穆斯林的风俗中，女性也被要求在经期暂停性事。就像犹太教的清洁仪式一样，穆斯林女性在经血停止之后，也要全身浸在水中进行清洁，称为"古勒(ghul)"。

中国女性也同样被教导要在经期避免性事。在《传统中药》(*Traditional Chinese Medicine*)中提到，处于经期的女性易因气血不足而变得脆弱，在这个阶段发生性行为会导致月经周期出现各种紊乱，例如痛经、腹部绞痛、经期延长等。《传统中药》还指出，在经期，伴侣间互相感染的概率更大。

其他文化也认为女性在经期会散发不一样的能量。美国印第安人认为处于经期的女性会干扰男性的能量，让他们在战场上无法英勇作战。而在西班牙和法国，人们则认为这种能量会污染食物。比如说，处于经期的女性不能做蛋黄酱，因为她们会使蛋黄无法凝固。

在印度，人们也认为这种能量会污染食物。不过吉塔·S.艾扬格并不是很认可这种消极能量的理论，她接受过印度健康和阿育吠陀传统治疗方法的教育，她将经期能量描述为身体所发散出的热量。本书后面对此观点有更详细的阐释。

吉塔进一步补充说，在印度，女性在经期确实会不参与或减少参与家庭活动，比如不煮饭、烧菜。在某些时期，比如传染病流行时期，这样的隔离是为了保护女性，因为处于经期的女性免疫系统在某种程度上会变弱。这种印度传统还可以保障女性在能量处于低潮时得以休息。

我在纽约遇到的一位穆斯林女性瑜伽学员告诉我，外界将这种传统行为解读为一种压迫女性的现象，但事实上，据她观察，穆斯林女性都对这种得以休息的机会心存感激。然而，随着印度变得越来越西方化，这种古老的传统也濒临消失。

在印度其他传统中，月经被视为神圣的事。坦陀罗（Tantra）认为，女性在月经周期的不同阶段，表现为不同的女神形象。经期，她们被认为是超凡脱俗的，因此应该免于家务琐事。在月经期，她们成为两个不同世界的联结者。

月经是多余的吗？

生物学家贝弗利·斯特拉斯曼（Beverly Strassmann）是密歇根大学（University of Michigan）的老师，据她所说，每月1次的月经周期在整个女性月经史上相对来说是一个比较新的现象。斯特拉斯曼对非洲马里（Mali, Africa）的多贡（Dogon）女性进行了一项为期两年半的研究。她发现，多贡女性平均在16岁时迎来月经初潮，之后她们的一生之中会经历8~9次妊娠。她们的孕期和哺乳期占据了很长时间，以至于每年大约只经历1次月经。全部算下来，多贡女性在她们的一生中只需经历约100次月经。斯特拉斯曼认为，女性初潮开始得较晚，一生经历多次妊娠，加之因母乳喂养而导致的长时间不来月经，这些基本模式普遍存在于世界各地。直到约 100 年前，人类生育率出现从高到低的转变，这种情况才随之改变。与之形成鲜明对比的是，西方女性一生的月经次数大约是 350～400 次。

学者斯蒂芬·T. 张（Stephen T. Chang）在《两性之道》（*The Tao of Sexology*）中提到，中国古代宫廷中的女性通过练习道教之术，包括调息和按摩等来无限期地增加她们的月经次数，以此来永葆青春美貌。道教认为，男子因射精而丧失能量，而女子则因月经丧失大量能量。换句话说，张宣称排卵是女性衰老的原因。

某种程度上，西方的对抗医学疗法在逐渐接近道教的思想，二者都认为频繁的、不间断的经期出血会对人体产生危害。妇科医生艾利斯马·M. 库提何（Elsimar M. Coutinho）在他颇具争议的著作《月经是多余的吗？》（*Is Menstruation Obsolete*？）一书中写到，月经期是一个既不健康又没有必要的现象。他提倡通过使用类似于避孕药的有特殊配方的激素来抑制排卵，以此人为地改变每月 1 次的流血现象。在让这种理论变成主流之前，我们要记得人类让自己成为人体实验品的其他案例，诸如避孕药测试以及激素替代疗法测试等。

阿育吠陀认为，月经是一个调节过程，这个调节过程可以调节上个月身体中的不平衡。男性的身体就没有这种调节机制。身为阿育吠陀医师、学者和作家的罗伯特·斯瓦博达（Robert Svoboda）认为，拥有月经调节机制可能是女性比男性长寿的原因之一。阿育吠陀的观点认为，女性每月 1 次的月经是一个有利的健康调节机制，与此同时，月经同一些健康隐患息息相关。斯瓦博达在《女性阿育吠陀：生命力和健康指南》（*Ayurveda for Women: A Guide to Vitality and Health*）一书中指出，女性现在的月经次数要比以前多，因此现代女性在面对月经周期中的激素变化时会更加脆弱，这会对女性的卵巢、子宫和乳腺组织产生很大的的影响。这些激素的变化会使女性的身心失衡，或使已经失衡的状态更加恶化。如果斯瓦博达所说的情况属实，那么女性就更应该努力维持月经的平衡，并在每个月的特殊时期悉心呵护自己。

女孩子经期规律后，除非她怀孕，否则每月会迎来 1 次月经，这就意味着她的一生中会出现许多次月经。除了要为新生命提供一个舒适的环境之外，月经的存在还有其他目的吗？尽管现存大量相关理论，但关于女性为何会产生经血，人们尚未达成共识。我赞成阿育吠陀和西方医学的观点——经期是一个清洁过程。不过从其他角度来看一看人们对女性生殖周期的态度，可能有助于我们正确看待月经。

在《女性：私密领域》（*Woman: An Intimate Geography*）一书中，作者娜塔莉·安吉尔（Natalie Angier）讨论了华盛顿大学（University of Washington）进化论生物学家玛吉·普罗菲（Morgie Profet）的观点。普罗菲是第一位提出"女人为何产生月经"这个问题的女性科学家。她给出了一个颇具争议的理论，即月经期是一个防御机制，也是身体免疫系统的延伸机制。她认为每月1次的流血可以将先前性交时通过精子进入女性身体中的有害微生物冲刷出来。对于普罗菲教授的这一理论，妇科医生以及这一领域的其他专家大多持反对意见。他们反驳的理由是：经期不仅不是保护机制，反而会使女性在流血的几天中更易受到细菌的侵害。普罗菲对这个议题的最大贡献也许就是掀开了这个议题的"盖头"。要知道在当时，这个议题不仅被科学界（大部分是男性）所忽视，而且在很大程度上也是一种禁忌。

此外，安吉尔的著作也涉及了安阿伯（Ann Arbor）市密歇根大学（University of Michigan）的生物学家贝弗利·斯特拉斯曼的观点，斯特拉斯曼为女性为何会产生月经提供了另一种解释。尽管为何人类会发展出一个较其他哺乳类动物更发达的大脑这一问题尚未得到充分的解答，不过胎儿的脑容量与母亲的胎盘之间确实表现出了相关性。人类进化出的头脑和复杂的神经系统至少在一定程度上应归因于母亲通过胎盘为其腹中胎儿的生长提供了极其丰富的营养。斯特拉斯曼认为，流出经血与为生长中的胎儿提供血液营养是相同的过程。她又进一步指出，头脑功能简单的动物提供给胎儿的营养更少，并且这些动物在发情期根本不会有经血，或者仅有极少量的经血。

斯特拉斯曼还观察到了另一个有趣的现象。她指出，在卵巢周期性变化的后半程 ① 中，要维持子宫内膜的内层需要消耗大量的代谢能量。如果一位女性没有怀孕，那么子宫内膜的脱落和再生就保存能量层面而言，要比一直

---

① 此处是指，当卵子排出但没有受精的时候，子宫内膜不能维持而脱落，形成月经。——编者注

维持这些无用的组织更有意义。在脊椎动物中，这种节约能量的行为十分普遍：雄性猕猴的睾丸在非繁殖季节会萎缩；缅甸蟒的内脏在它们不消化食物时也会萎缩；其他处于蛰伏时期的动物，它们的新陈代谢也会暂停。

从这些简要的概括中我们可以看出，在整个人类历史上，人们对月经期和经血有各种各样的反应，即使在今天，科学界仍然很难讲明白经期的奥秘。

女性的激素节律仍然有许多我们未知的谜团。到底是什么影响着我们的月经周期？我们应如何让身体保持最佳的和谐状态？这些问题的答案我们尚不清楚。但我们确知的是，每个人都拥有关于自身节律的内在的知识，而任何能够增进自我觉知能力、加强身体和头脑内在联结的练习都能够帮助我们领悟更多自身内在的智慧。我不建议大家通过练习瑜伽"克服"这种生理现象，而是要学会如何同这种现象和谐共存。

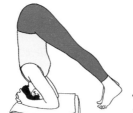

从初潮到绝经：
女性生命中的各种周期

女性在一生中要经历一系列不同的发展阶段，在这些发展阶段中，她们的身体和心理都将产生巨大的转变。正如我们在第 1 章中所述，在不同的历史背景和文化风俗中，女性自身及其所在的社群对女性生命各阶段所持有的看法不尽相同。当女性进入不同生命阶段的标志性事件发生时（例如女孩的初潮），在某些群体中，人们会对此进行庆祝，而在另一些群体中，她们会被禁止参加一切典礼。不过，无论传统社会盛行怎样的信仰体系，女性的身体和月经周期始终都与她们自身以及周边的人息息相关。

初潮

女性第一次来月经称为 menarche（初潮），"menarche" 这个词源自希腊语中的两个词，"men" 意为 month，即月的意思，"arche" 意为 beginning，即开始的意思。约 200 年前，女性初潮的平均年龄是 17 岁。现在，大部分女性初潮开始的时间提前到了 12 岁或 13 岁，有些甚至在 10 岁时就开始了。这种现象的出现，部分原因是现代的膳食营养更加丰富——我们的食物中富含更多的脂肪和蛋白质。这两种成分的增加可以使女孩提前达到月经初潮的临界体重——约 50 千克，这一体重是女性初潮所必须达到的体重。体重较重的女孩往往会比较轻的女孩更早开始初潮。在《女性阿育吠陀：生命力和健康指南》一书中，罗伯特·斯瓦博达还列出了引起女孩初潮提前的其他因素，如光照、农场养殖动物时在饲料中添加的激素等。农场饲料中的激素最终也会被人类吸收，同时，无论是强烈的阳光还是人造灯光都会让我们的大脑和身体发生化学反应。地中海国家的光照在一整年中都处于较高水平，在这些国家生活的女孩往往要比生活在接受光照时间较少的地区的女孩更早熟。时至今日，灯光下的生活可能会让全世界女孩初潮的时间都有所提前。

进入青春期的年轻女孩的排卵过程可能需要在数年之后才会变得完全有规律。在月经开始的最初几年中，激素水平在达到平稳状态之前常常会有较大的波动。在青春期的早期，月经周期不规律是很常见的现象。

随着青春期的到来而产生的激素波动也会扰乱许多女孩的睡眠模式，尤其是月经期前一周的睡眠。与更年期女性可能根本无法入睡的情况不同，青春期的女孩有时需要大量的睡眠。出现月经之后的最初几年还会产生情感和行为的改变。这些改变因人而异，就如同女性更年期的经历、感受也各不相同一样。然而，正如佩内洛普·沙特尔和彼得·雷德格罗夫在《智慧之伤：神话、现实和月经的意义》（ *The Wise Wound: The Myths* ， *Realities and Meanings of Menstruation* ）一书中所指出的那样，有一个特点在所有青春期女孩身上都有体现——她们的白日梦会变得更多。

这是一项很有趣的发现，这种现象在西方国家被解读为心情多变或心不在焉，在其他文化中却被认为是觉知力的增强。沙特尔和雷德格罗夫提到，在莫哈维 ① 的印第安传统中，人们会指导处于"月亮时间"的女孩去记住她梦中的细节，并将其讲述给她的长辈们，而长辈们会根据这些梦境来预测她未来的生活。

莫哈维和其他地区的部落社会认为初潮是女性步入成年的开始。这个由激素变化而产生的自然现象，是显而易见的大事，也使女孩子们更容易感知自己的内心。非洲以及印第安的部落社会中，年轻的男性会通过对自己的幻想进行探索以获得相同品质的信息。

---

① 莫哈维：Mojave，位于美国加利福尼亚东南部的沙漠地区。——译者注

月经周期：时间与潮汐

女性的月经周期反映了宇宙的周期循环特性，并且同月亮的循环周期（约29.5天）相同。20世纪早期所做的各种研究表明，尽管每次月经的间隔日期因人而异，但有很多女性的经期是从满月日或新月日开始的。根据女性的不同年龄、身体状况以及生活方式，她们的月经间隔时间约在20～40天。

地球上所有水元素的运动都是有规律的，这其中也包括了女性的月经。我们都受地球、月亮和太阳所影响，同时也会被周围的女性所影响。长时间生活在一起的女性常常会发现她们的经期也慢慢开始同步。

1974年，芝加哥大学（University of Chicago）的生物学家玛莎·迈克林塔克（Martha McClintock）所做的一项研究首次让科学界注意到信息素[①]对女性生理周期的影响。在之后的试验中，迈克林塔克进一步向大家演示了信息素传递的信息非常强烈。在女性排卵周期的不同时段中用棉签从腋下采集信息素，再将其涂抹在其他女性的上嘴唇处，即可影响（提前或推迟）信息素接收者的排卵期。

不过，后续的测试结果显示，数月之后，一些同居的女性变得明显"不和谐"。《女性：私密领域》一书的作者娜塔莉·安吉尔观察到女性在无意识地相互传递信息时，会有多重因素共同发挥作用。

在《阿育吠陀：疗愈的秘密》（*Ayurveda: Secrets of Healing*）中玛雅·蒂瓦里（Maya Tiwari）指出，生理周期如果没有受到避孕药、有害食物和其他破坏性活动的影响，就会同月亮的运动周期保持一致。许多古代部落文化都注意到女性会在满月日排卵，新月日行经。

在《血液的魔力：月经中的人类学》（*Blood Magic: The Anthropology of Menstruation*）中，人类学家托马斯·巴克利（Thomas Buckley）记述了一位郁尔克（Yurok）女性对旧时代村镇生活的描述，来自同一个家庭的女性的经期是同步的，她们认为这是月亮的安排。如果某位女性的经期同其他女性不

---

① 信息素：pheromone，也称外激素，是一种通过空气传播的化学物质。——译者注

同步，她会坐在月光之下，请求月亮平衡她的经期。这很有趣，因为研究发现，光线会刺激排卵，尤其是当女性睡觉时暴露在光线中时。

《经期的荣耀：自我更新的时光》（*Honoring Menstruation: A Time of Self-Renewal*）的作者劳拉·欧文（Lara Owen）指出，在我们身处的后工业时代中，人造灯光可能已经扰乱了女性的排卵周期。我们暴露在许多夜间光源之下，月光仅是其中之一，这就是我们的经期不再同月亮的运动周期相一致的原因。

接受西方教育的内科医生往往并不关心女性的月经周期是否规律，而中医和阿育吠陀医生则会留意任何能说明身体失衡的微小信号，因为他们知道这些信号预示着未来发生疾病的可能。压力、饮食不足、剧烈的运动、光照缺乏和旅行奔波都会扰乱经期的节奏。

女性经期生理学

月经周期是由下丘脑（位于大脑深层）、松果体（位于脑基底部，同双眼等高）以及连在子宫上的两个杏仁形状的卵巢（位于下腹部）这三者之间的相互作用决定的。这三个腺体共同构成了一个协调激素信息的连接回路，月经周期的健康与稳定正是基于这个回路的运作。

一般研究认为，经血开始出现的第一天就是整个经期的第一天。经期往往持续 3～5 天，经血流量因人而异。对于有些女性而言，经期开始的时候血流量最多，而有些则是经期中间或结尾的几天流量最多。健康的经血颜色是深红色的。女性一生中总计要排出约 38 升的血液。随着激素的变化，我们的心理感受也会受到影响。有些女性在经期开始时会感觉压力得到了释放，因为此时雌激素水平降低。不过，这种释放并不一定伴随能量的增长。随着经期的开始，黄体酮和雌激素都降至最低水平，因而女性更容易受到细菌和病毒的感染。她们会感到疲劳，或是无法集中精神，可能什么事都不想做。经期结束时，红色的血流量减少，经血中开始混杂子宫颈和阴道分泌物，先是呈现棕红色，然后完全消失。

在我跟随吉塔·S. 艾扬格学习瑜伽之初，我对她在经期之后的例行做法非常感兴趣。吉塔教导我们，经期之后，身体内所发生的化学改变会带来情感上的波动，这种情感波动如同产后的兴奋心情一样。它既不会太过细微，也不会太过引人注目，实际上，这种波动十分微妙。我们练习瑜伽之后，能够更好地观察到一个月里的各种能量波动。在经期结束之后的 4 天里，体内的雌激素水平开始回升，我们应该挑选那些能够帮助我们保持情绪稳定和激素平衡的体式来进行练习（详见本书第 13 章）。

另外，吉塔指出，在经期过后，刚刚经历辛劳的子宫正处于修复状态，需要放松。郁尔克女性以及其他部落社会和文化的女性，包括正统派犹太教的女性，都格外重视经期结束后的这一阶段。她们不仅在经期同男子分房而睡，在结束之后的 4～5 天里也是如此，整个阶段一共为 10 天左右。

在月经周期的前半程，从月经期到排卵期，雌激素水平上升，促卵泡激素（follide-stimulation hormone，简称 FSH）使卵泡产生一个足够大的卵子，然后排出卵巢壁。这是一段向外扩张的时间，这个过程由雌激素主导，并对女性生殖系统产生巨大的影响。雌激素有让人恢复活力的功效——它可以让毛发亮泽，肌肤丰盈，心情振奋。处于这个阶段的女性往往会十分乐观，仿佛自己可以应对一切困难。

雌激素使子宫内膜增厚，以此来为可能到来的受精卵做好准备。一个月经周期中的第 12～16 天中，雌激素水平会再次上升，这一次的上升幅度很大，松果体将迅速分泌大量的性腺体激素（luteinizing hormone，简称 LH）。接下来的 48 小时中，卵子从卵巢中破壁而出，这就是排卵过程，这个过程往往不会被人察觉。有些女性会感到卵巢区域有刺痛，有些人会长粉刺，还有些人会感到视觉或嗅觉能力增强。排卵发生时，许多女性的性欲会增强，这是一种能增加受孕概率的自然本能。对于一些女性而言，雌激素的激增会引发周期性偏头痛。

之后，卵子就像滑进漏斗一样滑进一个正在等待它的输卵管中，然后它会再向下滑落，进入温暖安全的子宫之中。每个月中子宫颈黏液稠密度的变化可以为我们判断排卵进程提供线索。子宫颈中分泌的第一波浓稠的黏液是即将排卵的第一个预兆。在排卵期间，黏液的分泌增多，黏稠度同鸡蛋清相似——有延展性、有弹性而且较为清澈。排卵期过后，分泌物就变得更加黏稠。

在排卵期间，激素水平再次产生了巨变——空卵泡开始分泌黄体酮，并由黄体酮负责维持此阶段激素的平衡。黄体酮在一个月经周期的第19～21天到达最高峰，并使一种特殊的糖类得以分泌，这种糖类使子宫变得柔软而富有弹性，为子宫受孕做好准备。

经期后半程，女性进入一个更爱沉思和内省的阶段，有时这个阶段也会使女性感到非常不适。经前紧张征 [①] 正在影响越来越多的女性。经前紧张征的发展同都市化进程、快节奏生活以及随之而来的饮食和生活方式的改变相伴而行。经期紊乱也会导致经前紧张征的产生。莫妮卡·斯朱（Monica Sjoo）和芭芭拉·莫尔（Barbara Mor）在她们颇具启迪意义的《伟大的宇宙母亲：地球信仰的重新发现》（*The Great Cosmic Mother: Rediscovering the Religion of the Earth*）一书中提出，经前期的紧张是由于人们忽视了自身对梦想和冥想的需求。

在《每月一次：对经前紧张征的认识和治疗》（*Once a Month: Understanding and Treating P.M.S.*）一书中，凯瑟琳·道尔顿（Katherine Dalton）将经前紧张征定义为在月经前出现、月经后消失的一系列症状。道尔顿指出，目前已经记录在册的不同症状约有150种，其他的研究则记录了200多种经前紧张征的症状，不过女性在某些特殊时期中通常只经历其中的二三种。

最常见的经前期症状包括：偏头痛、情绪波动、兴奋易怒、注意力无法集中、乳房胀痛、暴饮暴食等。有些女性在这个阶段会感到自我觉知力得到增强，这段时间也可能会让女性拥有更强的洞察力和想象力，这都取决于女性本身的生活状态。一整月里涌动在表层之下的感觉会在月经来临之前全面爆发。挫败感、压抑的愤怒、未能完成的梦想在这段时间中变得更加让人无法忽视。更年期之前，在月经完全停止之前的几年里，由于激素上下波动的加剧，加之经期不稳定，会使经前紧张征变得更为严重。

在（前一个）生理周期的最后时段，（下一个）经期开始之前的2～3天里，如果卵子没有受精，卵巢就会停止分泌激素。没有激素支撑子宫内膜的

---

① 原文是 Premenstrual syndrome，在中国的医学术语中只有 premenstrual tension syndrome，即经前紧张征。——编者注

生长，子宫内膜就会破裂并萎缩，之后脱落，并随着血液和其他分泌物以及未受精的卵子通过子宫颈流向阴道，最终排出体外。然后经期开始，整个月经周期开始了新的循环。

绝经期

绝经是女性经期以及女性生殖年龄的自然终止。尽管美国有 10% 的女性在 40 岁之前就开始了绝经期，但通常情况下，绝经发生在 51 岁左右。整个转变过程的持续时间约为 6～13 年，这其中也包括了绝经后的阶段。在这个阶段中，女性常常会表现出某些症状，而这些症状的出现表示激素的变化已经停止。

在绝经期，经期会产生剧烈的变化。女性储存在卵巢中的卵子数量有限，40 岁之后，偶尔会出现经期但无排卵的现象。最终，由于雌激素和黄体酮的水平变得更加不稳定，经期也开始不稳定。在月经永久性停止之前的 1～3 年里，女性常常会漏掉几次月经。然后如果经期再次出现，可能会变得更为频繁。绝经期前期的女性会在几个月中出现雌激素水平较低的情况，这时就会有潮热、经量减少或几乎没有月经等症状；随之而来的是雌激素水平较高的一个月，在这个月中潮热消失，她们会感到乳房疼痛、经血较多。

同早期相比，绝经期后期的女性往往能更好地适应她们的内在能量和本能感觉的变化，也不再受持续循环的激素变化的支配。她们常常发现自己有更多能量，可以关注她们的灵性生活、创造力以及对社会领域的开拓。女性们越来越认识到中老年妇女在社会中扮演的角色，因此有一点变得更加显而易见，在全球各个地区的文化中，我们都更加需要这些经验丰富的成熟女性做出贡献。

3

瑜伽如何帮助女性

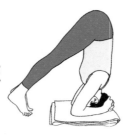

我们今天所知的瑜伽形式，可以追溯到约公元前 2500 年。瑜伽诞生的源头是根植于印度河流域文明的心理学、医学和宇宙法则。瑜伽这个词从梵文翻译而来，原本的意思是"联结"。它的根本目的是联结头脑和身体，使个人意识同宇宙意识重新恢复完整统一的状态，有规律地练习体式和调息就能够体验到这种联结和完整统一。

正因如此，瑜伽具有疗愈身体、精神和心灵的功效。确实，瑜伽能在最为深远的意义上给人带来整体的疗愈，它能够刺激身体，帮助身体本能地进行自我疗愈。不同的体式和调息在身体中发挥不同的作用，它们的影响不仅体现在肌肉、关节之上，同时还作用于呼吸系统、消化系统、循环系统、神经系统、免疫系统、内分泌系统和生殖系统。瑜伽能平衡头脑和身体中的精微能量，还能镇静神经，使它们保持稳定，并能够最大限度地消除身体的紧张。练习瑜伽让我们更有能力感知自身的问题。我们不能假装这些问题不存在，我们还是要去处理它们。不过，随着瑜伽带给我们身体、头脑和情感上的灵活，我们能够更轻松地采取行动，并随着生命的压力而"转弯""流动"。

艾扬格瑜伽练习者

我所练习和教授的瑜伽秉承的是 B. K. S. 艾扬格所传承的传统。艾扬格先生教授瑜伽 60 年，是一位享誉全球的瑜伽大师。位于印度普纳的拉玛玛尼艾扬格瑜伽纪念学院（Ramamani Iyengar Memorial Yoga Institute）所培养的瑜伽老师及其所建立的瑜伽中心遍布世界各地，构成了一个全球性的网络，并且保持持续稳定的增长。今天，全球已经有 2000 多名艾扬格瑜伽认证老师。

艾扬格先生的数本著作都赢得了高度赞誉，包括瑜伽的经典著作《瑜伽之光》（*Light on Yoga*）。经过多年努力，他的瑜伽发展到今天已经成为一门精准的科学。艾扬格先生对健康问题的高度理解，以及运用体式和调息所做的瑜伽理疗让他备受尊崇。

20 世纪 30 年代，在女性几乎不享有任何权利的文化氛围中，艾扬格先生开始面向女性教授瑜伽。当时的印度社会并不鼓励印度女性练习瑜伽，因为人们认为瑜伽会使她缺少女性气质。女性本身也对向男老师学习瑜伽这件事持怀疑的态度。不过当艾扬格还很年轻时，他的古鲁①就指派他去给女性授课。之后尽管困难重重，艾扬格依然坚持不懈地教授瑜伽，并找到了适合女性瑜伽练习的正确方法。

1975 年，我第一次去普纳跟随艾扬格先生学习的时候，就被他课堂上表现出的包容性深深触动。身为一位英国女性，我早已习惯了自己国家的瑜伽课堂上那种男子俱乐部的氛围。加之我略显内向的性格，使我在课堂中往往充当旁观者的角色。天啊，艾扬格先生的教学可截然不同！他的教学方式和他对学生的要求都带有传奇色彩。无论一名学生秉持何种信仰，无论他是什么性别、有多大年纪，都无法逃脱他的严格要求。他教学时，要求所有学生全神贯注，全然投入于其中。

艾扬格先生的女儿吉塔传承了父亲的衣钵，她是艾扬格教学方式的积极拥护者。吉塔选择了父亲工作中的女性瑜伽作为自己的专业方向。我跟随她学习了经期瑜伽练习的基础知识，并疗愈了我自己的经期问题。我要感谢艾扬格先生及他的女儿为瑜伽所做出的贡献，使我在 23 年的教学生涯中，能够帮助许多患有慢性痛经、月经不调、经量过多和其他经期问题的女性。

为什么瑜伽更有益于女性

众所周知，我们想要保持健康就需要进行一定形式的锻炼。华盛顿州

---

① 古鲁：guru，此处是对艾扬格的老师的尊称。——编者注

西雅图市佛瑞德·哈钦森癌症研究中心（Fred Hutchinson Cancer Research Center）的主管和核心研究员安妮·麦克蒂尔南（Anne McTiernan）在一项由她牵头的研究中发现，锻炼能够降低绝经期女性血液中的雌激素水平。南加利福尼亚大学医学院（University of Southern California School of Medicine）的预防医学教授莱斯利·伯恩斯坦（Leslie Bernstein）在另一项相似的研究中发现，40 岁以下、处于生育年龄的女性中，每周进行至少 4 小时锻炼的女性患乳腺癌的概率要比那些不进行锻炼的女性低 50%。伯恩斯坦还发现，处于青春期的女孩如果出现雌激素缺失，往往会带来不好的后果。即使是少量的运动也能延长月经周期，减少女孩的排卵次数。

在运动过度的年轻女性中，经期紊乱是很常见的。年轻的女性运动员常常会出现月经周期紊乱的现象，她们经常会停掉一次或几次月经。如果月经完全消失（这种情况称为停经），女性骨骼中的钙质会大量流失，导致她们年纪轻轻就患上骨质疏松症。我的学生在回顾她们经期紊乱的根源时，有一些就会追溯到某个时期经常进行剧烈运动。

很明显，激素水平会受运动的影响，同时激素也会影响身体对运动的反应。安阿伯市密歇根大学的整形外科骨科医生爱德华·M. 罗兹（Edward M. Wojtys）的一项正在进行的研究显示，处于排卵期（这个阶段雌性激素分泌得最多）的女性出现膝盖损伤的概率是一个月中其他时间出现膝盖损伤概率平均值的 3 倍，并且比男性膝盖受伤的概率高出将近 8 倍。虽然这项研究至今尚未有确切的结论，不过却指出了激素波动同受伤的关联性。

毋庸置疑，体育锻炼是损益相当的事。比如说，有氧运动能刺激心血管活动，降低雌激素水平，但也会造成关节磨损。以跑步为例，跑步给下肢带来了巨大的压力，在美国 3000 万跑步的人中，约有 60% 的人会在这项运动中受伤，结果是让自己的基本活动受到限制。

女性所选择的许多锻炼，都是需要怀着竞争的心态来进行的。女性也许会觉得自己必须保持身体纤瘦、健壮、肌肉发达，就像男人的身体一样。我可以理解人们为何这样做，因为在工作方面，女性现在已经同男性展开了竞争，当然女性彼此之间也在相互竞争。不过，许多运动方法要么使女性精疲力竭，要么使女性无法得到充分的锻炼，抑或两种情况都存在。比如说，我曾经见过举重给女性的生殖系统所带来的严重损伤。女子举重运动员进入更年期时，身体会变得僵硬而脆弱。长久以来一直被我们所忽视的内分泌系统会严重地干扰她们更年期时身体的变化。

对女性而言，瑜伽是一种理想的锻炼方式，因为它结合了有氧训练、肌肉强化以及承重活动，同时它又不会给器官、内分泌系统以及关节带来损害。实际上，如果瑜伽练习能够做到在严格和放松之间保持平衡，它就可以维护身体系统的健康。一位懒散而缺少活力的瑜伽练习者不会给身体各个系统带来积极的效果；在另一种极端情况下，一位激进的瑜伽练习者也会像在健身房中做器械运动一样给身体带来压力。

身为女性，我们需要了解自己月经周期的循环特性。我们必须仔细聆听自己的身体，在周期中特定的时间里去练习能够帮助我们的体式和调息法。适合在月经周期中间阶段的练习并不适合在经期练习。尽管由于女性的身体比男性更加柔软灵活，这使瑜伽特别适合女性，但女性应该避免过度拉伸。比如说，一位女性如果掌握了调整骨盆骨骼正位的方法，就能够在瑜伽练习中伸展躯干和胸腔，她会发现自己再也不会受到下背部疼痛的困扰，而下背部疼痛是练习不当给练习者的内脏器官带来压力的首要表现。

总的说来，有规律的、考虑周全的、将女性身体的周期性特点考虑在内的瑜伽练习大有裨益，它们能够在生命的各个阶段为女性提供支持。瑜伽能够打破各种身体限制，建立稳定的情感和精神状态，并保持女性的天然特质。

综述：在正确的时间练习正确的体式

身为女性，我们能够感知自身体内不断上演的新旧更迭之"舞"。因此，采取谨慎而敏锐的方式进行瑜伽练习至关重要。练习不同的体式，身体系统会产生不同的反应。在适当的周期阶段中练习适合的体式能够使身体维持充满活力的健康状态。这种做法既能在短期内就使生殖系统的健康得到改善，又能带来长久利益——能为练习者的生育和经期健康提供支持，并引导她平稳地度过绝经期。注意瑜伽练习的前后和每个体式前后有何感觉，以及你的身体在一个月的不同阶段中对不同的体式有何反应。这一节将概括地描述如何在月经周期的不同阶段中进行瑜伽练习，包括需要避免什么，以及注意什么。

月经期间

在月经周期的月经期，要利用瑜伽练习来调整身体，使它同地球的运动频率相符，以积蓄能量，让身体得以休息。月经期是整个月经周期中最为敏感的阶段，所以要避免剧烈的运动，例如远足、跳舞和繁重的家务劳动。最后一条并未随着女权主义的出现而产生太大的变化。作家朱迪斯·沃纳曾言，今天在外工作的女性在家中仍然要承担 70% 的家务琐事。女士们，我们虽然不得不处于这样的条件之下，但至少在月经期，把责任交给其他人！月经期，那些需要充沛精力和要求很高的瑜伽体式也要在经期过后才能练习，此外不要练习倒立体式。

站立体式和串联序列：经期应避免练习站立体式，尤其是在流血量较大的阶段。经期，身体会释放一部分热量，而练习这些体式却会产生热量。这不会促进经血的排出，反而会造成紊乱。此外，在经期，子宫不应承受任何形式的外来压力。由于女性练习站立体式时往往有收紧下腹部的动作（子宫也随之被收紧），因此最好避免在经期练习站立体式。

有几种例外情况。练习有支撑的三角伸展式和半月式能够缓解下背部疼痛并减轻痛经、经血量过大和肿胀等现象。站立前屈体式，例如支撑头部的站立前屈式、支撑头部的下犬式以及支撑头部的双角式都能够缓解下背部疼痛并减轻高血压症状。

经期较低的激素水平意味着我们应该保存能量，所以要避免包含跳跃动作的练习，例如拜日式。

坐立和扭转体式：如侧简易交叉腿坐前屈结合侧弯的坐立体式可以减轻关节肿胀和僵紧的症状，还能缓解下背部疼痛、痛经和偏头痛。为了减少力量消耗，避免产生压力，在经期练习这些体式时需要一定的支撑。

经期的瑜伽练习要避免深度的腹部扭转，因为深度扭转会压迫下腹部器官（其中就包括卵巢、子宫和阴道）并导致经血过多或经血结块。轻柔的扭转体式，例如巴拉瓦伽Ⅱ式、侧英雄式、侧简易交叉腿坐式等体式对腹部器官的影响很小。如果没有经血过多的问题，就可以在经期进行练习，这些体式都能很好地缓解下背部疼痛。

坐立前屈体式：重点推荐大家在经期练习这一类型的体式。它们能够让头脑平静，并减轻头痛、背痛症状，消除疲劳。一些坐立前屈体式，如双腿打开的头碰膝前屈伸展式还能减轻经血过多的症状。

仰卧体式：这些体式可以减轻骨盆区域的酸痛和腹部绞痛，放松神经，消除疲劳。不过，在做需要腹部用力的仰卧体式时，诸如仰卧手抓大脚趾Ⅲ式和仰卧上举腿式，腹部上下起伏会压迫并刺激腹部的内脏器官，有可能导致经血量过多。不要做仰卧起坐，虽然它可以让腹部肌肉变结实并有利于塑型。如果你在练习普拉提，那么在经期要暂停一下，因为普拉提也涉及对腹部的锻炼。

倒立体式：在某些体式中，练习者的头部会低于身体躯干部、臀部和腿部。这样的动作在经期都是禁忌。根据阿育吠陀理论："mala"意为"排泄物"（尿液、粪便、痰、白带以及经血），其必须要被排出体外，否则就会导致疾病。女性的身体构造能够使经血不受任何限制地排出体外，但是如果让身体倒立过来，经血的排出过程就会受到干扰，并有可能被迫流回腹腔，流回输卵管。子宫为了适应倒立情况就会对其自身功能进行调整，这样它便无法发挥它的正常功能了。倒立有可能引发子宫内膜异位或其他问题，如腹部绞痛、经血过多或过少等。经期是一个经血排出的过程，因此作为常识性的预防措施，我们要避免练习这样的体式。在经血彻底排除干净之前，不要练习任何倒立体式。

后弯体式：通常情况下，女性在经期能量较弱。后弯体式是刺激性体式，在经期练习会使女性的身体系统在最需要休息的时候负担过重。后弯体式还会扰乱身体的自然节奏，长此以往，会对女性的生育能力产生不利影响。不过，有支撑的后弯体式——支撑头部和双脚的倒手杖Ⅱ式对女性是有益处的，但是练习时要保证生殖器官柔软并在骨盆中处于恰当的正位。在经期练习这个体式有助于维持激素平衡，并激活头脑、胸腔和肺部，为它们注入能量。

调息法：月经期间，不要练习坐立的调息法，也不要练习难度太高或太耗体力的调息法，因为这样的调息法会收紧腹部，或对神经系统产生挑战。可以练习第 14 章中的调息法，并将练习时间控制在 15 分钟之内。

经期过后

经期完全结束之后，可以在练习中加入倒立体式，即第 9 章中任何在你能力范围内的体式。在经期结束之后可扩展练习 3～5 天。这些体式能够帮助身体器官修复经期带来的损伤，平衡激素水平，重新恢复平衡的精神状态，为身体进入下一个月经周期做准备。在这之后，每周至少练习 1 次倒立体式，以预防疾病，保持健康。如果在月经过后的这个阶段中，你有规律地参加瑜伽课程，即使课程中不包括倒立体式，也要确保在家中能够练习倒立体式。

排卵期之前

在生理周期的前半程中，女性的力量会随着激素水平的增长而增长。更有活力的体式也可以随之逐步增加。我建议练习者建立一个包含站立体式、坐立体式、扭转体式、后弯体式以及倒立体式的常规练习序列。另外，在这个阶段，一些保持时间较长的深度前屈体式可以帮助不断上升的雌激素水平完美地保持平衡状态。

排卵期

在生理周期的中间时段，女性的身体和精神都处于"最强健"的状态中。高水平的雌激素使肌腱和韧带在此刻更加松软，所以高难度的体式做起来较为容易。要注意，练习瑜伽时不要带着"小我"。要用本能对练习进行指引，这样才能做到既开发了潜能，又不会忽视自身的脆弱。

排卵期之后

从月经周期的第 19 或第 20 天，女性处于黄体酮阶段，你可以观察自己完成体式时的能量和能力是否产生了变化。有些女性在月经来临之前会感到越来越慵懒。在这个周期结束之前，继续坚持瑜伽练习，练习中应包含站立、坐立、前屈、倒立、后弯和扭转体式，这样的练习将有助于避免经前紧张征的发生。

月经之前

在月经周期的第 21 天或 22 天，体内黄体酮和雌激素水平都开始下降，身体可能开始失去弹性。如果发生了这种情况，要注意在开始练习后弯体式前做几个热身体式，以做好充分的准备。此时练习有支撑的后弯体式可能会产生良好的效果，在能量水平较低的情况下这样做效果尤佳。不过不要只关注日历上的日期，当激素水平变化时，每位女性都会产生不同的反应。有些女性会在月经开始前三天变得非常灵活柔软，因为雌激素和黄体酮之外的其他激素，比如松弛素[①]，也许会在此时发挥作用。

但经前期的身体柔软同排卵期的身体柔软相比，区别在于经前期很有可能会有炎症发生。这种情况下就要格外小心，不要过度劳累或造成韧带撕裂。有些女性身体平衡性较差，我的一位学生就反映，在经前期，她必须更加努力才能在支撑肩倒立中保持身体竖立，因为她的臀部特别容易向一侧倾倒。针对她的情况，我给她推荐了另一个辅助肩倒立的变式，让她在这个阶段练习。

在适当的时间里练习适合的体式是女性瑜伽练习的重要部分。在持续的瑜伽练习中，你会对自己的身体越来越有觉知力，也能越来越好地预知在不同的阶段身体会有怎样的反应。这种身体的觉知力能够告诉你一个体式什么时候练习会对你有益处，什么时候练习会阻碍身体能量的自然流动。聆听属于你自己的独特的身体系统，根据本书中所列出的方法进行练习。

让瑜伽成为冥想、成为祈祷

有规律的瑜伽练习能够提高健康水平，为我们带来喜乐，但是练习瑜伽的意义并不止于此。例如体式和调息，当它们作为仪式性的自律练习时就成

---

① 松弛素是一种在母畜分娩前，对产道有松弛作用的多肽类激素，主要产生于哺乳动物妊娠期间卵巢中的黄体。——编者注

为哲学或宗教的一部分，它们的目标比让身体强健柔软更为深远。这种练习成为灵性修炼，我们承认并且扩展自我，让其与那些比我们更伟大的能量相融合。这种练习成为冥想本身。

瑜伽是行动中的冥想。如果你能够根据月经周期各个阶段的反应来安排自己的练习，那这样的练习就能够为你带来力量和舒适感。它还通过帮你重新建立与大自然周期的联结为你的生活增添稳定性。当你的身体模仿动物、植物、神明和诸多星球的不同存在形式时，瑜伽就成为你的冥想、你的祈祷。

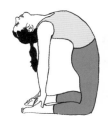

本章将帮助练习者了解如何为瑜伽练习做准备。第一步是布置一处供练习使用的场地；第二步就是购置一些瑜伽器具。若有学生告诉我她不想买瑜伽砖，或是想用浴巾替代瑜伽毯，我知道她尚未理解合适的工具有多么重要。

自我练习的美好缘由是：你喜爱并尊重自己，并且愿意通过自我练习增强独立自主的能力。另外，在家中练习瑜伽最重要的原因是你能够探索自己独有的激素分泌模式，并观察它们如何对你的身体、情感和心灵产生影响。采纳你个人的练习经验，辅之以此书来探索最符合你个人需求的体式和序列，这样的练习能帮助你在生活中保持健康、和谐和平衡。

开始之前：常识性建议

医学事项：有些在经期和更年期出现的症状是严重疾病的信号。女性生殖系统构造复杂，并且会受到各种压力的影响，这使得子宫及其附件很容易受到疾病的损害。如果你正遭受剧烈疼痛、经期过长、经量过多、非经期性出血、性交出血等问题的困扰，那就务必去咨询医生。定期检查也非常重要，不要在没有恰当的诊断之前，就仅靠本书或是瑜伽来治疗严重的病情，一定要听从医生的指导建议来进行锻炼。

灵活性、疼痛以及不适：本书可为你练习瑜伽提供详细的指南，包括如何避免过度伸展。我将向你说明，如何区分哪些疼痛是关节发炎症状；哪些是过度伸展的肌肉发出的警告信号；哪些不适说明身体过于僵紧，需要通过锻炼来解决。我还会为你讲解如何进入有挑战性的体式，包括每个体式的注意事项。如果你对体式或对指导的恰当性有任何疑惑，请将本书带到你的医生那里，让医生给出进一步的建议。

老师和课程：本书将详细指导你通过瑜伽练习来提升月经周期的健康水平，改善各种失调症状。我同时也建议你寻找一位合格的老师，即使每周只参加1节课程，也会为你带来深远的影响。倘若你没有任何经期不适，而且身体健康，那么你可以找一位你愿意跟随的老师，有规律地参加瑜伽课程，并且在家里参考本书进行练习，以保持你的健康水平。若你有某种经期不适，例如经前紧张征、痛经或月经量过多，那就需要你聆听自己的身体并用积极的行动给予反馈——先去咨询你的医生，然后找到有经验的老师并结合本书进行练习。

练习准备

空间打造：建立练习的第一步是找到一处空间，让你能够隐逸其中进行瑜伽练习。我住在纽约一处很小的公寓中，但我善用空间，懂得如何在有限的空间中既能尊重同居人的需求，又能利用好每一寸空间。带一点儿创意，你就能够为自己打造一处适合练习的空间。

当然，如果你有专门练习瑜伽的房间那就更好了。如果没有，找一处有墙面的整洁空间也是可以的。所需空间不一定要很大，但必须得是通风良好、干净整洁的。另外，还需要有木质地板，因为木头坚硬稳固还略带空隙，能够稳稳地支撑瑜伽垫。如果你不得不在铺有地毯的地面上练习，那请确保毯子是防滑的。

最重要的是，当你进入你的瑜伽空间时，要将这一天中的所有事务和担忧全都放下，且尽量保证自己不被打扰——将电话调至静音，摘下手表，让别人知道这是属于你的练习时间。

规律练习：如果你能够制订一份计划表并一直遵守下去，就更有可能形成规律的练习。如果可以的话，每天在相同的时间里练习，即使在遇到不得不缩短练习时间的情况时也不例外。如此，身体和头脑会建立牢固的习惯，在面对需要下决心才能完成的其他事情时，你的信心也会增长。

艾扬格瑜伽通常要连续练习 6 天，在第 7 天时休息，不过也需要根据最适合自己的节奏来练习。许多女性在外工作时间较长，星期天可能是做一次长时间瑜伽练习的最佳时间，也可能是暂停包括瑜伽在内的所有事情、放松休息一下的最佳时间。树立一个切实可行的目标很重要，然后下定决心，不受任何干扰地坚持练习。

练习时长：在家中练习最主要的困难就是你总认为自己没有足够的时间。要知道，做一点就比不做强。如果你每天无法抽出 1～2 个小时练习瑜伽，也不要丧失信心，10～15 分钟的练习也是练习。挤出练习瑜伽的时间本身就是提升自律的过程。事实上，"练习"和"自律"这两个词此时意义相同。无论你练习多久，都不要仓促行事，慢慢来，留给自己探索体式的时间，享受属于自己的时刻！

练习时段：每天练习瑜伽的时段能够决定你完成体式的能力以及练习体式为你带来的效果。以可以激发活力的体式为例，如果晚间练习无支撑的后弯体式，可能会让你无法入眠，所以这类体式要早点儿练习。在早晨练习最为适宜，因为这个时段的练习能够充分发挥后弯体式振奋精神的作用。事实上，在早晨练习后弯体式，还能让你的睡眠更加香甜。坐立前屈体式在晚间时段练习则会更容易，因为此时的身体更加灵活。至于倒立体式，例如支撑头倒立和支撑肩倒立 I 式和 II 式最好在一天中晚间时段里练习，以避免受伤。如果你一定要在早晨练习它们，那就确保在练习之前做好热身准备。

体式排序：除了本书中建议的序列之外，你也可以制订属于自己的练习序列。每个练习的序列都应该包含开始、中间和收尾部分。通常，开始阶段从山式手臂上举式这样的体式开始，唤醒身体和头脑，之后练习当天与你关的注点（例如，你想重点锻炼腰部）相关的某个或者一组体式，最后以一个休息体式结束你的序列。

如果你是初学者，同时又像大多数女性一样，身体非常柔软，那么不要马上去尝试前屈体式，而是要先练习站立体式和放松体式。站立体式能够帮你提升力量，增强身体稳定性和腘绳肌腱的弹性。放松体式将教会你安静地回归自我，并且能够消除疲劳。

饮食：练习瑜伽前两个小时最好不要进食，空腹最好。早晨的第一件事不是吃早餐，而是先练习瑜伽，在晚餐前练习也非常好。饱餐后，最好间隔 4 个小时再练习。如果练习者有低血糖症状或正在服药，需要每小时吃一次东西，那么她适合练习短的序列，尤其适合练习大部分由修复性体式构成的序列。这样，练习者就不至于几个小时都不能吃东西。不过在这种情况下要避免做倒立体式，因为在倒立体式中，即使腹中仅有极少量的食物也会造成消化不适。同时要了解一点，大部分包含支撑头倒立、支撑肩倒立 I 式和 II 式以及单腿头碰膝式的常规序列是维持血糖水平平稳和保持健康的绝佳方法。

服装：舒适的穿着使你活动自如，宽松的短裤和 T 恤是最佳选择。如果是在课堂上，穿腿部带有松紧带的短裤，可以让你既舒适又得体。如果你喜欢长点儿的衣服，紧身裤是不错的选择，尤其是在艾扬格瑜伽老师的课堂上，他们更喜欢能够看出腿部肌肉轮廓的衣服。赤脚练习，这样你能够分开脚趾，并感受双脚同地面的接触。

瑜伽与饮食营养

许多学生发现在他们开始练习瑜伽之后，能更好地觉知并尊重自己的身体。我们常说的一句话是"好好照顾自己"，这句话的意思包括能敏锐地觉察到食物所产生的效果。用瑜伽练习的术语来说，就是吃东西时觉知自己在吃，以及觉知自己在吃什么。

关于吃什么样的食物，这里有一些基于阿育吠陀医学的建议。阿育吠陀是印度一种古老的用于预防和疗愈疾病的医疗体系。这种医疗体系认为不健康的饮食会导致许多妇科问题，诸如子宫肌瘤、囊肿、子宫内膜异位等。现代许多西方内科医生也已经越来越认同这种营养理论。习惯性地摄入咖啡、无糖汽水、炸薯条、糖、比萨和油腻的肉类加工食品会导致炎症的发生以及消化系统的停滞，进而导致疾病，包括影响生殖系统的疾病。最好避免食用过度加工的食品和垃圾食品，因为这些食品中含有害的脂肪和添加剂，几乎没有一点营养。另外，现代农场中农药和化学品的使用也有可能扰乱激素的平衡。

如果你有经期问题，考虑一下这些问题是否与饮食相关。记录自己摄入的食物，同时记录摄入食物后的情绪和感觉。压力较大和快节奏的生活往往会从身体中掠夺营养。进食时头脑的状态也非常重要。用餐时要安静地坐下，用餐结束后稍做休息，患有经期紊乱的人尤其要这样做。除此以外，体重超重也可能导致激素不平衡，引起经期问题。

根据阿育吠陀理论，冷饮通常会对肺部产生不利影响，导致出现咳嗽、瘀血和疼痛症状。月经期，我们体内的激素水平下降了，而冷饮产生的影响会加剧这种下降。传统中医也反对进食太多冷食，因为冷食会阻碍身体器官正常运作，在身体中造成滞涩。正如在冷水中游泳会使经血暂停流动一样，冰冷的食物也会阻碍经血的流动。针灸医生将暗红色、黑色的经血以及经血中的血块视为子宫受寒的象征。能用电热毯缓解的腹部绞痛症状也说明有寒气导致了血液流动的凝滞。如果你正遭受上述不适，那最好在这个月里避免进食寒凉的食物，比如冰镇饮料或冰激凌。这一简单的饮食调整能够显著改善你的经期综合征。

在经期前 5 天左右，要避免食用高盐的食物，诸如加工食品和腌制食品、咸肉、酱油等。若你在经前期容易产生水肿，则应尤为注意。这类食物可能会导致身体组织聚积液体，但它不一定表现为身体水肿，恶心、头晕、无力甚至某些语言表达上的问题都有可能是液体滞留所导致的。

由于经期前后激素的急速变化，血糖水平可能会变得不稳定，使你感到紧张不安。许多女性在这个时期会很渴望甜食。要注意的是精制糖有可能导致免疫系统失衡，使身体免疫力变得脆弱，加重经前紧张征，而且毫无营养价值。大多数营养学家都建议，即使无法做到完全不吃精制糖，也至少要减少摄入量。酒精也会对血糖产生不利的影响，并且会加重肝脏负担。健全的肝功能在体内激素代谢过程中至关重要。不要食用精制的碳水化合物，比如精白面粉制作的面包、意大利面和糕点等。这类食物进入身体系统后会很快转化成糖分，并成为感染的诱因。

女性在月经前对巧克力的渴望很可能是由于体内镁元素的减少造成的，这一现象在经期前后很常见。有些营养学家建议如女性有此表现，可以吃一些含镁量较高的食物，比如坚果、全谷类食物、豆类和蔬菜，尤其是绿叶蔬菜。不过如果在激素不稳定的时候，你真的很想吃巧克力，那么吃一小块也许能够使你的心情好一点儿。如果你在经前期有这样的渴望，那么同点心和甜甜圈相比，高品质的黑巧克力是更好的选择。

有些油脂是健康的，有些则是有害的。现在我们大多数人似乎都缺乏ω-3脂肪酸，这是一种控制体液平衡的必需脂肪酸，同时也能够减轻经期前后常出现的体内水分潴留情况。亚麻油、核桃和深色的绿叶蔬菜都是ω-3脂肪酸很好的来源。

避免食用商业化生产的精炼植物油，诸如常见的葵花籽油、红花籽油（包括冷榨油）、玉米油，若你患有子宫内膜异位症，就更要注意。这些油都被过度精加工过，甚至有的已经腐败。同样还要避免所有包含氢化油或部分氢化油的产品，比如人造黄油，这些食物尤其容易导致免疫系统产生问题，并且有可能导致动脉硬化。商店出售的饼干、点心、炸玉米片、薯片都属于这类食品，它们往往都含有高度加工并且对身体有害的脂肪。

要吃那些有助于身体保持活力的食品，如有机的、新鲜的蔬菜和全谷物类，它们可以为我们提供纤维素，促进肠道健康。营养学家建议我们每天摄取一定量的水果和蔬菜。素食的女性会分泌更多的雌激素，这有可能是因为素食中更富含纤维素。有机蔬菜和传统的豆制品，如豆豉、味噌、豆腐、纳豆和毛豆（青豆）所含的植物雌激素能够帮助我们抵抗与激素相关的癌症，并且还可能帮助我们平衡身体中的自然激素。

要摄入大量的水分，不过需要避免含糖和含咖啡因的饮料。茶、咖啡和酒精会使神经高度紧张，还会使肾上腺受到过度刺激，而肾上腺能够扰乱月经。尼古丁也会产生同样的效果，还能导致经期延长和痛经症状的出现。

虽然我讲的全都是如何选择食物和饮食习惯，不过有一个通用的原则就是不要暴饮暴食。每次只吃一点儿，但可以增加进食频率，尤其是在经期前后。不要往你的盘子里放太多东西（也不要让别人吃得太多），在你有饱腹感之前，就要停止进食。

我们吃掉的食物会构成我们身体、情感和灵性的各个方面。由自己或是爱你的人在家中烹饪的佳肴是所有的饮食中最好的一种。充满爱的烹饪能够创造出最有益的食物。食物也可以是"瑜伽"的。

卫生棉条

卫生棉条与瑜伽练习有何关系呢？你可能会这么问。答案就是卫生棉条可能会制约你骨盆区域的能量流动，因此既会影响你的瑜伽练习，也会影响你的整体健康。据一些阿育吠陀练习者说，由于卫生棉条阻塞了经血流出阴道的正常途径，因而会对经血的流动产生阻碍作用。它还会阻碍阿帕纳——自然向下流动的重要能量，这一能量掌控着排泄功能。

有些女性发现卫生棉条会加剧或导致痛经，而且只要她们把卫生棉条换成卫生巾，所有的不适感就会消失。而最让人担心的是，卫生棉条是一些严重的妇科疾病的可疑诱因。卫生棉条的使用和子宫内膜异位的加剧，子宫肌瘤以及囊肿的产生都有关联。具有超强吸收功能的卫生棉条含有较高比例的人造纤维，它与一种罕见且会危及生命的中毒休克症有关系。营养不良、压力较大也与这一症状有关系，这些因素都会对免疫系统产生损害。卫生棉条中有漂白纸，在漂白过程中会产生有致癌性的化学物质二噁英。法律没有要求卫生棉条的生产者说明产品中的所有成分，所以除非你选择的品牌自己列出成分，否则我们无从知晓我们所使用的卫生棉条中都含有哪些成分。

当然，卫生棉条使用方便，而且带给许多女性自由的感觉，所以我们不太可能完全放弃使用它。运用常识我们就能将卫生棉条的使用风险最小化。毫无疑问，卫生棉条会滋生细菌，尤其是在长时间使用的情况下。我的一名瑜伽学生曾说，她若在夜间使用卫生棉条 8 个小时或 8 个小时以上，阴道周围就会产生皮疹，让她疼痛难忍。

如果你选择使用卫生棉条，就尽可能使用最好的那一种。要使用那些未经漂白、不含化学药品、100% 纯棉的卫生棉条，以减少它所带来的伤害。每隔 4～6 小时就要进行更换，并且要在夜间和经量较少的日子里使用卫生巾。

给你的练习带来支持：辅具的使用

在 B. K. S. 艾扬格所做的开创性工作中，非常引人注目也至关重要的一部分就是瑜伽疗愈理论，这其中就包括了辅具的创新性使用。同体育俱乐部中所配备的闪闪发光的复杂设备不同，瑜伽辅具也许看起来科技含量很低，但其背后的设计思想和理念非常精巧，且拥有强大的功效。若能审慎而明智地使用辅具，它们就能够有助于瑜伽练习的精进。如木砖、长枕、椅子这样简单的器具都可以用来伸展、悬挂、折叠或扭转身体，给身体带来疗愈的效果。

若要瑜伽练习产生效果，很重要的一点就是要在一个体式中保持一段时间。不过有些时候，比如经期，能量可能较低，保持一个体式所消耗的力气会抵消它的益处。不过，在辅具的帮助下，你就能够在一个体式中停留得较久，让你去找到正位，并得以聆听身体反馈的信号。通过椅子或墙壁这种简单物体的支撑，就能够克服身体的弱点，并储存能量。若关节或脊柱感到僵硬或紧张，辅具的支撑能让你在消除恐惧和避免受伤的情况下充分伸展身体，并消除僵紧。辅具的使用还能够让一个体式变得更具挑战性，或是帮助练习者更好地理解该体式。比如说，练习倒手杖Ⅱ式时，手臂穿过椅子，能够让你更自由地关注上背部的卷曲动作。

《女性瑜伽之书》的辅具工具箱

按照本书进行练习，你将用到下列辅具。

4.1

1～2 张防滑瑜伽垫

规格：173 厘米 ×61 厘米

替代物：木头或漆布

市面上有许多防滑瑜伽垫，你可以选择你一款你喜欢的。有些经验丰富的学生在没有瑜伽垫的情况下也能练习瑜伽，因为他们的脚掌能够在站立体式中"抓稳"地板。

4.2

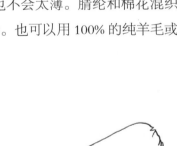

5～6 条毯子

规格（未折叠好的情况下）：140 厘米 ×216 厘米

替代物：规格相同的毯子

瑜伽中使用的毯子要能够为练习者提供坚实的支撑，而且应该尺寸一致。它们应该质量良好，不会太松、太滑、太大，也不会太薄。腈纶和棉花混织的毯子最好，因为这种毯子编织紧密、厚度适中。也可以用 100% 的纯羊毛或纯棉的毯子来替代。

4.3

1～2 个瑜伽枕

规格：长 66 厘米，半径 26 厘米

替代物：将 3 条毯子卷成圆柱形再用 1～2 条瑜伽带捆住

瑜伽枕是瑜伽练习所需的一项重要投资，因为它们能为体式提供坚实的支撑，这一点在经期练习中尤为重要。仰卧在瑜伽枕上时，身体将呈现出圆柱形，横向和纵向都能伸展。如此就能够在保留能量的前提下打开胸腔和骨盆。

4·4

2 把可折叠瑜伽椅

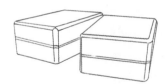

规格：41 厘米 × 41 厘米

替代物：不带脚轮的结实椅子

常规木质（或金属材质）的折叠椅，只要椅座和椅背之间有足够的空间（至少 28 厘米），只要练习者可以穿过它，就可以使用。椅子应有足够的重量，以确保在穿过它或趴在上面的时候椅子不会滑动或倾倒。

4·5

2 块瑜伽砖

规格：23 厘米 × 13 厘米 × 9 厘米

代替物：绑或捆在一起的书

有两块相同规格的砖很重要。瑜伽砖的材质可以是泡沫或是木头。电话号码簿也很有用，可将两块硬纸板切割成书的尺寸，覆盖住封面和封底，然后再用强力胶带将其粘在一起。

4·6

2 条瑜伽伸展带

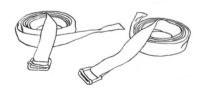

规格：2.5 厘米 × 190 厘米

替代物：浴袍带

现在市面上所有的瑜伽伸展带中，最好的就是由 B. K. S. 艾扬格所设计的普纳瑜伽伸展带。它由纯棉材质构成，带有一个滑动锁扣。这是能够稳定体式的最高效、最省事的方法。你也可以用瑜伽用品销售商所提供的其他瑜伽伸展带作为替代物。

4.7

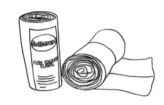

1 条运动绷带

规格：11.4 厘米 ×254 厘米

替代物：折起来的小毛巾或面巾

这条绷带是用来覆盖双眼或缠绕头部的。它能让你减少注意力分散，从而更加专注于内在，它还能够帮助练习者在休息时或练习调息时进入深度放松状态。若你患有偏头痛或有失眠症状，绷带会格外有益。

4.8

1 个沙袋

规格：48 厘米 ×23 厘米；4.5 ~ 6.8 千克

替代物：一个约 4.5 千克重的米袋或猫砂袋

本书中，沙袋用于在摊尸式中横放于大腿之上，以此缓解下背部压力。作为替代物，你也可以在大腿位置横放一个瑜伽枕或是折叠过的毯子，它们可以达到相似的效果。

4.9

电话号码簿

这项辅具在你需要增加身体高度的时候会用到，例如练习鸽子式（详见 10.5D）时可以用它来代替瑜伽砖（详见本章中对瑜伽砖替代物的描述）。

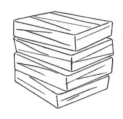

4.10

1 个计时器：手表或时钟

这项辅具在你需要控制时间但又不想总看表时会用到。练习支撑头倒立时，将你的腕表表盘侧放，放置在你眼前能看到的地方。你可以设定计时器或为手表定时，让它在摊尸式结束时响铃提示。

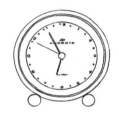

为瑜伽所做的最好的准备就是对你的身体和灵魂怀有敬意，聆听它们的教诲。创造一处舒适、私密、平和的练习空间，为每日的练习购置质量优良的辅具和装备，吃健康的食物，过规律的生活，跟随那些会让你感到开心的追求。通过上述这些方式，你就能成功地将瑜伽融入生活之中。

接下来的章节将开始介绍体式和调息法的练习。第 5～11 章将带领你学习主要的瑜伽体式，从站立体式到调息法。瑜伽的价值取决于觉知能力的水平以及你练习时的精准程度。这些章节中的指导将帮助你建立基本的体式结构，然后你就能在体式练习时细化到每一个动作。

开始练习体式序列之前，一定要先通读序列中每个体式的指导，如果记不清楚，需要重新巩固记忆的时候就随时返回查阅。若你的练习出于疗愈的目的，请格外注意在每个主要体式讲解的最后所列出的注意事项。注意事项中还会告诉你这个体式是否适宜经期练习。

关于语言：每个瑜伽流派都发展出了自己独有的词汇，艾扬格瑜伽流派也不例外。我用来描述体式中身体不同区域的某些词汇也许听起来不常见，但在你自己练习时或者完成不同体式时，像"抬起大腿肌肉"和"稳固膝盖"这样的词汇将展现出它们恰当完美的含义。

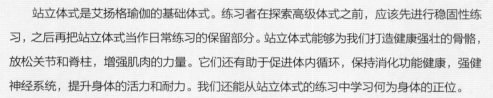

5

站立体式和串联序列：
建立身体的支撑体系

　　站立体式是艾扬格瑜伽的基础体式。练习者在探索高级体式之前，应该先进行稳固性练习，之后再把站立体式当作日常练习的保留部分。站立体式能够为我们打造健康强壮的骨骼，放松关节和脊柱，增强肌肉的力量。它们还有助于促进体内循环，保持消化功能健康，强健神经系统，提升身体的活力和耐力。我们还能从站立体式的练习中学习何为身体的正位。

　　虚弱的身体和疲惫的精神让我们无法保持良好的体态。含胸驼背的姿势会压迫胸腔，让心脏和肺部无法正常运作。不良的体态还会对腹腔器官产生消极影响，比如说，穿高跟鞋会让身体的重心转移到脚趾，造成身体前倾，压向腹部，最终会导致下背部和骨盆底变得无力，给内脏器官带来压力。正确地练习站立体式有助于养成良好的体态，帮助练习者在坐、立、行走时都能保持健康的体态，提升健康水平。站立体式可以使脊柱保持稳定，使腹部不会向内收或紧绷，让脏腑器官保持在恰当的位置。这些都有助于预防盆腔炎症、生殖器官功能紊乱和各种经期问题。

练习站立体式和串联序列的基本注意事项

　　练习本章中出现的站立体式和串联序列时，请记得遵循以下原则，而每个体式也都列有其注意事项。

◇　呼吸是体式练习整体中的一部分。在练习站立体式的整个过程中，呼吸都应该保持轻松自如。如果呼吸变得困难，就退出这个体式，并在站立前屈式或其变式中休息一下。一般情况下，练习者应在呼气时进入体式或调整体式。不要屏息。

◇　若有高血压、青光眼、心脏病、头痛或甲亢，那么只练习有辅助支撑的站立体式。

◇ 所有没有辅助支撑的站立体式和大部分有辅助支撑的体式都不能在经期练习，因为这些体式会扰乱"下行气"——位于盆腔区域的能量，而这种能量能掌控向下的运行。

◇ 经期练习时，如需加入站立体式，可以练习有辅助支撑的两个站立体式。请不要跳跃进入体式，而是以双腿迈开的方式来进入体式。

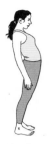

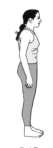

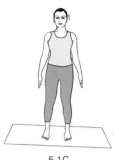

5.1A	5.1B	5.1C
腰部向前塌陷，错误体式	腹部僵紧，错误体式	双脚分开的山式最终体式

5.1 山式

Tadasana

益处：山式不仅可以教会我们站立的艺术，还可以教会我们如何在这个世界上找到属于自己的位置。双脚稳定地根植于大地能够给我们的情感和身体带来稳定，并给头脑带来极致的平静。它还有助于消除错误体式带来的紊乱和不适。举个例子，站立时脚尖向外的八字脚会导致腹部变形，并给脊柱带来压迫感。骨盆前倾的站姿（5.1A）（我将其称为"永远站立的小女孩"）会使脊柱变得无力，使腹部向前鼓起，这会给子宫、卵巢和骨盆底带来压力。而腹部内收的站姿（5.1B）会压迫骨盆肌肉，同样不利于女性器官的健康。僵硬、扁平的小腹同松弛、凸出的小腹一样，都是不健康的表现。

如果女性在保持身体直立时能够不带有任何的紧张压力，那么她获得的回报不仅是外在体态的优雅与美观，还有健康的身体器官、平稳运行的神经系统、均衡的激素分泌水平和充沛的生命活力。

练习方法：站在瑜伽垫上，双脚分开与髋同宽（5.1C），双脚脚掌外缘相互平行。感受脚底与地面完全接触，将身体的重量均衡地放在双脚上。脚趾向上抬起，从脚趾根部到脚趾尖向外展开，使每个脚趾得到充分的伸展，然后再轻轻落回地面。足弓和脚踝内侧向上提。

髌骨向膝关节处内收，大腿肌肉上提，以此激活双腿。身体重心略向后

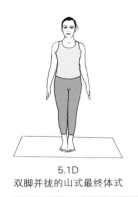

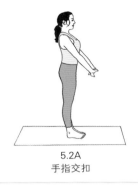

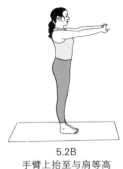

5.1D
双脚并拢的山式最终体式

5.2A
手指交扣

5.2B
手臂上抬至与肩等高

移至足跟处。这种做法为骨盆的正位奠定了良好的基础。

在山式中，保持腹部柔软和骨盆内器官的正位十分重要。将尾骨收向骨盆，耻骨上端向内收、向上提，胸腔也向上提，两侧大腿或者骨盆不要前倾。

胸腔展开可以让胸骨后方的情感中心不再受到约束。肩胛骨放松、下沉，使之远离颈部，再将肩胛骨推向肋骨方向。从头顶开始伸展身体。胸腔展开向上，胸骨向上提。手臂置于身体两侧并向下伸展，中指对准大腿外侧的中线。放松咽喉、双眼和舌头。

再做一次山式，这次将双脚并拢（5.1D）。如果练习的是双脚分开的山式，则以双脚并拢来退出体式。

注意事项：若练习者有低血压，那么山式的练习不要超过 30 秒。女性在经期练习山式时，不要并拢双脚。

5.2 双手相扣上举式
Tadasana Urdhva Baddhangullyasana

益处：双手相扣上举式看似简单，但效果卓著。它能够改善体态，锻炼手掌和指关节，提升肩关节的灵活性，还能促进乳房区域的血液循环。

练习方法：以山式站立在垫子上，双脚并拢（5.1D）。手指交扣，手掌朝

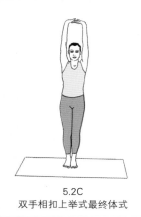

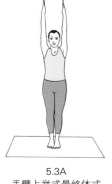

5.2C
双手相扣上举式最终体式

5.3A
手臂上举式最终体式

下，伸直手臂，目光落于双手手背上（5.2A）。呼气，抬起起手臂，与肩同高（5.2B）。向后绕肩，手掌向前推。吸气，双腿保持稳定，同时手臂向上举，越过头顶（5.2C）。

手肘向内收，彼此靠近，以此让手臂伸直。将十指的指关节推向天花板。注意大腿或下侧肋骨不要向前突出。

变换动作时，双手落下与肩同高。手掌翻转，掌心朝向自己。交换手指交扣，让另一侧手的拇指在上。手掌翻转并向远处伸展，手臂上举，越过头顶。

退出体式时，将交扣的手掌下落与肩同高，向后绕肩，双手向前推。翻转手掌向内，松开交扣的手指，手臂落回至身体两侧。

注意事项：若练习者有高血压，在练习这个体式或其他任何体式时，都不要将手臂举过头顶。若练习者有偏头痛或失眠等症状，则不要练习这个体式。

5·3 手臂上举式
Tadasana Urdhva Hatasana

益处：手臂上举式包含了山式的所有益处，除此之外，它还能舒缓肩关节，强健并激活腹部和脊柱区域，并帮助练习者抵抗抑郁。

练习方法：以山式站立，双脚并拢（5.1D）。手臂相对，大腿不要前倾，

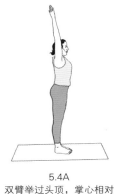

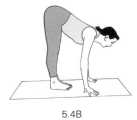

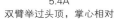

5.4A	5.4B
双臂举过头顶，掌心相对	抬头，目视前方

吸气，手臂先向前伸展，再向上举过头顶（5.3A）。伸直手臂，从手指开始向上延伸。肩胛骨稳定地向内收向背部。大臂与耳朵对齐。若此时手掌在头部前侧，则需更进一步将肩胛骨稳定地靠向胸腔，使手臂向后靠。退出体式时，呼气，手臂先向前，再向下，回到山式。

注意事项：若练习者有偏头痛或高血压，则不要练习这个体式。

5.4 站立前屈式
Uttanasana

益处：如果腹部区域受到压迫，会导致子宫、卵巢和输卵管部位的血液流动受到限制。站立前屈式能够舒缓腹部的压力，并防止脂肪在腹部堆积。它还能按摩内脏器官，进而使卵巢受益，有助于形成健康的月经周期。体式练习中向上伸展头部和躯干这一点对女性格外有益，它有助于释放腹部压力，还可以缓解腹部绞痛。最终体式中，头部向下，能够缓解背部疼痛，治疗便秘，以及消除脊椎、颈椎和肩部的僵硬感。另外，站立前屈式还能促使血液流向乳房。不过，站立前屈式立竿见影且最值得我们感激的功效，就是它能让面部肌肉柔软，让头脑平静。

练习方法：以山式站立在垫子上，双脚并拢（5.1D）。吸气，双手向上举

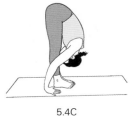

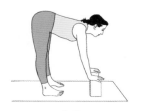

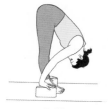

5.4C	5.4D	5.4E
站立前屈式最终体式	瑜伽砖放于双脚前侧	瑜伽砖放于双脚两侧

过头顶，掌心相对（5.4A）。呼气，身体前屈，指尖落在身体前侧的地面上。抬头，目视前方（5.4B）。

髋骨向内收，使膝关节稳固，大腿肌肉向上提。展开胸腔，胸骨向前打开，整个脊柱下凹。如果练习者身体非常柔软，就要注意不要将腰椎部分向下推到腹部。肩胛骨远离颈部。身体向前拉动到双脚前方，直到双腿能垂直于地板。然后，头部和躯干向下，保持腹部伸展，同时将坐骨向上提，使之远离大腿后侧。坐骨向外卷动，使其远离尾骨，躯干向前、向下折叠。手掌向后滑动并置于双脚两侧（5.4C）。伸展身体前侧的肋骨，同时放松下颌和双眼。

退出体式时，先回到背部下凹的姿势——躯干向前、向上，抬头向上看。然后双手返回髋关节，吸气，起身站立，回到山式。

注意事项：如果练习者患有腰椎间盘突出，则不要低头练习站立前屈式的最终体式。如果练习该体式时感到头晕，需要先确保在练习之前做过热身（可通过练习站立体式热身）。如果热身无法改善头晕的症状，则可练习有头部支撑的站立前屈式（5.4H），或用墙壁和椅子辅助的站立前屈式（5.4I）。如果练习者处于经期且血压低或感到疲劳，就不要练习这个体式。

瑜伽砖辅助站立前屈式：如果在不屈膝、不拱背的情况下，练习者的双手无法触碰地面，可在双手下面放上瑜伽砖进行辅助练习。但要确保自己的身体不向瑜伽砖或其反方向倾斜。开始时，将瑜伽砖放在双脚前侧（5.4D），脊柱向前伸展，当头部开始向下落时，再将瑜伽砖放在双脚两侧（5.4E）。

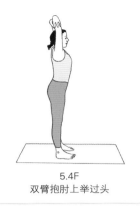
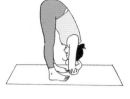
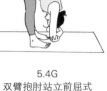
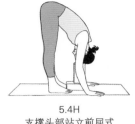

5.4F
双臂抱肘上举过头

5.4G
双臂抱肘站立前屈式

5.4H
支撑头部站立前屈式

双臂抱肘站立前屈式： 在双手无法触碰到地面的情况下，还有一个可供练习者选择的变式。该变式还可作为休息体式，放在几个站立体式之间进行练习。双脚分开以山式站好（5.1C）。双臂弯曲，双手抱肘，吸气，双臂向上举过头顶（5.4F）。呼气，身体从髋关节处开始向前弯曲（5.4G）。利用肘部的重量帮助身体两侧向下伸展。交换抱肘完成之后，可重复练习。退出体式时，松开手肘，将双手置于髋部两侧，吸气，起身时先将头部抬起。

支撑头部站立前屈式： 通常情况下，处于经期的女性很难集中精神。这个变式可以让头脑从精神疲劳的状态中得到复原，使头脑重新变得清晰，练习者可以长时间保持此变式。该变式具有降低血压、减慢心率、舒缓神经的功效，同时还能减轻下背部的疼痛。

在垫子前端放一块或几块瑜伽砖——瑜伽砖所需的高度取决于练习者的身材比例和柔韧程度。以山式站立，面向瑜伽砖，双脚分开约30厘米（5.1C）。双手置于髋关节两侧，呼气，胸骨向前延伸，脊柱下凹，身体前屈。头部落在瑜伽砖上（5.4H），注意不要压迫颈椎，也不要屈膝，要充分伸展双腿。双眼、喉咙和舌头保持放松。

墙壁和椅子辅助站立前屈式： 如果练习者的腿部腘绳肌僵紧，髋关节僵硬，头触不到瑜伽砖，可以试试这个变式。把瑜伽垫短的一边靠墙放，在瑜伽垫上放一把椅子，将折叠好的毯子放在椅子上。靠墙站立，双脚踩在瑜伽垫两侧靠近边缘处。然后，身体前屈，头放在椅子上（如果练习者的头触不到椅子，可将瑜伽枕竖着放在椅子上），手臂穿过椅背，掌心相对，向远离身体的

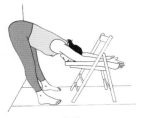

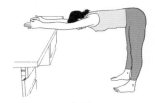

5.4I
墙壁和椅子辅助站立前屈式

5.4J
手臂放在桌面或椅子上的半站立前屈式

方向伸展（5.4I）。坐骨沿墙壁向上滑动，双脚保持活跃，脚趾充分展开，手指充分伸展，手臂肌肉向后拉向肩膀方向。头触碰到椅子之后，去感受头部的重量，然后放松脸颊、双眼和舌头，保持流畅均匀的呼吸。

手臂放在桌面或椅子上的半站立前屈式：若练习者因压力太大而导致月经量过多或过少、经期延迟，练习这个变式格外有益，该变式还有助于缓解经前期腹部、上背部和肩部的僵紧。以山式站立在瑜伽垫上，双脚分开（5.1C）。双手置于髋部两侧，呼气，身体前屈，保持双腿伸直。双臂在身体前侧向远方伸展，掌心相对，手腕放在工作台或椅子上（5.4J）。肘关节伸直，从指尖开始向远处伸展。保持膝关节稳定，让大腿肌肉向骨盆方向提。足弓保持活跃，注意不要让腹部下陷。保持整根脊柱均匀地伸展。

靠墙站立前屈式扭转：这个体式能够冷却身体，舒缓腰脊两侧的肌肉。一般练习者在做完无支撑的后弯体式之后可练习该体式。

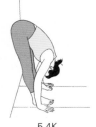

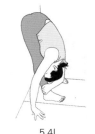

5.4K
靠墙站立前屈式扭转，从腰部开始折叠

5.4L
靠墙站立前屈式扭转最终体式

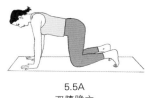

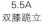
5.5A
双膝跪立

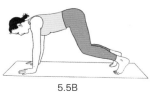
5.5B
脚趾卷曲

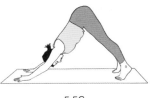
5.5C
前脚掌踩地

将瑜伽垫短的一边靠墙放，练习者的臀部抵住墙壁，双脚分开，略宽于髋关节。双手置于髋关节两侧，呼气，身体从髋部开始慢慢向下折叠（5.4K）。当头部和躯干向下时，注意骶骨的宽度不变，让腰椎得到伸展。然后将躯干向右侧转，左手握住右脚踝外侧，右手放在右脚外侧的地面上（5.4L）。头顶下沉，靠近地面，进入最终体式。

先将身体转回正中，然后换另一侧重复练习该体式。退出体式时，吸气，缓慢地弓背起身，最后抬头，返回山式，离开墙壁。脊椎突出或者有低血压的人请不要练习这个体式。

5·5 下犬式
Adho Mukha Svanasana

益处：如果你只有练习一个体式的时间，下犬式是当之无愧的首选。它融合了站立体式的诸多益处：加强手腕、手臂、双腿的力量，增加肩部和髋关节的柔韧性。它还有牵引脊柱、镇静心脏、恢复体能的功效，同时还可以促进乳房和腹部区域的血液循环，帮助练习者远离便秘困扰。另外，下犬式还有助于复原子宫异位。在非经期有规律地练习下犬式有助于预防经期头痛，并促进经期前后内分泌系统的正常运作。

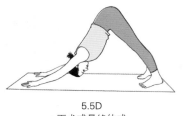

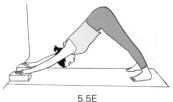

5.5D	5.5E
下犬式最终体式	瑜伽砖辅助下犬式

练习方法：双膝跪立在瑜伽垫上，双手撑地，肩膀稍微向前移，双膝置于髋部正下方（5.5A）。手掌展开，脚趾弯曲，提起膝关节使之离地（5.5B）。呼气，将身体向后推，前脚掌踩地（5.5C）。

确保体式的根基稳定，十指指关节下压，让每根手指都得到充分的伸展。横向拓宽双脚跖球，让所有脚趾都向前伸展。大腿以及小腿骨向后推，髌骨和坐骨向上提，足跟着地，进入最终体式（5.5D）。

保持肘关节稳定，让手臂及双手都得到充分伸展。三角肌向后拉入肩胛骨，而肩胛骨要远离颈部。保持身体沿左右两侧躯干均匀延展，同时伸展腋窝。

若能坚持不懈地练习该体式，则腿部腘绳肌可得到延展，脊柱得以放松。练习时，腹部不要向下背部缩紧。

退出体式时，屈膝返回地面，以英雄式（6.8C）坐立，或者双脚向前迈，进入站立前屈式（5.4C），也就是将双脚迈至双手之间，并在此保持几次呼吸放松。退出体式时，放松双手，使其分别置于髋部两侧，吸气，返回山式，双脚并拢。

注意事项：若练习者有头痛或腹泻症状，请勿练习下犬式及其变式。有腕关节问题的练习者或腕管综合征患者，在练习下犬式之前请先向有经验的瑜伽老师或保健医生进行咨询。

瑜伽砖或椅子辅助下犬式：如果肩部僵硬，可用瑜伽砖（5.5E）或椅子（5.5F）进行辅助练习，以便更好地伸展肩部。具体应选取瑜伽砖还是椅子，取决于练习者肩部的灵活度。

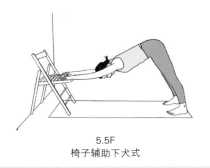

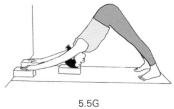

5.5F	5.5G
椅子辅助下犬式	支撑头部下犬式

支撑头部下犬式：这个变式高血压患者也能安全练习。但仍然要密切关注自己的感受——若出现耳鸣、头晕，头部感受到冲击力或有压力感，应停止练习。

若练习者身体十分柔软，这个体式将有助于纠正骨盆前倾的问题，以及减少其对子宫和下背部造成的压力。下犬式还有助于缓解经前期因大腿和骨盆区域的肿胀造成的沉重感和无力感，它还能够使头脑平静。头部有瑜伽砖支撑时，练习者可以在这个体式中保持较长时间。

将瑜伽垫短的一边靠墙放，将两块瑜伽砖放于瑜伽垫上，让短的一边靠墙，两块瑜伽砖之间的距离与肩同宽。再将一块或几块瑜伽砖放在瑜伽垫上，离墙壁约 53 厘米远，用来支撑头部，具体的高度取决于练习者身体的柔韧程度。

面向墙跪立在垫子上，双手撑砖，掌根抵在瑜伽砖前侧（不靠墙那侧）边缘。抬起膝关节，让双腿向后伸直，充分伸展双臂，然后呼气，在保持不缩短颈部也不弯曲手肘和双腿的情况下，将头部落于瑜伽砖上，进入头部有支撑下犬式（5.5G）。如有必要，可停下来，将瑜伽砖调整到适当的高度。

肩胛骨内侧收向背部，并远离颈部。髋骨外侧向后伸展，使身体躯干特别是腋窝得到伸展。

然后，进入面朝下的英雄式，即英雄式前屈（6.9C），在起身站立之前保持几次呼吸，并充分放松。最后返回山式，双脚并拢。

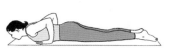

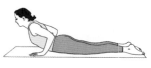

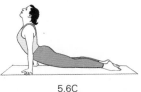

5.6A	5.6B	5.6C
肘部收向两侧肋骨	将骨盆和大腿慢慢抬离地面	上犬式最终体式

5.6 上犬式
Urdva Mukha Svanasana

益处：上犬式能加强上背部力量，提升脊柱的灵活性，并改善甲状腺功能。

练习方法：俯卧在瑜伽垫上，双脚分开与髋同宽，脚趾趾尖向身体外侧伸展。双手手掌置于胸腔两侧的地面上，指尖向前。肘关节收向两侧肋骨（5.6A）。

伴随着一次吸气，将头部和胸部向上抬起，伸直手臂，将骨盆和大腿抬离地面（5.6B）。髌骨稳固地向内收向膝关节。手臂带动躯干上部向上提，让身体的重量均匀地分布在双手手掌和双脚脚背上（5.6C）。

手掌向下压，双脚远离双耳。大臂向后伸展并向外旋转，肘关节内侧向前。从尾骨前侧开始伸展脊柱，提起胸腔两侧。收紧臀部肌肉，让尾骨向内收，让大腿内侧向上提，并使之远离地面。

整个脊柱均匀后弯，但应避免压迫腹部区域。肩胛骨卷入胸腔后侧。再次上提并尽可能地扩展胸腔，展开锁骨。上半身不断向上和向后伸展，直到胸骨面向天花板。颈椎不要缩紧，肩膀远离颈部，头部向后仰，眼睛向上看。

伴随着一次呼气，将躯干落回地面，放松两侧手臂。身体转向右侧，左

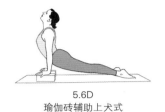

5.6D
瑜伽砖辅助上犬式

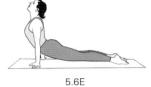

5.6E
指尖朝外上犬式

手撑地，<u>坐立起身</u>，最后抬起头部。

注意事项：经期不要练习该体式及其变式。

瑜伽砖辅助上犬式：如果练习者的手臂力量较弱，无法支撑大腿抬离地面，可在手掌下面垫上瑜伽砖（5.6D）。

指尖朝外上犬式：如果手腕、手肘或肩部力量较弱，可以在练习时将手掌向外转，让指尖朝外（5.6E）。

5·7 四肢支撑式

Chaturanga Dandasana

益处：在我的初级课堂中，大部分女性最初都认为四肢支撑式几乎是不可能完成的任务，但经过几个月的坚持，她们的上半身都变得健壮有力了。即使那些在健身房练习举重的人也认同这个体式是目前用来加强手臂和肩膀力量的最有效的手段。四肢支撑式能够协调并加强躯干上部的力量，增强腹部肌肉的力量。另外，它还能为支撑头倒立式（9.2D）、支撑肩倒立Ⅰ式（9.3F）和后弯体式做好身体准备。

练习方法：进入该体式有两种方法。练习者可以选择适合自己的方法进行练习。

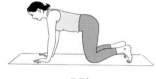

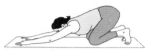

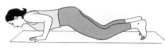

| 5.7A | 5.7B | 5.7C |
| 从四肢撑地进入 | 臀部位于足跟上方 | 躯干下沉 |

方法1：这个方法对女性而言更加容易。双膝跪立，臀部位于膝关节正上方。手掌置于肩膀下方略靠前方处（5.7A）。脚趾弯曲，伸展所有手指，食指指关节向下压。臀部向后，位于足跟上方（5.7B）。肩部向后旋转，肩胛骨稳固向内收向肋骨后侧。头部和肩膀靠近地板。呼气，推送躯干向前并向下，距离地面约12厘米高（5.7C）。吸气，膝关节向上抬离地面，伸直双腿，直视地面（5.7D）。

方法2：从下犬式（5.7E）进入。保持手臂伸直，呼气时将身体向前推出，让肩膀位于手腕正上方（5.7F）。再次呼气，手肘弯曲向后，身体降至距离地面约12厘米。双腿伸直，直视地面（5.7G）。

骨盆向下降至与肩膀同高，整个身体与地面平行，足跟向后蹬，让双脚垂直于地面。膝关节充分展开，髌骨紧贴膝关节。大腿内侧肌肉上提，让双腿和双脚保持稳定。胸腔和锁骨向头顶方向伸展，肩部向后旋转。大臂贴紧上背部，并让肩胛骨远离颈部。保持均匀的呼吸。

呼气，身体向下落回地面，将手臂放于身体两侧，身体转向一侧，进行几次呼吸。双手手掌撑地，起身坐立。

注意事项：这个体式比较消耗体力，经期或近期做过腹部手术的人不能练习。另外，有子宫肌瘤、子宫内膜异位症、卵巢囊肿的练习者和经血过多的人也不能练习。

瑜伽砖辅助四肢支撑式：若练习者将身体抬离地面时感到困难，可以在

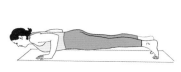

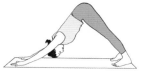

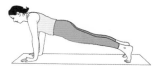

5.7D
四肢支撑式的最终体式

5.7E
从下犬式进入

5.7F
肩部位于手腕上方

手掌下方垫上瑜伽砖进行支撑（5.7H）。

支撑躯干的四肢支撑式：除了瑜伽砖，如果练习者还需要更多的支持，那么可以将毯子折叠后垫在躯干下方（5.7I）。在练习者获得足够的力量可以不使用辅具之前，练习四肢支撑式时都应利用辅具进行支撑。

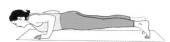

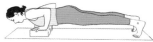

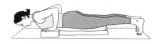

5.7G
四肢支撑式的最终体式

5.7H
瑜伽砖辅助四肢支撑式

5.7I
支撑躯干的四肢支撑式

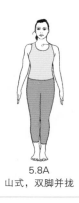

5.8A
山式，双脚并拢

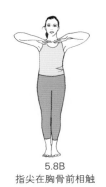

5.8B
指尖在胸骨前相触

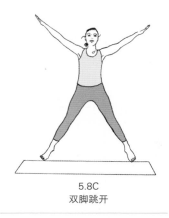

5.8C
双脚跳开

5.8 从山式跳跃进入四肢伸展式

Jumping from Tadasana to Utthita Hasta Padasana

益处：做四肢伸展式时，要以跳跃的方式进入。跳跃是将身体的重量均匀地分布在双脚上的最快速有效的方法。同时，跳跃还有利于心血管系统的健康。

练习方法：以山式站立在瑜伽垫上，双脚并拢（5.8A）。手肘弯曲，指尖在胸骨前端相触碰（5.8B）。深吸气，手臂向两侧展开，同时双脚跳起，并分开约120厘米的距离，手臂保持与肩同高，掌心向下。跳跃的时候，让胸腔展开并上提（5.8C），进入四肢伸展式之后，仍然要保持上提的状态（5.8D）。检查双脚，使其外侧边缘彼此平行。如有必要，可重新调整双脚，再次跳回山式。

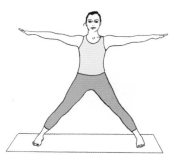

5.8D
四肢伸展式

注意事项：若练习者患有腰椎间盘突出、坐骨神经痛，膝关节和踝关节有问题，或者处于经期，不要以跳跃方式进入体式。

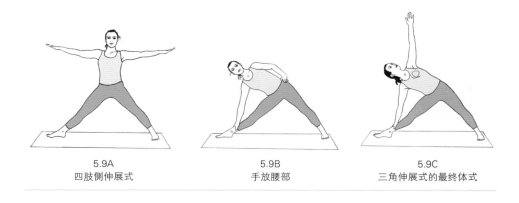

5.9A	5.9B	5.9C
四肢侧伸展式	手放腰部	三角伸展式的最终体式

5.9 三角伸展式
Utthita Trikonasana

益处：三角伸展式能够增强双臂和双腿的力量，提升脊柱和颈部的灵活性，促进髋关节和肩关节的血液循环。对于某些练习者而言，该体式还能够缓解背部疼痛和痛经的症状。另外，它还能够调理内脏，加强消化器官和排泄器官的功能，减少经期紊乱的症状。

练习方法：以山式站立在瑜伽垫上，双脚并拢（5.8A）。呼气，跳跃（或迈步）将双脚分开约120厘米宽，进入四肢伸展式（5.8D）。从指尖开始向身体两侧伸展，肘关节伸直；肩胛骨下沉，胸腔上提；通过膝关节和大腿向上提的力量，将双腿伸直。

右腿和右脚向外旋转90°，调整右脚足跟使其正对左脚足弓，进入四肢侧伸展式（5.9A）。伸展所有脚趾，脚掌用力踩实地面。右脚向右侧旋转时，骨盆要向左侧旋转，让其远离右腿，这样就可以使肚脐与胸骨对齐，且两者都正对前方。

呼气，身体躯干向右侧伸展，右手向下，握住右侧小腿胫骨，左手放在腰侧。胸腔向天花板的方向旋转，看向正前方（5.9B）。

将右脚内侧边缘向下压，与此同时，右大腿向外旋转，右膝髌骨上提。从左腿中心向下伸展，左脚足跟着地。骨盆向前推，使之位于双脚之间的连

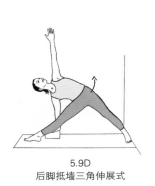

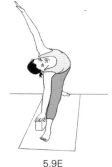

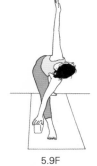

5.9D	5.9E	5.9F
后脚抵墙三角伸展式	腹部向前，背部塌陷，错误示范	骨盆向后推出，错误示范

线的正上方。上半身向后推，位于骨盆和双脚的正上方。

尾骨向左脚足跟的方向伸展，以此延展整个脊柱，同时躯干右侧充分伸展，远离右侧髋关节。若此时感到脊柱尚未得到充分的拉伸，则可起身，将两脚的距离再拉开一点，然后再次进入该体式。

左肩向后旋转。上背部的肌肉向内收入胸腔后侧，右侧肩胛骨收向身体。左侧手臂上举。右侧胸腔向天花板展开。伸直右手臂，右肘关节内侧朝外。眼睛向上看，平静地凝视左手大拇指指尖（5.9C）。咽喉放松，保持自然的呼吸。

若练习者处于非经期，在换另一侧练习的时候，可一直保持手臂上抬的状态。这样做非常消耗体力，却有助于增强上半身的力量和耐力。起身时，先将左脚用力向下踩，然后在吸气时起身。双脚转回正面，然后换另一侧，重复练习该体式。两侧都完成之后，双脚转回正面，迈步或跳跃回到山式。

注意事项：若练习者处于经期，必须在有辅助的情况下练习此体式。经期结束 3 天后，可以撤掉辅助，恢复常规练习。

后脚抵墙三角伸展式：在这个变式中，墙壁为后侧腿提供了支撑，也为练习者调整骨盆，使其恢复正位提供了稳定的构架，因此对女性格外有益。

练习时，将瑜伽垫短的一边靠墙放置，瑜伽砖放于垫子的另一侧——用来支撑右手。站在垫子上，左侧肩膀靠墙，左手靠墙，手的位置与肩膀平行。左脚外缘抵住墙壁，右脚迈出约 120 厘米远。右手手臂举至与肩同高，掌心向下。右脚向外转，右足跟对齐左脚足弓。呼气，伸展躯干向右、向下，右手放在砖上（5.9D）。

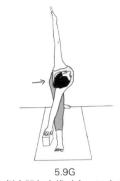
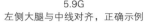
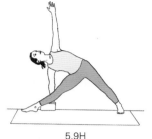
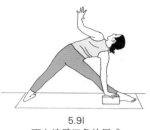

5.9G	5.9H	5.9I
左侧大腿与中线对齐，正确示例	墙壁和瑜伽砖辅助三角伸展式	面向墙壁三角伸展式

练习时，关注该变式对腹部器官的支撑，调整骨盆，使其对准双脚之间的中线。右臀肌肉稳固内旋，收向骨骼。双脚脚掌踩实地面，双腿伸直，将骨盆、腰部和胸腔转向左侧。

若在做该体式时，下背部凹陷，腹部向前凸出（5.9E 为错误示范），或是腹部凹陷，骨盆向后凸出（5.9F 为错误示范），都会导致腹部紧张，还可能会刺激到子宫。练习者要将尾骨柔和地引到耻骨上端，使其向内收向骨盆并向上提。展开左侧髋骨使之远离右侧髋关节。左侧大腿上端向后推，对齐中线（5.9G 为正确示范）。注意感受身体被支持的感觉是如何传达到腹部的。充分展开胸腔。

墙壁和瑜伽砖辅助三角伸展式：练习三角伸展式时，用背部抵靠墙壁，可以使骨盆和双肩以及双脚在同一个平面上。另外，墙壁的支持还能让练习者关注到这个体式其他方面的作用，例如胸腔的展开、腰椎的伸展可以减轻腹部的压力，缓解下背部疼痛。由于这种辅助方式更省力，所以适合高血压患者练习，女性经期也可安全练习。

将瑜伽垫长的一边靠墙放置。背靠墙壁站立，进入三角伸展式，用瑜伽砖支撑右手。腰椎不必贴墙，否则会给内脏带来压力。将左侧髋骨和肩膀向后推，让它们贴靠墙壁，双臂和双腿伸直（5.9H）。

甲状腺功能亢进的患者可以练习这个变式，不过练习时要向下望向地面，或向前看向正前方，以免过度拉伸或刺激甲状腺。

面向墙壁三角伸展式：若腹部感到疼痛或有鼓胀感，可以练习面向墙壁

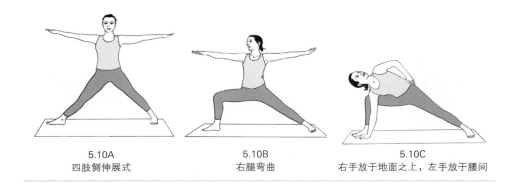

| 5.10A | 5.10B | 5.10C |
| 四肢侧伸展式 | 右腿弯曲 | 右手放于地面之上，左手放于腰间 |

的三角伸展式。这个变式能够让练习者的盆腔器官轻松复位，当身体器官恢复正位时，疗愈的效果自然会产生，因为它能够消除盆腔器官的炎症和疼痛，同时对子宫肌瘤、卵巢囊肿患者以及有瘢痕组织的人也很有益处。

将瑜伽垫较长的一边靠墙放置。面向墙壁站立，双腿分开约 120 厘米远，右脚向外打开，进入三角伸展式。右手落于右脚踝外侧的瑜伽砖上，左手置于墙面（5.9I）。尾椎向远离头顶的方向伸展，右臀收向右髋骨，并贴近墙面。左髋骨向左侧外旋、打开，远离墙壁。髋骨正面朝胸腔的方向上提。感受腰椎的拉伸，腹部轻柔地向后收进盆腔。

5.10 侧角伸展式

Utthita Parsvakonasana

益处：侧角伸展式能够增强手臂和腿部力量，提升髋关节、肩关节和脊柱的灵活性，减少腰部和臀部赘肉。这个体式还有助于增强消化系统和排泄系统功能，强健内脏，减少经期紊乱症状。

练习方法：以山式站立在垫子上，双脚并拢（5.8A）。吸气，跳跃（或迈步），将双脚分开约 120 厘米宽，进入四肢伸展式（5.8D）。然后右脚和右腿向右侧打开 90°，左脚略向内收，进入四肢侧伸展式（5.10A）。右脚足跟对齐左

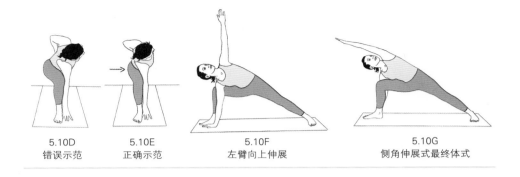

5.10D	5.10E	5.10F	5.10G
错误示范	正确示范	左臂向上伸展	侧角伸展式最终体式

脚足弓。伸展手臂，肘关节不要弯曲，从指尖开始向两侧充分伸展，同时将肩胛骨向下沉，肋骨向上提，保持胸腔展开。

保持胸腔和腹腔正对前方，呼气，右腿弯曲，让大腿和小腿形成一个直角（5.10B）。躯干沿着右大腿的方向伸展，右手手掌（或指尖）落于右脚内侧的地面上，左手置于腰部（5.10C）。

右膝关节向后拉，与右臀及右脚踝外侧对齐，通过杠杆作用将右臀向前推（5.10D 为错误示范，5.10E 为正确示范）。右手掌（或手指尖）向下压，左侧手臂向上伸直（5.10F）。先将骨盆及胸腔向左旋转，然后将胸腔向上提，并充分展开。感受整个腹股沟的伸展。

从左侧足跟外缘开始充分伸展左腿（初学者做到这一步即可）。保持脊柱的扭转和右膝关节向外打开的状态不动，右手移到右脚外侧。同时尾椎向内收，使骨盆位于身体的中线。

右侧肩胛骨收进背部，右侧手臂伸直并向外旋转。左侧手臂从肩关节开始向内旋转，并向斜上方伸展，使其位于左耳上方。掌心向下，眼睛向上看（5.10G）。

左脚向下踩实。吸气，左臂从上方回正，带动身体回到站立体式。双脚转回，朝前。然后左脚向外旋转，换另一侧重复练习该体式。退出体式时，跳跃（或迈步）回到山式。

注意事项：高血压患者不要练习该体式及其变式，处在经期或经期结束后3天内的女性也不要练习该体式及其变式。

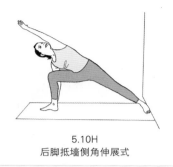

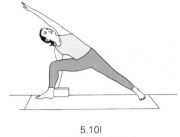

5.10H	5.10I
后脚抵墙侧角伸展式	背部抵墙侧角伸展式

后脚抵墙侧角伸展式： 足部有支撑的练习方法能够为身体提供稳固的结构，有助于恰当地调整骨盆，使其恢复正位，并能够避免对腹部器官造成压迫。

开始练习时，将瑜伽垫短的一边靠墙放置。左肩靠墙站在瑜伽垫上，左手扶墙站立，手心位置与肩同高。左脚外缘抵靠墙壁，右脚向外迈出约120厘米。呼气，右腿弯曲，大腿和小腿成直角。右手放于右脚外侧地面上（5.10H）。

背部抵墙侧角伸展式： 背部抵墙的目的有两个：一是有利于躯干特别是骨盆在水平方向上更好地伸展；二是能确保练习者在练习时不会用力过度。

将瑜伽垫长的一边靠墙放置，在右脚足跟外侧和墙壁之间放置一块瑜伽砖。进入右侧的侧角伸展式，右手扶砖。左侧躯干和骨盆向墙壁的方向旋转并远离右侧躯干，右膝关节弯曲。左臂伸展，越过头部。喉咙、双眼和舌头放松，眼睛向上看（5.10I）。

5.11 半月式
Ardha Chandrasana

益处： 对女性而言，半月式是一个非常重要的体式，因为这个体式能够提升髋关节的灵活性，并促进腹部器官的血液循环。在这个体式中，练习者

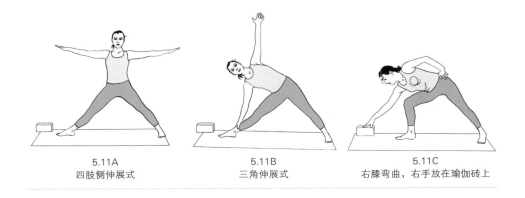

5.11A	5.11B	5.11C
四肢侧伸展式	三角伸展式	右膝弯曲，右手放在瑜伽砖上

躯干的前侧包括肺部都被打开了，增进了气息的流动。该体式增强了练习者的平衡力、稳定性和协调性。

练习方法：在瑜伽垫的一端放置一块瑜伽砖，让瑜伽砖位于右腿前方约30厘米处。从山式站姿（5.8A）以跳跃（或迈步）方式将双脚分开约120厘米宽，进入四肢伸展式（5.8D）。双臂充分伸展，双脚向下压，髌骨向上提。左脚向内转，右脚向外转，进入四肢侧伸展式（5.11A），再进入右侧的三角伸展式（5.11B）。左手置于腰部，左脚向右脚的方向迈一步，右膝弯曲，右手放在瑜伽砖上（5.11C）。呼气的同时将右腿伸直，并抬起左腿（5.11D），左脚尖朝向正前方。

右手向下压实瑜伽砖，左肩向后转。将身体的重量均衡地分布在右腿和右手上。身体不要向瑜伽砖的方向倾斜。骨盆在右脚正上方保持平衡，以确保右腿与地面垂直。确保抬起的左腿与地面平行，不可以高于或低于髋部。

右腿向下踩实，骨盆向上、向左旋转，以展开右侧腹股沟。为了避免腰椎的塌陷给腹部带来压力，要将右侧坐骨向前移动。

左侧肩膀向后旋转，肩胛骨向下移，远离颈部，左侧手臂向上伸展，慢慢地转动头部，望向左手（5.11E）。右侧手臂向下伸展，右肘关节内侧朝外。

右腿弯曲，呼气时，左腿小心地撤回，回到三角伸展式。左脚外缘用力踩实，吸气，身体回正，起身站立。双脚脚尖回正。将瑜伽砖移至垫子的另一侧，换左侧重复刚才的体式。完成之后，跳跃（或迈步）回到山式。

注意事项：若练习者的膝关节或脚踝有问题，或者女性处在经期，不要

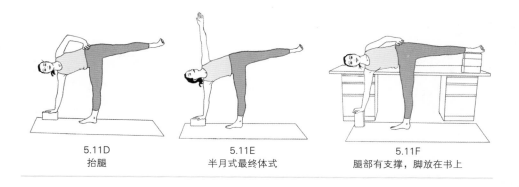

5.11D	5.11E	5.11F
抬腿	半月式最终体式	腿部有支撑，脚放在书上

在没有辅助的情况下练习这个体式。

支撑腿部半月式：这个变式能够缓解下背部疼痛和痛经。对患有子宫肌瘤、子宫内膜异位症和卵巢囊肿的女性非常有益，还能帮助经血量过多的女性减少经血量。

将瑜伽垫长的一边与桌子较长的一侧平行放置。背向桌子站立在瑜伽垫上。在身体左侧的桌上放置一摞书，将瑜伽砖放在身体右侧的瑜伽垫上。

进入体式之后，左腿沿桌面伸直，左脚放在书上。书本高度应能够将左腿和左脚抬至与髋部等高的位置（可能需要多次调试才能找到适当的高度）。右侧大腿或右侧臀部稳固地靠在桌子边沿。左手置于腰部（5.11F）。

右足跟向下踩，右足弓保持活跃，右脚踝内侧向上提。小腹不要向前凸，也不要远离桌面。尾椎向远离腰椎的方向伸展。腹部放松，骨盆、胸腔以及左侧肩膀向后旋转，直至胸腔和骨盆打开至最大程度。左臂向上举过头顶，眼睛向上看（5.11G）。

墙壁辅助半月式：初学者可以从这个变式中受益，由于它不像其他变式那么耗费体力，因此经期也可以练习。这个变式能帮助经血量过多的女性减少经血量并缓解痛经症状。将瑜伽垫长的一边靠墙放置。将瑜伽砖放在瑜伽垫的一端，距离站立一侧的腿约30厘米远。进入半月式并保持平衡，呼气，将胸腔、躯干特别是骨盆向后侧墙壁的方向转动（5.11H）。

脚掌抵墙半月式：初学者，以及那些需要进行体式矫正的练习者可以在练习时将脚掌抵墙。练习者可以根据自己身体的柔韧性，选择手掌撑地、手

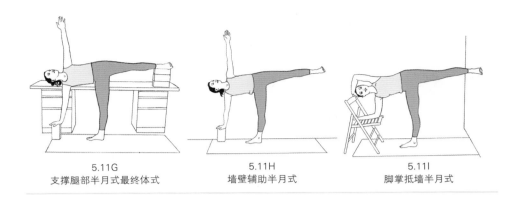

5.11G
支撑腿部半月式最终体式

5.11H
墙壁辅助半月式

5.11I
脚掌抵墙半月式

掌扶砖或双手扶住一把椅子。在所有半月式的变式中，抬高的脚都应该同骨盆和肩膀保持同一高度[1]。（5.11I）

面向墙壁半月式：有些女性练习该体式时，下腹部有向前凸的倾向，通过面向墙壁来练习这个体式，能够轻易地纠正这个错误。面向墙壁的半月式有助于将位于盆腔的脏腑调整回正位。该变式还能够减轻腹部的坠胀感，消除子宫瘀血，对那些患有子宫肌瘤以及其他盆腔内器官疾病的练习者格外有益。

面向墙壁站立，双脚分开约120厘米宽，身体向右倾斜。右手扶砖，左手扶墙，进入半月式。左脚脚趾抵住墙壁（5.11J）。左侧臀部向远离右侧臀部和墙壁的方向转动。右侧臀部向内收，以打开骨盆前侧，让右侧腹股沟区域面向墙壁，这种做法可以为右侧的卵巢创造空间。髋骨正面朝胸腔的方向上提（朝头的方向——编者注），并将右侧的肋骨向墙的方向移动。胸腔展开并上提（朝头的方向——编者注）。

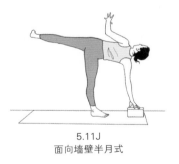

5.11J
面向墙壁半月式

---

① 图片是波比老师画的示意图，无法做到极其准确，请以文字为准。

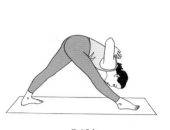

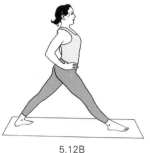

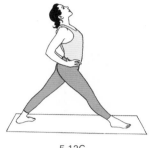

| 5.12A | 5.12B | 5.12C |
| 加强侧伸展式经典体式 | 旋转臀部和躯干 | 胸腔上提，向上看 |

5.12 加强侧伸展式

Parsvottanasana

益处：加强侧伸展式这个经典体式（5.12A）能够强壮双腿，拉伸腿部腘绳肌，增强髋关节和脊柱的灵活性。当双手手掌置于前脚两侧时，练习者可以更轻松地伸展下腹部，而这有助于消除腹部区域的压力和紧张感，进而消除经血流通遇到的阻塞，在经血量过多时减少经血量，所以对女性而言格外有益。该体式还能调理脏器，强健下腹部肌肉，因此对患有子宫肌瘤、卵巢囊肿的患者和内部生殖器官无力或发育不良的练习者非常有益。

练习方法：以山式站立在瑜伽垫上，双脚并拢（5.8A）。吸气，跳跃（或迈步），将双脚分开约90～105厘米宽，进入四肢伸展式（5.8D）。从手指开始将双臂向两侧伸展，肩胛骨向内收，使之远离双耳。双脚脚后跟向下踩实，双腿伸展，胸腔上提。

双手置于髋部两侧。进入四肢侧伸展式，左脚向右转动45°，右脚向外打开，检查右脚脚后跟是否正对左脚足弓。髋部和身体躯干向右旋，保持胸腔、盆腔和右腿内侧在一条直线之上（5.12B）。双腿伸直，双脚足弓向上提起；左侧大腿向内、向后转，并从左脚后跟开始向下伸展。右脚脚掌内缘向下踩实地面，膝关节和大腿肌肉向上提。脚趾从趾根到趾尖充分伸展。脊柱不要凸出于背部，肩胛骨向内收，远离双耳。将尾椎向内收，髋关节前侧向上提，

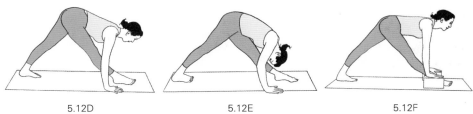

| 5.12D | 5.12E | 5.12F |
| 双手放在地面上 | 加强侧伸展式的最终体式 | 瑜伽砖辅助加强侧伸展式 |

能避免小腹向前凸。胸腔向上提，眼睛向上看（5.12C）。

呼气，身体前屈，落向右腿，双手分别置于右脚两侧的地面上（5.12D）。调整骨盆使其恢复正位，使腹部与地面平行。右侧臀部向后拉伸，左侧臀部向前转。胸腔向前展开，肩膀向后转。保持腹部向两侧伸展，呼气，再次前屈，将整个身体落于右腿之上（5.12E）。

换另一侧时，双手置于髋部两侧，伴随一次吸气，起身站立。先将双脚回正，之后转向左侧，换另一侧重复刚才的体式。两侧都完成之后，双手落下，跳跃（或迈步）回到山式。

注意事项：若练习者患有腰椎间盘突出，以及有腿部腘绳肌拉伤，或是正处于经期，则不要在没有辅助的情况下练习该体式。

瑜伽砖辅助加强侧伸展式：如果练习者在膝盖不弯曲、背部不拱起的情况下双手触不到地面，可将瑜伽砖置于双手之下进行辅助练习（5.12F）。

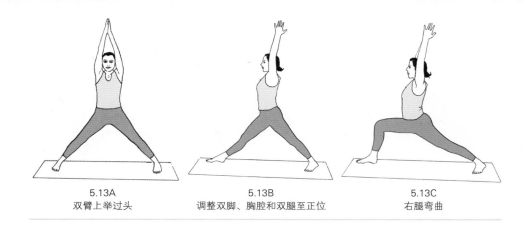

5.13A	5.13B	5.13C
双臂上举过头	调整双脚、胸腔和双腿至正位	右腿弯曲

5.13 战士Ⅰ式

Virabhadrasana Ⅰ

益处：战士Ⅰ式，如同它的名字一样，能培养出战士般的品格——坚毅果敢，专注勇猛，还能锻炼出像战士一样的强壮身体。下背部持续地安住于该体式中会对内脏器官的正位和功能产生影响。正确地练习该体式，有助于促进骨盆区域的血液循环，维持卵巢的健康功能。

练习方法：以山式站立在瑜伽垫上，双脚并拢（5.8A）。跳跃（或迈步），将双脚分开约120厘米宽，进入四肢伸展式（5.8D）。双足足弓向上提，脚趾伸展，脚掌拓宽。掌心朝上翻转，手臂向上举，越过头顶，同时将大腿内侧向上提（5.13A）。手指指尖带动躯干向上伸展，双手手肘向内收，彼此靠近。

身体躯干和右脚转动90°，同时将左脚转动60°。确保前侧脚的足跟对准后侧脚的足弓，让胸腔和盆腔中线与右腿内侧位于同一条直线上（5.13B）。

髌骨向内收，朝大腿方向上提。呼气，屈右腿，让大腿与小腿以及小腿与地面都成直角（5.13C），眼睛向上看，进入最终体式（5.13D）。

只有当血液在卵巢周围自由流通时，卵巢才能均衡地分泌激素。因此，这个体式一定不能从腹部开始发力，也不要让耻骨向前凸，因为这些动作都会压迫腰椎，给腹部器官带来压力，影响血液循环。

通过左腿的力量使体式保持稳定，从左足跟外缘开始向下伸展左腿，让

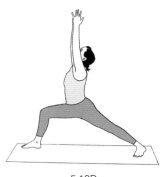

5.13D
战士Ⅰ式的最终体式

左侧大腿向内旋转。尾骨左侧向内收，髋骨左侧向前推，与右侧髋骨保持一致。会阴略向前，耻骨顶端向内收并上提。

调整身体躯干使其处于正位，让肩膀位于髋部上方，下沉髋部，让右侧大腿与地面平行。肩胛骨向内收进胸腔后侧，展开胸腔，并将胸腔向上提。

吸气，伸直右腿，双脚转回正前方，换另一侧重复练习。完成后，跳跃（或迈步）回到山式。

注意事项： 这是一个非常耗费体力的站立体式，因此不要在经期及经期结束后3天内练习该体式，椎间盘突出和高血压患者也不要练习该体式。

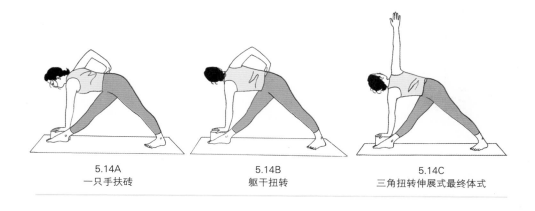

5.14A	5.14B	5.14C
一只手扶砖	躯干扭转	三角扭转伸展式最终体式

5.14 三角扭转伸展式

Parivrtta Trikonasana

益处：三角扭转伸展式能够促进脊柱区域的血液循环，并维持脊柱的健康灵活。它还能减轻下背部疼痛，强健整个腹部区域，并提升平衡力和专注力。

练习方法：以山式站立在瑜伽垫上，双脚并拢（5.8A）。跳跃（或迈步），将双脚分开约120厘米宽，先进入四肢伸展式（5.8D），再进入瑜伽砖辅助加强侧伸展式（5.12F）。然后将左手从左侧的瑜伽砖移至右侧的瑜伽砖上，并将右手置于髋部（5.14A）。呼气时，将躯干向右侧扭转（5.14B）。

关注双脚的伸展，足跟后侧向下压。身体的平衡和躯干的扭转都源自双腿的稳定。

不要从身体前侧发力强迫身体扭转，而是将左侧肩胛骨收进躯干，从肋骨后侧开始进行扭转。左手手掌用力压实瑜伽砖，身体躯干向头部方向伸展。

右肩向后旋转，使其位于左肩之上。右侧手臂向上伸直，眼睛向上看（5.14C）。头部和尾椎之间的连接与前脚足跟和后脚足弓之间的连线对齐。

吸气，起身回正，双脚旋转，朝向正前方。换另一侧重复练习该体式，退出时，跳跃（或迈步）回到山式。

注意事项：经期不可练习三角扭转伸展式，因为腹部的强烈扭转会刺激

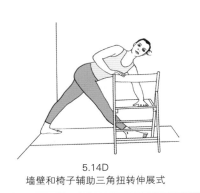

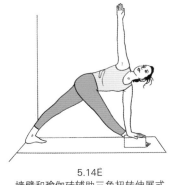

5.14D
墙壁和椅子辅助三角扭转伸展式

5.14E
墙壁和瑜伽砖辅助三角扭转伸展式

子宫，扰乱经期进程。若练习者患有子宫内膜异位症或卵巢囊肿，也只能练习该体式带有辅助支撑的变式。

　　墙壁和椅子辅助或墙壁和瑜伽砖辅助三角扭转伸展式：带有辅助的练习方式可以使练习者在扭转时不会对腹部区域造成压力，初学者、子宫肌瘤患者及经量过少的女性可以从这些练习方式中受益。

　　将瑜伽垫短的一边靠墙放置，将瑜伽砖或椅子放在另一端，远离墙壁放置。从上身直立的加强侧伸展式（5.12B）开始进入体式，左脚足跟抵墙。为了让前侧腿稳定，椅座外缘应贴靠右侧小腿外缘。左手扶住椅座，右手扶住椅背（5.14D）；或左手扶住瑜伽砖，右手向上伸展（5.14E）。

5.15 双角式
Prasarita Padottanasana

　　益处：双角式的练习可分为两个阶段：抬头向上的阶段和低头向下的阶段。每个阶段都能给练习者带来不同的益处。

　　抬头向上的双角式可改善卵巢和甲状腺区域的血液循环，让内分泌系统达到健康的平衡状态。经期问题，诸如经期紊乱，经量过多或过少，经间期出血等都能通过这个体式得到改善。

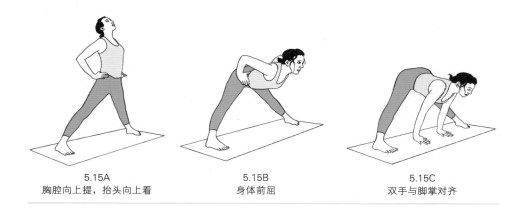

5.15A	5.15B	5.15C
胸腔向上提，抬头向上看	身体前屈	双手与脚掌对齐

低头向下的双角式可以促进经血的健康流动，并能缓解背部、颈部和下颌部位的紧张感。这个阶段的双角式能够舒缓神经，提升能量，还有助于大脑从压力和疲劳中复原。对于初学者和患有颈部损伤的练习者而言，低头向下的双角式相当于支撑肩倒立 I 式（9.3F）的替代体式。

练习方法：以山式站立在瑜伽垫上，双脚并拢（5.8A）。双手分别置于髋部两侧，跳跃（或迈步），将双脚分开约135～150厘米宽，进入四肢伸展式（5.8D），之后再将双手置于髋部后侧。

双脚脚掌踩实地面，并伸展所有脚趾。脚踝内侧、足弓和髌骨向上提，双腿伸直。肩膀向后、向下转动，胸腔向上提，抬头向上看（5.15A）。呼气，让胸骨引领胸腔向上提，保持胸腔上提的状态，然后身体从髋关节开始向前屈（5.15B）。

在第一阶段中，双手分开与肩同宽，并放在双脚间的地面上（5.15C），与双脚对齐。膝关节内侧向腹股沟内侧收回，坐骨向上提。胸骨向前伸展，耻骨向后伸展，并尽可能地伸展脊柱。

然后进入第二阶段：保持脊柱和躯干的伸展，手肘向后弯曲，躯干向前、向下。头顶沉落到地面（5.15D），前臂与地面保持垂直。

肩膀向上提，远离地面，让肩胛骨远离双耳。确保手肘与肩膀在同一平线上。双腿用力伸直，腹股沟内侧向后、向上转。利用前脚掌来保持平衡，让双腿与地面垂直，以保持髋关节位于双脚正上方。保持腹部柔软，自然下落。

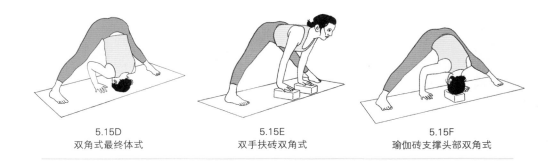

5.15D	5.15E	5.15F
双角式最终体式	双手扶砖双角式	瑜伽砖支撑头部双角式

然后，双手置于髋部两侧，吸气，缓慢起身站立。双脚脚尖略向内扣，跳跃（或迈步）回到山式。

注意事项：身体无力的人不要在经期练习这个体式，同样，若这个体式或其他前屈体式会造成练习者眩晕（即出现低血压症状），也不要练习该体式。有规律地练习以下体式有助于维持血压的稳定：支撑头倒立式（9.2D）、支撑肩倒立Ⅰ式（9.3F）、犁式（9.6D）、桥式肩倒立Ⅰ式（8.9C）以及倒箭式（9.9D）。

在第一阶段，身体灵活的女性要注意不要将腹部用力向下推。另一方面，身体较为僵硬的女性要注意，在练习双手扶砖的双角式（5.15E）时，不要拱背，也不要将腹部器官向腰椎的方向过度内收。

双手扶砖双角式：如果练习者的身体不那么灵活，就可以在第一阶段的练习时，双手扶砖进行辅助练习（5.15E）。

瑜伽砖支撑头部双角式：如果练习者在第二阶段中头顶无法触碰地面，可以用瑜伽砖对头部进行支撑（5.15F）。

椅子和墙壁辅助双角式：髋关节不太灵活的练习者可以在双角式中通过髋部抵墙、头部放在椅子上的做法从这个体式中受益。另外，这个变式还能够缓解疲劳，减轻精神压力，放松腹部，促进卵巢和子宫区域的血液循环，因此适宜子宫肌瘤患者练习。在经期，这种练习方式能够减轻痛经和头痛，还能够疗愈因压力造成的经期拖后症状。

将瑜伽垫长的一边靠墙放置，再将另一张瑜伽垫压在第一张上面，短的

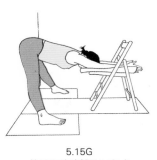

5.15G
椅子和墙壁辅助双角式

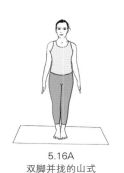

5.16A
双脚并拢的山式

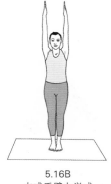

5.16B
山式手臂上举式

一边靠墙。将椅子放在第二张瑜伽垫上，椅座对着墙的方向。将一条毯子折好，放在椅子上。练习者面向椅子，距离墙壁约30厘米，以山式（5.8A）站在瑜伽垫上。双脚分开约120~150厘米宽，进入四肢伸展式（5.8D）。

臀部后倾抵墙。双手置于髋部两侧，呼气，身体前屈。头部放在椅子上。双手穿过椅子，双手手掌相对（5.15G）。从指间开始向远处伸展，同时将肩胛骨向后收。双腿伸直，保持头脑平静。退出体式时，吸气，手掌按住椅座向下推，起身。双脚并拢，回到山式。

5.16 拜日式

Surya Namaskara

益处：拜日式由下犬式（5.5D）、上犬式（5.6C）、四肢支撑式（5.7D）以及站立前屈式（5.4C）串联构成（5.16A 到 5.16G）。这个特别的串联序列（也被称为连贯的体式序列）的练习重点在于其节奏和速度，它能够让身体变灵活、增强体力，还能强健并清洁骨盆区域，增强上半身力量，为整个身体系统注入生命力。

练习方法：从每个体式的单独练习开始学习拜日式。熟悉了所有体式之后，就可以将其整合练习。在体式转换过渡时同步配合均匀的呼吸。每个体

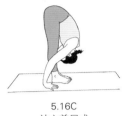

5.16C
站立前屈式

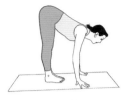

5.16D
抬起头部

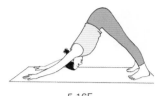

5.16E
下犬式

式保持几次呼吸，然后再进入下一个体式。

以双脚并拢的山式开始（5.16A）。吸气，摆动手臂向上，进入山式手臂上举式（5.16B）。呼气，俯身向前、向下进入站立前屈式（5.16C）。吸气，抬头向前（5.16D）。呼气，向后跳，进入下犬式（5.16E）。

然后，身体向前、向上卷动，进入上犬式（5.16F）。在这个过程中双脚可以轻跳（或单独抬起每只脚），让脚背着地。此时，你将能够感受到盆腔区域的器官得到拉伸。呼气，双臂弯曲，同时双脚跳起，脚趾弯曲着地，进入四肢支撑式（5.16G）。这个动作能够强健并收缩腹部器官。吸气，轻盈地向后跳，脚背着地，再次进入上犬式（5.16F）。然后呼气，身体后推，进入下犬式（5.16E），此时，大量新鲜血液将进入并滋养骨盆区域。呼气，向前跳，进入站立前屈式（5.16C）。吸气，双臂向上举起，起身站立，进入山式手臂上举式（5.16B），最后以双脚并拢的山式收尾（5.16A）。将该序列重复做3遍。

注意事项：拜日式只能在经期过后练习或在经期的后半段练习。若练习者背部或膝关节有伤，或是患有任何相关疾病，则不要在该序列或任何其他序列中进行跳跃动作。

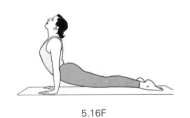

5.16F
上犬式

5.16G
四肢支撑式

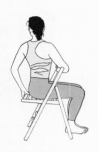

坐立体式和扭转体式：找到中心

6

诸多日常生活的行为和习惯，如久坐、伏案工作、驾车等，都会给身体带来负面影响，会让髋关节变得僵紧、不灵活，让膝关节和脚踝变得僵硬。事实上，同站立相比，长时间地坐着不动会给脊柱带来更多压力，并使背部肌肉变得无力。瑜伽中的坐立和扭转体式，能够充分活动骨盆、膝关节和踝关节，因此能够迅速提升这些部位的灵活性。这些体式还能够增加背部的活动，进而强健脊柱。20世纪70年代，我的第一位瑜伽老师潘妮·尼尔德-史密斯建议学生将椅子统统扔掉，我们不少人都照做了，甚至还有人连家中祖传的古董桌子的腿都锯掉了！

在经期前后练习坐立体式格外有益，这些坐立体式能够减轻经前期的腿部水肿。坐立体式结合前屈体式能够缓解痛经、偏头痛、下背部疼痛以及身体虚弱等症状。坐立体式结合扭转式能够减轻腹部胀气、恶心，以及下背部疼痛等各种经期症状。此外，坐立体式还有助于让头脑保持平静、增强专注力，让意识内化和冥想变得更加容易。

扭转体式可以增强生殖系统功能，因此对女性而言也十分重要。正如吉塔·S.艾扬格在《艾扬格女性瑜伽》一书中所说，练习扭转体式能够治疗经期紊乱、内分泌失调以及肥胖症。此外，扭转体式还能增强肝脏功能。肝脏能够将身体中潜藏毒性的雌激素转变为安全的雌激素，还能清除身体本身所产生的废物以及周围环境带来的毒素。扭转脊柱就如同绞毛巾，它将沉滞的血液和淋巴液从腹部区域（包括肝脏）绞出；体式结束时，肌肉重新放松，新鲜的血液再次流入腹部区域，这一过程对腹部的脏器产生了清洁和滋养作用。扭转体式还能够促进消化功能。

练习坐立体式和扭转体式的基本注意事项

练习本章介绍的坐立和扭转体式时，请记得遵循以下指导，单个体式中也都列有其自身的注意事项。

◇ 膝关节、踝关节和双脚共同承担身体的重量，因此都是极为重要的部位，而女性的膝关节尤其脆弱，容易受伤。女性的骨盆比男性的宽，因而女性的股骨不像男性的股骨那样垂直于髋关节，而是倾向于内收，因此女性更容易产生膝外翻（内八字）。这样的错位给膝关节造成了极大的压力。女性在从事许多活动时，诸如搬运超过身体承载能力的重物，进行慢跑等带有冲击力的重复性运动（甚至包括孕期承载胎儿的过程），对于膝关节而言都是额外的负担，可能会对它们造成伤害，磨损软骨。在本书第5章中，以跳跃的方式进入或退出体式的方法，每次练习时都要格外小心。包含体式串联的瑜伽练习能够使练习者释放活力，对健康非常有益，但它们不能成为练习的主要部分。

◇ 如果练习者膝关节有损伤，或最近刚刚做过膝关节手术，或膝关节有酸痛、发炎、肿胀等症状，那么在练习屈膝的坐立体式和扭转体式时请务必小心谨慎。

◇ 如果在练习屈膝的坐立体式时感到膝关节疼痛或有压迫感，就要使用适当的辅助工具进行练习，以确保膝关节的舒适。若疼痛一直存在，就要停止练习该体式。

◇ 先掌握上身直立的体式，确保脊柱充分伸展之后，再练习该体式的扭转、单侧伸展以及前屈的变式。

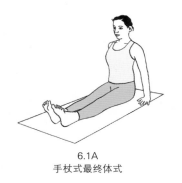

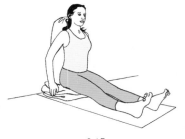

6.1A
手杖式最终体式

6.1B
墙壁和瑜伽枕辅助手杖式

6.1 手杖式

Dandasana

益处：手杖式是瑜伽基本的坐立体式。它能够伸展腘绳肌，保持脊柱的强壮、健康，还有益于肾脏。手杖式可以单独练习，也可在其他坐立体式从一侧换到另一侧的过程中间练习。此外，还可以在屈膝的坐立体式练习结束之后，通过手杖式伸直双腿，让双腿放松一下。

练习方法：坐在垫子上，双腿伸直，双脚并拢。双手置于髋部两侧，指尖触地（6.1A）。用双手将臀部肌肉向两侧拨开。保持坐骨不动。身体前倾，双手握住小腿，让小腿向远处伸展。将两侧大腿肌肉向内旋转，让大腿内侧和外侧的下缘都落在地面上。脚趾分开，拓宽脚掌，脚掌内缘向远处蹬，同时让小脚趾向躯干的方向收回。小腿、大腿、足跟的中心压实地面。

指尖和股骨压实地面，脊柱向上伸展。骶骨向内收、向上提。肩部向后、向下旋，肩胛骨向内收进背部。伴随一次吸气，胸腔向上提，并充分展开。拉伸腹部，但不要将腹部收紧或向前推。锁骨从中心处向两侧伸展。

退出体式时，可以进入下一个坐立体式，或转向一侧，起身站立。

注意事项：练习者正处于经期或处于经前期并感到紧张时，练习该体式需要用辅具。

墙壁和瑜伽枕辅助手杖式：经期以及有经前期紧张症状时，练习者可以

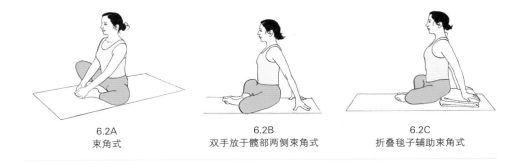

6.2A
束角式

6.2B
双手放于髋部两侧束角式

6.2C
折叠毯子辅助束角式

练习这个变式。将瑜伽垫短的一边靠墙放置。坐在叠好的毯子上，在墙壁和练习者背部中间竖立放置一个瑜伽枕作为支撑（6.1B）。

6.2 束角式

Baddha Konasana

益处： 束角式对女性而言十分重要。髋关节的僵硬会导致腹部紧张，进而对盆腔器官构成压迫。经期的体液潴留会加剧这种压迫，并导致身体不适，而束角式有助于提升髋关节的灵活性，伸展大腿内侧和腹股沟。它还对肾脏有益，能够锻炼腹部器官，并让外生殖器放松。该体式还有助于减少白带，强健骨盆底肌，对膀胱和子宫有益，缓解膀胱及盆腔炎症。

耐心而专注地练习束角式能够让经期保持稳定，尤其对经量过多、过少及经间期出血症状有显著的疗愈功效。此外，这个体式还有疏通输卵管的作用。

练习方法： 以手杖式坐在瑜伽垫上（6.1A）。然后双脚脚掌相对，双膝向两侧打开。双手握住脚掌，并将脚掌拉向耻骨（6.2A）。

若坐立时腰椎向下、向后塌陷，腹部就会压迫腰椎，这一区域的血液循环也会受到阻塞。坐立时，要将重心放在坐骨前侧，以确保骨盆的前后内壁垂直于地面。双手放在髋部两侧的地面上（6.2B）。指尖下压，利用指尖的力

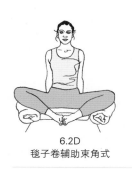
6.2D
毯子卷辅助束角式

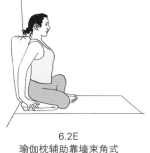
6.2E
瑜伽枕辅助靠墙束角式

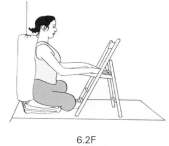
6.2F
椅子辅助靠墙束角式

量将骶骨内收上提。然后，伴随一次吸气，将两侧肋骨上提。肩部向后旋转，锁骨向上提，并向外伸展。大腿内侧向膝关节的方向伸展，膝关节向下贴靠地面。退出体式时，双腿向前伸直，回到手杖式。

注意事项：如果练习者患有子宫脱垂或子宫内膜异位症，则不要练习此体式。若练习者的身体特别灵活，需注意不要让下背部过度弯曲。如果腰椎推向腹部，可能会给子宫和卵巢带来压力，同时也会让腰椎变得无力。如果出现上述情况，可将坐骨下沉并贴紧地板，骶骨略向后推，下背部向上提。

折叠毯子辅助束角式：如果练习者在练习束角式时膝关节高于髋关节，可坐在一条或几条折叠起来的毯子上练习（6.2C）。毯子在支撑臀部的同时也为臀部提供了支点，有了这个支点，腹股沟内侧就能更好地展开，脊柱在毯子的辅助下也能更有力地向上挺直。练习时，身体挪向毯子前侧边沿，直到臀部几乎要落到地面为止。

毯子卷辅助束角式：若练习者在练习束角式时，感到髋关节紧张、大腿内侧有拉拽感，或是膝关节疼痛，可以在弯曲的膝关节下方各垫一个毯子卷（6.2D）。大腿外侧感受到支撑之后，想要将髋关节收紧的冲动就会消失，大腿就能够从根部开始放松。还可以在身体两侧分别放一块瑜伽砖，将双手放在瑜伽砖上，以帮助上半身从骨盆开始更好地向上挺直。

瑜伽枕辅助靠墙束角式：练习者在经期或是经前期感到紧张时适宜练习这个变式。将一条或几条折叠好的毯子靠墙放置，练习者坐在毯子上，再靠墙竖立放置一个瑜伽枕，用来支撑后背（6.2E）。

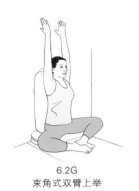

6.2G
束角式双臂上举

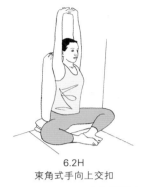

6.2H
束角式手向上交扣

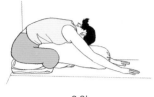

6.2I
瑜伽枕辅助靠墙束角式前屈

椅子（或瑜伽砖）辅助靠墙束角式：进入瑜伽枕辅助的靠墙束角式（6.2E），双手放在椅子上（或扶住身体两侧的瑜伽砖），这种变式为身体提供了更多支撑，可以让练习者更好地将脊柱挺直（6.2F）。

束角式双臂上举：这个变式对子宫、卵巢和输卵管有益，并为这些器官创造更多空间。它还有助于增强肩关节的灵活性，提升手臂力量。

在墙壁附近，以束角式坐在两条折叠好的毯子上，身后竖立放置一个瑜伽枕以支撑后背。双手掌心相对，吸气，手臂向前伸，向上高举过头（6.2G）。从指尖开始向上伸展手臂，伸直手肘。肩胛骨向内收进背部，手臂分别置于双耳两侧，双臂用力向上举，同时利用这股力量放松肩胛骨旁的肌肉，让其远离双耳。

束角式手向上交扣：这个变式能够拉伸脊柱，并为子宫、卵巢和输卵管创造空间；同时还有助于保持肩部、手肘和腕关节的灵活性，并且能够促进乳房区域的血液循环。

靠墙，以束角式坐在两条折叠好的毯子上，身后放置一个竖立的瑜伽枕以支撑后背。手指交扣，掌心向外翻转，手臂向前伸直。肩部向后、向下旋，吸气，手臂向上伸直，放于双耳两侧，从手肘内侧开始向上伸展，一直延伸到手腕内侧以及食指指关节区域（6.2H）。换另一侧练习时，手臂落回与肩同高，掌心朝下。交换手指交扣方式，让另一只手的大拇指在上，然后重复练习该体式。

瑜伽枕辅助靠墙束角式前屈：这个变式能够缓解下背部的疼痛和无力

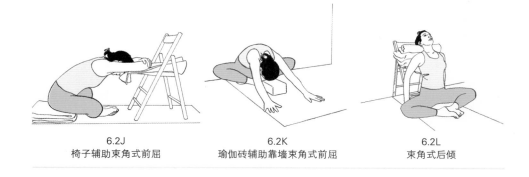

6.2J	6.2K	6.2L
椅子辅助束角式前屈	瑜伽砖辅助靠墙束角式前屈	束角式后倾

症状，舒缓神经系统，让头脑平静。它还能够大幅提升髋关节的灵活性，并促进这一区域的血液循环。将两条折叠好的毯子靠墙放置，坐在上面，将瑜伽枕纵向放置在双脚之上，一端接触腹部。尾骨向后挪动，靠近墙壁与地板相接的位置。伴随一次呼气，躯干向前伸展，从肚脐到喉咙拉伸脊柱前侧。躯干和前额落在瑜伽枕上（6.2I）。若高度不够，可在前额下方再放一条折叠好的毯子。

椅子辅助束角式前屈：这个变式是束角式前屈较温和的练习方法，它能够减轻经量过多的症状。该变式是将双臂弯曲，将头部靠在椅子上（6.2J）。子宫肌瘤和子宫囊肿患者以及髋关节和骨盆区域活动受限的人能从这个体式中获益，因为该体式有助于减少腹腔器官受到的限制。另外，还可以在双脚和头部垫一些东西，让这个体式的练习更加舒适。

瑜伽砖辅助靠墙束角式前屈：若练习者的双膝在束角式中高于髋关节，就不要在这个体式中练习身体前屈的动作。但如果练习者的身体很灵活，则可将前额置于瑜伽砖（或地面）之上来练习靠墙束角式前屈（6.2K）。

束角式后倾：这个体式能为盆腔器官（子宫）以及身体躯干创造空间，并促进腹腔器官（肝脏）的血液循环。它还能减轻腹部的压力，缓解因子宫内膜异位症导致的痛经。这个体式还有助于缓解经期前后的重度恶心、腹泻、胃食管反流等症状，也有助于治疗肠易激综合征。

将瑜伽垫短的一边靠墙放置，再将一把椅子背靠墙壁放置。将另一张瑜伽垫对折两次，放置于椅子之上，把一条折叠好的毯子放在椅子前端的瑜伽垫上。将两条瑜伽砖并排放在椅子上，再将两条折叠好的毯子放在瑜伽砖上。根据练习者的身高和身体灵活性对毯子的高度进行调整，直到练习者在这个体式中能够获得最大程度的伸展、放松和支撑为止。再准备一个毯子卷用来支撑颈部。

坐在椅子前侧的垫子上，双脚并拢，身体后倾，靠在毯子上。将卷好的毯子放在颈部后侧，以确保颈部能得到充分伸展，头部后倾。确保头部有足够的支撑，不会偏向一侧。双手放在身体两侧的地面上（6.2L）。

肩部向后旋转，远离双耳，大拇指和其余手指的指尖压向地面，利用手指压地的拮抗力将躯干特别是胸腔向上提。大腿向下压，感受髋关节的打开、腹腔的拉长和胸腔的伸展。放松双眼和舌头，让头脑变得平静而安宁。

退出体式时，身体坐直，双膝弯曲，身体转向右侧，稍微休息一下，然后起身站立。

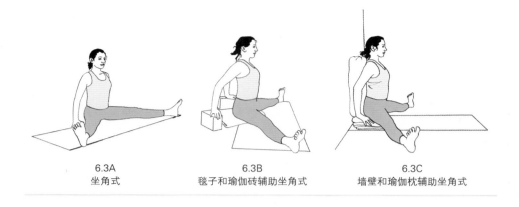

6.3A	6.3B	6.3C
坐角式	毯子和瑜伽砖辅助坐角式	墙壁和瑜伽枕辅助坐角式

6.3 坐角式

Upavistha Konasana

益处：坐角式对女性格外有益。坐角式可以促进下腹部的血液循环，舒展并放松骨盆底区域，消除经血流通的阻塞。另外，输卵管堵塞、生殖器官有刺激感或灼烧感、白带异常、盆腔感染、卵巢囊肿、子宫内膜异位症以及经期失调等都能从这个体式中得到疗愈。

练习方法：以手杖式（6.1A）坐在瑜伽垫上。双腿打开，向足跟方向伸直。将双手放在臀部外侧的地面上，指尖向下压，同时将骨盆向上提并向前滑动，但双脚不要随之向前滑动，而是将双腿打开得更宽。然后身体坐正，让坐骨的中心点着地，大腿小腿向地面压实。吸气，身体躯干特别是胸腔向上提（6.3A）。呼气，但仍然保持胸腔的上提，保持骶骨内收、上提。肩胛骨向下收进背部，这样可以支撑胸腔，让胸腔进一步打开。大腿略向内旋转，足跟中心着地，让双脚保持向上竖起的状态，不要向外转，脚尖回勾。退出体式时，双腿收回，回到手杖式。

注意事项：若练习者的身体非常灵活，练习时应注意，下背部不要过度弯曲，因为将腰椎推向腹部会给子宫和卵巢带来压力，还会让腰椎变得无力。为防止这种情况出现，练习者需将坐骨向下沉并紧贴地板，骶骨略向后推，背部向上提，之后再将尾椎向上提。

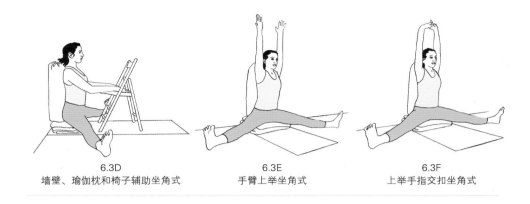

6.3D	6.3E	6.3F
墙壁、瑜伽枕和椅子辅助坐角式	手臂上举坐角式	上举手指交扣坐角式

毯子和瑜伽砖辅助坐角式：若练习者在胸腔展开、双膝伸直的情况下很难坐直，那么就可以坐在一条或几条折叠好的毯子上，双手放在位于臀部斜后方的瑜伽砖上（6.3B）。身体向手掌的方向后倾，脊柱收进背部。练习过程中，当臀部和腿部腘绳肌的灵活性逐渐提升之后，身体可以逐渐向前移到正位，完成直立的坐角式。

墙壁和瑜伽枕辅助坐角式：在经期，练习者可将瑜伽枕竖立靠墙放置来支撑身体（6.3C）。

墙壁、瑜伽枕和椅子辅助坐角式：在经期，练习者可以将瑜伽枕靠墙放置，用来支撑身体，并将前臂放在椅子上（6.3D）。这样的辅助能够让脊柱竖立，也让胸腔上提的动作变得更加容易。

手臂上举坐角式：手臂向上举，越过头顶，可让骨盆区域的器官更好地进入正位，还能促进卵巢和子宫区域的血液循环。这个体式还能增强背部力量，缓解肩部的僵硬感。

将瑜伽垫靠墙放置，再将两条折叠好的毯子放在瑜伽垫上，以束角式坐在毯子上，再用一个竖立放置的瑜伽枕支撑躯干。双手掌心相对，吸气，手臂依次向前、向上举过头顶（6.3E）。让指尖带动身体向上伸展，手肘向内收，肩胛骨向内收进背部。利用伸展手臂的拮抗力放松肩胛骨附近的肌肉，使其远离双耳。确保双臂同双耳对齐，感受身体两侧的拉伸。

上举手指交扣坐角式：将瑜伽垫靠墙放置，再将两条折叠好的毯子放在瑜伽垫上，以坐角式坐在毯子上，用一个竖立放置的瑜伽枕支撑躯干。手指

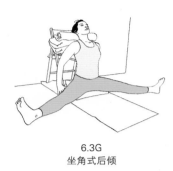

6.3G
坐角式后倾

交扣，掌心向外反转，手臂向前伸展，举至身体前方，与肩同高。此时，手臂伸直，手肘内收，大臂向肩关节内收。然后，手臂伸直，越过头顶，掌心向上，正对天花板（6.3F）。退出体式时，手臂先回落至与肩同高，然后再将双手落回身体两侧。

坐角式后倾：这个体式是束角式后倾的延续，除了与束角式后倾有相同的功效之外，它还能够加大骨盆底和下腹部在水平方向的伸展幅度。像练习束角式后倾时一样放置好辅具（6.2L），然后将双腿向两侧打开（6.3G）。

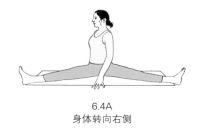

6.4A
身体转向右侧

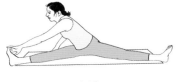

6.4B
左手抓住右脚外侧

6.4 侧坐角式

Parsva Upavistha Konasana

益处：侧坐角式除了与坐角式（6.3A）有相同的益处外，还能缓解下背部疼痛，提升脊柱的灵活性。

练习方法：这个体式分为两个阶段。第一阶段，以坐角式（6.3A）开始，双手指尖落于右大腿两侧，向下压实地面，并转动躯干，面朝右脚的方向（6.4A）。从左足跟开始将左腿向后伸展，并压实地面。骶骨向内收、向上提，两侧肋骨向上提。肩部向后、向下旋。

呼气，身体前屈，左手抓住右脚外侧（6.4B）。右手指尖向下压实地面，骶骨内收，让右侧肋骨向左脚的方向伸展。脊柱向上提，并向内凹陷，胸腔向上提，直视前方。

第二阶段，头向下。身体向下弯时，要从两侧肋骨开始发力，而不是从脊柱发力。顺着右腿的方向伸展整个躯干。双手握紧右脚，前额放在小腿上。肚脐向右转，双肩远离颈部。双手握住右脚后，手肘向两侧弯曲并向上抬起（6.4C）。如果练习者的身体足够灵活，可将手掌外翻，并用右手握住左手腕。

若练习过程中感到有压力，或是腿部腘绳肌较紧，很难在这个体式中放松，那么可通过多次更换身体方向来保持脊柱中的能量流动畅通。退出体式时，吸气，将身体回正，然后换另一侧重复练习该体式。完成另一侧体式后，再回到手

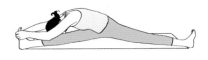

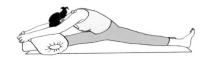

6.4C
侧坐角式最终体式

6.4D
瑜伽枕辅助侧坐角式

杖式。

注意事项：若练习者患有腰椎间盘突出则不要练习该体式。当练习者在坐角式中能够做到双腿伸直、上身保持直立以后，才可以练习这个体式。

瑜伽枕辅助侧坐角式：经期练习瑜伽的重点在于身心放松，在这一时期练习时，一定要记得对头部进行支撑，这样做有助于放松腹部、镇静神经、平稳呼吸。练习者可以坐在折叠好的毯子的一角上，在腿上放一个瑜伽枕来对头部进行支撑（6.4D）。

6.5 坐角式前屈

Adho Mukha Upavistha Konasana

益处：坐角式前屈对女性而言是一个效果绝佳的体式。在这个体式中，骶骨区域呈凹陷的状态，可以减轻腹部的压迫感和沉坠感，并能够让血液在骨盆区域适度流通。坐角式前屈可以刺激卵巢，调节月经量。另外，这个体式还能够镇静神经，从而减轻偏头痛。

练习方法：这个体式的练习分为两个阶段。开始时，以坐角式（6.3A）坐在瑜伽垫上。伴随着呼气，让身体从髋部开始前屈，并将双手放于身前10厘米左右的地面上（6.5A）。大腿和胫骨上端压实地面，从脚掌开始将双腿向

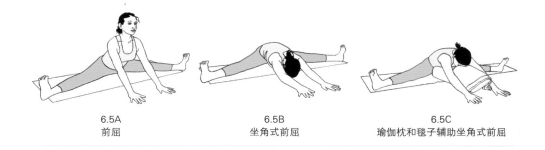

6.5A
前屈

6.5B
坐角式前屈

6.5C
瑜伽枕和毯子辅助坐角式前屈

外伸展。骶骨向内收，脊柱向前、向上伸展。伴随一次吸气，将胸腔向上提并充分展开，眼睛直视前方。若练习者正处于经期，则简化这一环节，直接做头部向下的动作。

若练习者能够充分地将脊柱向上提，就可以继续练习这个体式的第二个阶段，即充分前屈的阶段。伴随一次呼气，由胸骨带动发力，将头部或下巴（如果能够做到的话）放在地面上（6.5B）。伴随每次呼气，不断地将躯干和胸腔向前伸展。保持坐骨稳定，保持均匀而稳定的呼吸。退出体式时，保持脊柱内收，抬头坐直。将双腿收回，回到手杖式。

注意事项：若练习者感到膝关节内侧的韧带疼痛，可以将双腿略微向内收。女性骶髂关节周围的韧带偶尔会发炎，尤其在经期容易产生这种情况。如果练习者有发炎症状，就不要勉强完成深入的前屈动作。

瑜伽枕和毯子辅助坐角式前屈：以坐角式（6.3A）坐在折叠好的毯子的一角上。将一个瑜伽枕纵向放置在身体前侧，一端靠近骨盆，另一端放置一条折叠好的毯子。身体轻柔地向前屈，让瑜伽枕支撑腹部和胸腔。将前额放在毯子上，双臂在身前伸直（6.5C）。让头脑的舒适和宁静渗透到整个身体之中。

椅子辅助坐角式前屈：若练习者有偏头痛和恶心反胃等症状或者骨盆和髋关节区域不太灵活，可以将前额和双臂放在椅子上（椅子上

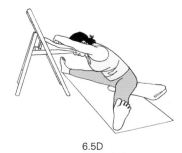

6.5D
椅子辅助坐角式前屈

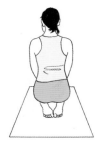

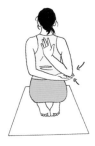

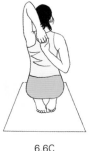

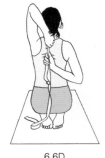

6.6A	6.6B	6.6C	6.6D
以雷电坐姿开始	左手引导右手	雷电坐牛面式	瑜伽伸展带辅助雷电坐牛面式

放一条毯子会让你感觉更舒适），通过椅子辅助完成该体式（6.5D）。

6.6 雷电坐牛面式

Gomukhasana in Vajrasana

益处：雷电坐牛面式能够增加肩关节和上背部的灵活性。女性处于经期，有许多耗费体力的体式无法练习，因此吉塔·S. 艾扬格建议女性应趁这一时期多锻炼肩部（在下一个体式雷电坐反转祈祷式中也是同样的道理）。

练习方法：双脚并拢，坐在足跟上（6.6A）。手掌放于大腿上，并借助大腿的重量来伸展踝关节前侧。上半身挺直，胸腔向上提。右臂先向右伸展，然后弯曲右臂放于背后。手背沿背部上滑，置于肩胛骨之间，指尖向上。可用左手引导右臂，帮助右臂进一步上滑（6.6B）。然后将左臂向上举起，手肘弯曲，左手向下握住右手，两手手指交扣（6.6C）。

左前臂向内收，靠近头部。右侧肩部向后旋转，右侧锁骨打开。两侧肩胛骨收进背部。胸腔向上提并充分打开。保持均匀的呼吸。松开手指，左臂先向上伸展，再向左侧伸展，然后落下。右侧手臂落下。换另一侧重复练习该体式。退出体式时，松开双手，右臂先向右侧伸展，然后落下，最后左臂落下。

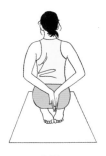

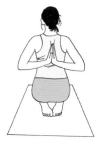

6.7A	6.7B
双掌贴合，指尖向下	雷电坐反转祈祷式

注意事项：心脏病患者不要练习该体式。

瑜伽伸展带辅助雷电坐牛面式：如果在练习时双手手指无法交扣，可用双手在背后握住瑜伽伸展带来完成这个动作（6.6D）。

6.7 雷电坐反转祈祷式

Paschima Namaskarasana in Vajrasana

益处：雷电坐反转祈祷式可以让肩部、手肘和手腕更加灵活自由，同时还能提升上背部的灵活性。

练习方法：双脚并拢，坐在足跟上（6.6A）。上身挺直，胸腔展开。手臂向后环绕，双手合十，指尖向下（6.7A）。双手向内、向上翻转。

双手尽可能地向上滑动（6.7B）。手掌互推，食指指关节相互压实。肩部向后转，前臂向肩关节的方向移动，将锁骨打开。胸腔向上提起，并充分展开。退出体式时，双手向下滑落。

注意事项：心脏病患者不要练习该体式。

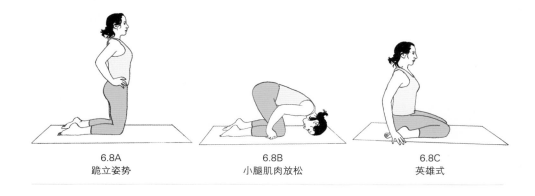

| 6.8A | 6.8B | 6.8C |
| 跪立姿势 | 小腿肌肉放松 | 英雄式 |

6.8 英雄式

Virasana

　　益处：英雄式能够促进膝关节处和踝关节处的血液循环，并提升这两个关节的灵活性。它还能够减轻髋关节的僵紧，缓解腿部的疲劳和疼痛。

　　练习方法：开始时，以手杖式（6.1A）坐在瑜伽垫上。双腿弯曲，进入跪立姿势（6.8A），双脚分开约30厘米。进入体式之前，先花些时间展开膝关节后侧的空间：用大拇指放松小腿后侧肌肉，将其向后、向外拉，使其远离双膝（6.8B）。确认双脚脚尖与小腿中线处于同一直线上。臀部向后，落坐，坐在双脚之间的地面上。用双手辅助，让足跟内侧远离脚踝内侧，双手放于臀部两侧的地面上，身体挺直坐好（6.8C）。

　　坐骨着地，大腿根部向下沉，利用指尖向下压实地面的拮抗力将躯干特别是脊柱向上提起。肩部向后旋转，肩胛骨放松，使其远离双耳。打开胸腔，让锁骨展开。

　　退出体式时，双腿向两侧打开，然后回到身体正前方，以手杖式坐好。双手手指交叉，依次握住大腿的后侧，帮助大腿后侧进行伸展。

　　注意事项：若练习者膝关节有伤，或正处于膝关节手术后的恢复阶段，必须在有经验的老师的指导下练习。若练习者在练习这个体式时感到膝关节疼痛或有压力，请马上停下来，换成用瑜伽砖或毯子辅助的英雄式，来缓解膝关节

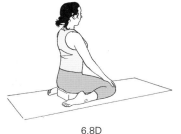

6.8D
缓解膝关节疼痛的瑜伽砖辅助英雄式

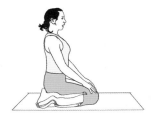

6.8E
缓解膝关节疼痛的毯子辅助英雄式

疼痛（6.8D）。

缓解膝关节疼痛的瑜伽砖或毯子辅助英雄式：练习者不要勉强自己坐到小腿之间的地面上，可以坐在瑜伽砖上（6.8D）。若仍然感到膝关节不适，可以将一条或几条折叠好的毯子放在大腿和小腿中间（6.8E）。将毯子放在膝关节后侧约 2.5 厘米的距离之内。

缓解脚踝僵硬的毯子辅助英雄式：若练习者踝关节僵硬，可将毯子纵向折叠，放在脚踝下方，以确保脚趾落在毯子后方（6.8F）。

英雄式双手向上交扣：手臂上举，手指交扣。这个体式可以缓解女性经前期腹部的沉坠感和乳房的酸痛感，还有能够强化内脏功能，强壮手臂，提升肩关节的灵活性。

以英雄式坐在瑜伽垫上（6.8C）。手指交扣，掌心向外翻转，手臂向前伸直。肩部向后旋转，使其远离手腕。吸气，手臂向上举，越过头顶，且与双

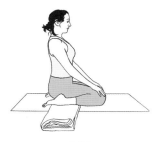

6.8F
缓解脚踝僵硬的毯子辅助英雄式

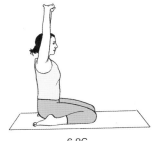

6.8G
英雄式双手向上交扣

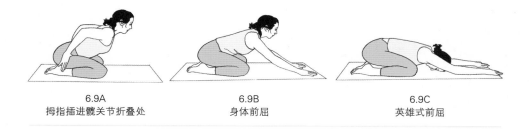

| 6.9A | 6.9B | 6.9C |
| 拇指插进髋关节折叠处 | 身体前屈 | 英雄式前屈 |

耳对齐。两大臂的外侧用力向彼此靠近，并从肘关节内侧用力向手腕的方向伸直（6.8G）。手掌向上推，并伸展躯干。注意不要将腰椎向前推。

换另一侧练习时，手臂落下，双手落至与肩同高。掌心向内翻转，交换手指交扣的方向，然后重复练习该体式。退出体式时，手臂从身前落至与头部同高，松开手指，然后将手掌落回到大腿上。

6.9 英雄式前屈
Adho Mukha Virasana

益处：在坐立前屈体式中，我们的神经得以舒缓，头脑变得宁静，英雄式前屈也包含这诸多益处。此外，腿部腘绳肌僵硬的练习者也可以练习英雄式前屈，并且练习这个体式不会像练习其他坐立体式那样感觉困难。

英雄式前屈能够放松下背部肌肉，所以在卧英雄式（8.4C）之后练习这个体式可以放松腰椎。英雄式前屈还有助于消除便秘、腹胀等症状，还能降血压。可在支撑头倒立式（9.2D）之后练习该体式，以舒缓颈部后侧，镇静身体和头脑。

练习方法：以英雄式（6.8C）坐在瑜伽垫上。脚趾并拢，双膝分开。拇指插进髋关节折叠处（6.9A）。呼气，躯干前屈至双腿之间。手臂在身体前方

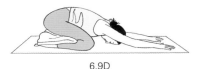

6.9D
折叠毯子辅助英雄式前屈

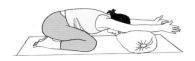

6.9E
瑜伽枕辅助英雄式前屈

伸直（6.9B）。手掌下压，尤其是食指指根处要用力下压，压实地面。前额放在地面上（6.9C）。臀部落在足跟上，胸腔向手掌的方向伸展。头部触碰地面时，双眼放松。退出体式时，坐立起身，双腿先向两侧打开，再向前伸直，最后以手杖式坐立。

注意事项：练习者有腹泻症状或患有支气管炎时请不要练习该体式。

折叠毯子辅助英雄式前屈：若练习者感到膝关节部位不适，或膝关节非常僵硬，可在大腿和小腿之间放置一条折叠好的毯子（6.9D）。

瑜伽枕辅助英雄式前屈：在经期及经期前后练习这个变式，能够帮助练习者更好地修复身体。它能够缓解焦虑、偏头痛和痛经等。

在瑜伽垫前端横放一个瑜伽枕。身体前屈，前额放在瑜伽枕上。手臂向前伸直，前臂放在瑜伽枕上（6.9E），掌心相对。让臀部靠在脚踝处，让伸直的手臂带动肩关节充分伸展，并打开胸腔。手指充分向前伸展。

毯子卷辅助英雄式前屈：这个变式有助于缓解下背部疼痛。将一个毯子卷横放在大腿根上方。身体前屈，压过毯子，手臂向前伸直，头部放在地面上（6.9F）。也可以将瑜伽砖或折叠好的毯子放在头部下方，以支撑头部。

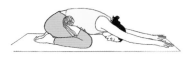

6.9F
毯子卷辅助英雄式前屈

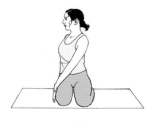

6.10A
侧英雄式最终体式

6.10 侧英雄式

Parsva Virasana

益处： 侧英雄式可以减轻经前期的下背部疼痛，减轻部分女性的痛经症状。若练习者有腹胀症状，也能通过该体式得以缓解。

练习方法： 以英雄式坐在瑜伽垫上（6.8C），身后放置一块瑜伽砖。若感到膝关节不适，则应练习可缓解膝关节疼痛的瑜伽砖或毯子辅助英雄式（6.8D 或 6.8E）。

右手放在身后的瑜伽砖上，左手背抵住右腿外侧。保持脊柱挺直，呼气，身体转向右侧（6.10A）。

两侧肩胛骨远离颈部，右侧肩胛骨向内收进背部。胸腔向上提，锁骨展开，右侧肩部向后转。在伴随呼吸的同时（吸气时身体上提，呼气时身体扭转）将躯干围绕身体的中轴最大幅度地向右侧扭转。让身体重量均匀地分布于两侧坐骨上。感受身体像在螺旋上升一样，你的腰部越来越细，而胸腔上端越来越宽。这个体式能够消除身体的僵硬感，每侧可练习4～6次，在每次重复时扭转的幅度可以更大一些。

回到英雄式，在左侧重复练习该体式。退出体式时，身体坐正，双腿打开，回到身前，进入手杖式。

注意事项： 初学者可以用雷电坐姿（6.6A）来替代英雄式。

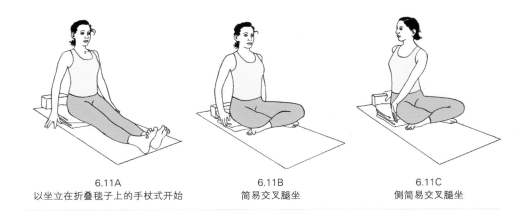

6.11A	6.11B	6.11C
以坐立在折叠毯子上的手杖式开始	简易交叉腿坐	侧简易交叉腿坐

6.11 简易交叉腿坐

Parsva Swastikasana

益处：简易交叉腿坐的益处与侧英雄式相似。在这个体式中，骶骨的内收、躯干的上提和扭转将变得更加容易。除此以外，这个体式还能消除髋关节的僵硬感。

练习方法：将瑜伽砖放置在身体后方的瑜伽垫上，然后以手杖式坐在瑜伽垫上。在坐骨下方放置一条或几条折叠好的毯子来垫高下背部，让下背部向骨盆上方伸展，并放松髋臼区域（6.11A）。

双腿从小腿处开始交叉，进入简易交叉腿坐（6.11B）。双脚足跟尽量靠近躯干，膝关节向下落。上身保持直立，用左手背抵住右大腿外侧，右手摆动到身后，并放在瑜伽砖上。吸气时身体向上挺直，呼气时躯干向右扭转（6.11C）。保持头部位于尾椎的正上方，持续将胸腔向上提。肩胛骨放松，远离双耳，收进背部。左侧肩部向后旋转，锁骨从中心向两侧伸展。保持几次呼吸，然后转身面向正前方，交换双腿交叉的方向，再向左侧转，重复练习该体式。退出体式时，放松双腿，并向前伸直，进入手杖式。

注意事项：确保身体躯干挺直、髂骨收向耻骨以后再旋转脊柱。

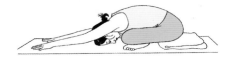

6.12A
简易交叉腿坐前屈

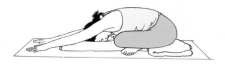

6.12B
毯子辅助简易交叉腿坐前屈

6.12 简易交叉腿坐前屈

Adho Mukha Swastikasana

益处：简易交叉腿坐前屈可以消除髋关节的僵硬感，就好像给你的内脏做按摩一样，它还能够为内脏注入活力。经期练习这个体式尤其能够让人感到平静。它还能够缓解下背部疼痛，消除疲劳，减轻偏头痛症状，让头脑镇静。

练习方法：以简易交叉腿坐（6.11B）坐在瑜伽垫上。身体前屈，手臂在身前伸直，双手着地。在保持坐骨稳定的前提下，双手再向远处移动，头部着地（6.12A）。胸腔向前伸展，远离骨盆。让肋骨前侧的皮肤向双手的方向伸展，肋骨后侧的皮肤向地面沉降。保持均匀的呼吸。退出体式时，起身坐立，进入简易交叉腿坐。

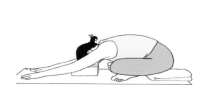

6.12C
瑜伽砖辅助简易交叉腿坐前屈

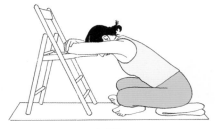

6.12D
椅子辅助简易交叉腿坐前屈

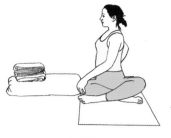

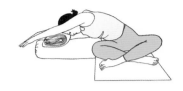

6.13A
侧简易交叉腿坐

6.13B
瑜伽枕和毯子辅助侧简易交叉腿坐前屈

注意事项：若患有腰椎间盘突出或有其他背部问题，请不要练习该体式。

毯子辅助简易交叉腿坐前屈：若将踝骨外侧压向地面时感到不适，练习者可将毯子纵向折叠好，放于踝骨之下（6.12B）。

瑜伽砖辅助简易交叉腿坐前屈：若头部无法轻松地触碰地面，练习者可在额下放置瑜伽砖进行辅助练习（6.12C）。

椅子辅助简易交叉腿坐前屈：若有恶心和偏头痛的症状，练习者可以在练习该体式时用椅子对头部进行支撑（6.12D）。

6.13 侧简易交叉腿坐前屈

Parsva Adho Mukha Swastikasana

益处：侧简易交叉腿坐前屈在月经周期的经前期和经期两个阶段都会对练习者产生帮助，它能够消除下背部疼痛、腹部肿胀，还能缓解部分女性的痛经症状。此外，侧简易交叉腿坐前屈还能缓解高血压和低烧症状。

练习方法：将瑜伽枕放在瑜伽垫边上（如图6.13A中所示），或将瑜伽椅放在瑜伽垫上（如图6.13C中所示），两者皆须与瑜伽垫垂直。将折叠好的毯子放在瑜伽枕上离瑜伽垫较远的一端。先做朝右侧转动的侧简易交叉腿坐（6.13A），呼气，躯干向下并向右方前屈，让躯干同骨盆呈十字交叉状。头部

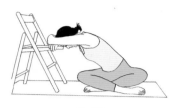

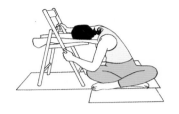

6.13C	6.13D
椅子辅助侧简易交叉腿坐前屈	头部偏向一侧的侧简易交叉腿坐前屈

和双臂靠在毯子和瑜伽枕上（6.13B）。若练习者的身体不太灵活，可以选择靠在椅子上练习（6.13C）。

　　退出体式的方式同进入体式的方式大致相同——起身，回到侧简易交叉腿坐体式。然后转回正前方，以简易交叉腿坐体式坐好。将瑜伽枕或椅子移到另一侧，交换双腿交叉的方向，身体转向左侧，反向重复练习该体式。最后双腿打开，向前伸直，以手杖式（6.1A）坐立。

　　注意事项：若练习者有任何膝关节问题，请不要练习该体式。

　　头部偏向一侧的侧简易交叉腿坐前屈：练习头部偏向一侧的侧简易交叉腿坐前屈可以缓解偏头痛症状。将折叠好的毯子放在椅子上，以便更加舒适地完成该体式。握住椅子的两侧，头先转向右侧，然后让头部左侧和左耳贴在椅座上（6.13D）。换另一侧练习时，先起身坐直，交换双腿交叉的方向，然后让头部右侧贴在椅子上。

6.14 莲花式
Padmasana

　　益处：莲花式对女性非常重要，尽管在没有老师指导的情况下练习者学习起来难度很大，但本书还是要介绍这个体式。莲花式能够强健腹部，也让

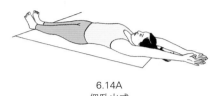

6.14A
仰卧山式

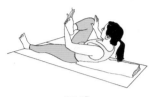

6.14B
右腿弯曲，右小腿横置于胸前

脊柱变得强壮、有韧性，还能提升髋关节、膝关节和踝关节的灵活性。

莲花式同前屈体式以及同倒立体式的结合体式（本书没有详细介绍这两个结合体式）对女性而言格外有益。它们都能促进腹部器官的血液循环，对患有子宫肌瘤和卵巢囊肿的女性特别有帮助。当练习者稍做准备就可以轻易地完成莲花式时，就可以在经期练习该体式。

热身：先练习仰卧手抓大脚趾Ⅲ式，从髋关节开始进行准备，遵循仰卧手抓大脚趾Ⅰ式和Ⅱ式的指导（详见第8章）。

之后，保持仰卧的姿势，准备进入仰卧手抓大脚趾Ⅲ式。以仰卧山式（6.14A）躺在瑜伽垫上。右腿弯曲，右小腿横置于胸前，头部和上背部抬离地面（6.14B）。左胳膊支撑右脚踝，右脚收向胸口，右手轻柔地引导右膝关节远离胸口，让脚踝和膝关节与头部保持相同的距离。将右脚抬至与右膝同高。确保双肩抬离地面的距离相等。将小腿骨的中心对准胸骨的中心。右臂向后绕过头，让头部枕在肘弯处，右手握住右脚大脚趾（6.14C）。如果够不到右脚，就用瑜伽伸展带加以辅助（6.14D）。

右大腿从髋臼处开始向外旋转，并从右腹股沟内侧开始向右膝内侧伸展。右髋骨向远离身体的方向旋转，左大腿压实地面。伴随呼气，让左脚内侧带动左腿向远处伸展，脚趾展开。一侧完成后，换另一侧重复练习。

练习方法：如果练习者可以轻易完成这些准备活动，并且膝关节没有任何疼痛感，就可以进入莲花式的练习了。以手杖式坐在瑜伽垫上（6.1A）。举起右侧小腿，并用左手支撑右脚（6.14E）。将右脚放于左大腿上，脚心正对

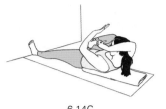

6.14C
仰卧手抓大脚趾Ⅲ式

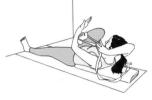

6.14D
用瑜伽伸展带辅助

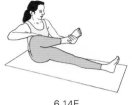

6.14E
支撑右脚

天花板（6.14F）。躯干后倾，双手放于身后撑地。让右侧髋关节的肌肉向右膝内侧的方向伸展，并缓慢地上下活动右膝几次，向下活动时让右膝触地。

在右膝前侧放置一块瑜伽砖。左膝弯曲，将左脚放在瑜伽砖上（6.14G）。若练习者的右膝此时能够压实地面，就可以继续进入莲花式。左髋关节放松，让左脚滑向右大腿，最终放在右大腿根部，脚心向上（6.14H），足跟进入右侧腹股沟内，左膝向地面下沉。

大腿向内收，彼此靠近，从大腿根部开始向上伸展脊柱。肩胛骨的底端向内收进背部，吸气，胸腔上提、展开，锁骨外展，保持脊柱垂直于地面。双手放于大腿上，掌心向上（6.14I）。

退出体式时，两手握住左小腿胫骨和脚踝下方，向外滑动，在身前伸直；再用同样的方式伸直另一条腿，回到手杖式。重复练习这个体式，这一次先将左脚放在右大腿上。

注意事项：无论是练习莲花式还是任何其他的体式都要格外小心，不要给自己带来伤害。与其勉强自己导致弄伤膝关节，不如多花些时间慢慢练习。循序渐进地缓解髋关节的僵紧可能需要数月甚至数年的时间，但只需一个贸然的行动，膝关节就会受到伤害！经期不能练习仰卧手抓大脚趾Ⅲ式，因为它是一个较为剧烈的动作，会压迫到腹部器官。

莲花式被认为是最适宜冥想的体式。同其他的坐立体式相比，莲花式中腿部的交扣方式能够让练习者的脊柱更容易保持有力且稳定地向上伸展的状态。不过，除非是经验丰富的练习者，否则这个姿势的练习时间不宜超过几

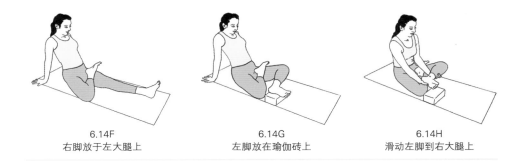

6.14F
右脚放于左大腿上

6.14G
左脚放在瑜伽砖上

6.14H
滑动左脚到右大腿上

分钟。

　　半莲花式：若练习者的双腿还无法轻松地放在莲花式要求放置的位置上，或者先交叠好的那条腿还无法触碰到地面，就不要勉强用力。在这种情况下，身体还没有为完成莲花式做好准备，可以先练习半莲花式。后交叠的那条腿可以不放在先交叠的那条腿之上面，而是放在下面（6.14J）。

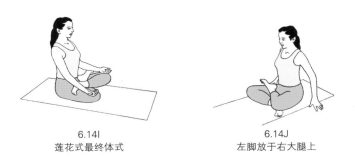

6.14I
莲花式最终体式

6.14J
左脚放于右大腿上

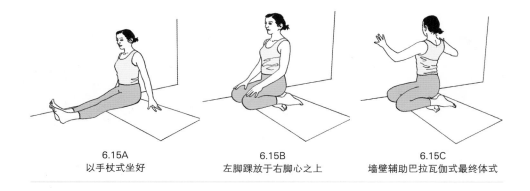

6.15A	6.15B	6.15C
以手杖式坐好	左脚踝放于右脚心之上	墙壁辅助巴拉瓦伽式最终体式

6.15 巴拉瓦伽式

Bharadvajasana

益处：练习巴拉瓦伽式时，脊柱横向旋转，这能让脊柱变得更加灵活、有韧性。它还能够释放肩部和颈部区域的压力，消除腰、腹部的赘肉，强健内脏。这个经典体式的变式——墙壁辅助巴拉瓦伽式让女性在练习时不会对盆腔器官造成压力。

练习方法：扭转过程中，练习者要学会使用掯抗的力量。身体的一部分构成稳定的根基，不可移动，另一部分则从根基处开始转动。

在瑜伽垫上放置一条折叠好的毯子，毯子短的一边距墙壁约10厘米的距离。身体侧面靠着墙壁，以手杖式坐好，将右臀贴在毯子上（6.15A）。调整身体高度，以便脊柱下端能够最大幅度地向上提。大腿与墙壁平行，双腿弯曲放于身体左侧。右脚脚心向上，左脚踝放于右脚掌之上，左小腿与右脚交叉（6.15B）。身体转向右侧，将双手放在墙壁上，与肩等高（6.15C）。

伴随向上扭转的力量，左后侧的肋骨向躯干内收，呼气的同时向右侧转动躯干，保持肋骨内收的状态。在后侧肋骨的这个动作，再加上指尖在墙壁上柔和的推力，可以为胸腔的上提和展开提供支撑。

确保脊柱和身体躯干挺直并垂直于地面。在扭转时，保持左侧坐骨向下压。感受整根脊柱的旋转。当胸骨转向墙壁时，要保持锁骨的上提和展开。

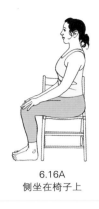

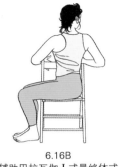

6.16A
侧坐在椅子上

6.16B
辅助巴拉瓦伽 I 式最终体式

不要将腰椎向前推，也不要从一开始就在这个体式中保持太久的时间，可以先快速地做几组，让脊柱活动起来。

退出体式时，将弯曲的双膝松开，坐回手杖式。换另一侧重复练习该体式，结束后，再回到手杖式中。

注意事项：近期刚做完腹部或膝关节部位手术的人、经期女性、有腰椎突出和腰椎间盘受伤的人请不要练习该体式。同时，偏头痛、高血压患者以及有腹泻症状的人也不可以练习该体式。

6.16 辅助巴拉瓦伽 I 式

Supported Bharadvajasana I

益处：辅助巴拉瓦伽 I 式具有消除疲劳的功效。这个轻柔却效果绝佳的扭转体式非常适合初学者练习，它还能够减轻下背部疼痛，让脊柱变得灵活，锻炼腹部肌肉并改善消化系统。

练习方法：侧坐在椅子上，左大腿外侧靠近椅座前侧边缘并与之平行，双脚分开约 30 厘米（6.16A）。双手握住椅背。坐直，吸气，上提两侧肋骨并展开胸腔。呼气时，身体转向右侧，让胸口与椅背平行以进入最终体式（6.16B）。

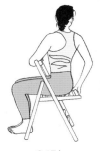

6.17A
辅助巴拉瓦伽Ⅱ式最终体式

向远离自己的方向伸展右膝内侧，保持两膝彼此平行。左手向远处推，右手向内拉，用双手帮助自己加大向右侧扭转的幅度。吸气，后侧肋骨向内收、向上提；呼气，再向右侧转动一些。左侧肋骨保持伸展，以确保肩胛骨和胸腔两侧与地面保持水平。

退出体式时，身体回正，站立起身，坐到椅子的另一面，使右大腿与椅座前侧边缘平行，然后换另一侧重复练习该体式。

注意事项：有一点对女性而言尤为重要——不要将腰椎推向腹部区域。要确保自己的身体重心已经移向骶骨，并注意小腹不要向前凸。经期女性，有偏头痛、腹泻症状的人以及高血压患者不要练习这个体式。

6.17 辅助巴拉瓦伽Ⅱ式
Supported Bharadvajasana Ⅱ

益处：辅助巴拉瓦伽Ⅱ式为减轻腰椎承受的压力、缓解下背部的僵紧提供了一个简单易行的好方法。由于在此变式中，腹部的扭转易于控制，并且被限定在一定的范围之内，能够避免过度挤压盆腔内部器官，因此这个体式具有极高的练习价值。该变式不会引起经血量增加，因此经期也可以练习该变式（经血量最多的时候除外），有利于减轻下背部疼痛。

练习方法：如果是在倒手杖Ⅱ式（10.2D）之后练习该体式，练习者可以在椅子上保持不动。否则需要将双腿穿过椅子，面向椅背坐立。

将左侧前臂放于椅背上，右手握住椅座边缘。吸气，胸腔向上提。伴随一次呼气，将身体转向右侧（6.17A）。肩部右侧向后转，双肩放松，远离双耳，并将肩胛骨收进背部。感受两侧腰部的伸展。

若想要完成对下背部的强烈扭转，可推动右膝远离身体躯干，但要保持两侧臀部稳定地坐在椅子上，然后身体用力向右扭转。如果想完成不太强烈的扭转，就可以在扭转的同时让臀部稍微挪动，并保持腰部和腹部的放松（但腰、腹部仍需向上提），让身体上半部进入扭转。扭转时，要确保脊柱从上到下都向上提。

退出体式时，身体转正，面向椅背，换另一侧重复练习该动作。

注意事项：身体扭转时，不要将腹部向外推出或向后收向腰椎。若练习者有偏头痛、腹泻等症状，以及高血压患者，则不要练习该体式。

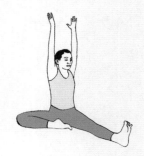

坐立前屈体式：
让头脑平静

　　练习坐立前屈体式时，我们得以触碰自身意识中充满宁静和自省的部分。坐立前屈体式能够让头脑镇静、舒缓神经、消除疲倦。除此之外，它还能平稳血压，修复过度劳累的肾上腺。经期前后，女性各种沮丧不安的情绪都被增强、放大，此时练习这类体式能够获得静心宁神的效果。坐立前屈体式能够消除腹部肿胀，平衡血糖水平。若练习者因盆腔充血引发了下背部神经末端的炎症，练习坐立前屈体式能够缓解这种炎症。

　　坐立前屈体式还能够消除腹部的僵硬感，若练习方式正确，它们可以放松腹部器官，并且有助于预防子宫肌瘤的形成。这类体式增加了卵巢和子宫的血液供给（同时也增加了氧气和营养物质的供给），缓解精神压力，因此对经期稀发（经期次数较少或推迟）和月经过少（经量极少）的患者有益。另外，坐立前屈体式的练习减小了月经不调、经量过多、经期过长等症状发生的可能性，还有助于消除便秘以及消化系统的问题。

　　有规律地练习坐立前屈体式能够提升头脑的灵活性和身体的柔韧性。不过，练习者即使本身柔韧性很好（许多女性都是如此），在对坐立前屈体式进行探索之前，也应先借助练习站立体式来增强身体的力量和稳定性。在着手练习坐立前屈体式之前的几个月里，先要练习下面的这个序列：站立前屈式；下犬式；2~3 个站立体式，诸如三角伸展式、侧角伸展式、加强侧伸展式；犁式；支撑肩倒立 I 式。

　　保持耐心，给大腿的腘绳肌和臀部肌肉足够的时间来完成拉伸过程。最终，练习者将能够从髋部开始完成前屈，而并非仅从腰部开始，并且对坐立前屈体式的练习也将变得流畅而优雅。

练习坐立前屈体式的基本注意事项

　　练习本章介绍的坐立前屈体式时，请记得要遵循以下指导。除此以外，在每个体式之后，也都列有它本身的注意事项。

◇ 在经期练习坐立前屈体式，或为了缓解经前期紧张而练习坐立前屈体式时，要尽可能长时间地保持该体式，直到身体中的紧张消散为止，并且在保持体式的时候要对头部进行支撑。经期快要结束或是经量减少时练习这类体式则可以减少或除去支撑。

◇ 若练习时感到腘绳肌非常疼痛，以至于面部、胸部或腹部的肌肉都因此变得僵紧，或感到呼吸困难，则可在限定的时间内多做几次，或者两侧的替换频繁一些。

◇ 不要给腹部带来压力。躯干保持伸展，不要向内收、缩紧或推向腹部。

◇ 经临床或其他方式确诊患有抑郁症的人、腰椎间盘突出的人、因经前期压力导致情绪极其低落的人以及腹泻的人，不要练习坐立前屈体式。

◇ 经期经量过多时，不可练习坐立前屈体式。但双腿打开并且头部有支撑的头碰膝前屈伸展式以及双腿加强背部伸展式仍可练习，因为这两个体式能给练习者带来许多益处。

◇ 对一些女性而言，月经来临前几天或排卵期发生的激素变化会造成她们骨盆区域的不稳定，骶骨韧带本来就无力的人尤其如此。一些腰大肌较为僵紧的学生曾告诉我，她们在经前期会有骶骨和骨盆扭伤的情况发生。无论是出于何种原因，经前期髋关节都容易移位。对于这些女性而言，深度前屈伸展会使这一情况恶化。尤其是坐角式前屈尤其容易刺激不稳定的骨盆。在经期后的1周中，身体会自动复原，前屈体式可能会更有益处。不过，如果骶髂关节在经期有某些变化，练习某些站立前屈体式时就要更加小心谨慎。此时一定要对头部进行支撑，这样就不会给下背部或骨盆的关节带来压力。

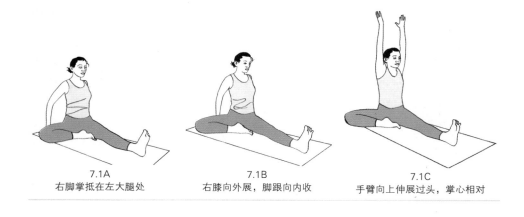

7.1A
右脚掌抵在左大腿处

7.1B
右膝向外展，脚跟向内收

7.1C
手臂向上伸展过头，掌心相对

7.1 头碰膝前屈伸展式

Janu Sirsasana

益处：头碰膝前屈伸展式对子宫和卵巢有益，有助于保持激素的平衡。规律性地练习该体式可以帮助有经期过长、经量过多、经期稀发、痛经或经量少等症状的患者将经期调整正常。该体式还有助于缓解高血压症状，以及乳房和腹部的酸痛和肿胀。头碰膝前屈伸展式能够减轻经期的头痛症状，还能让经期血糖保持稳定，因此经期的饮食冲动也能得以控制。头碰膝前屈伸展式还可以促进外阴区域血液循环，维护阴道健康。头脑在这个体式中不再向外投射，因而也得以平静下来。

练习方法：以手杖式（6.1A）坐在瑜伽垫上，右膝弯曲外展。左腿伸直，左脚尖指向天花板。

初学者可以用右脚掌抵住左大腿，注意不要将髋部向外推而远离正位（7.1A）。长期练习者，可将右膝尽可能向外展开，让右脚跟向内收，贴近右侧腹股沟。右脚脚趾充分展开，以确保右脚脚掌朝向天花板（7.1B）。

双手放于身后，指尖点地。骶骨向内收、向上提，两侧肋骨向上提。躯干向左侧转动，以确保胸骨中间正对左腿内侧。

吸气，手臂举过头顶，掌心相对（7.1C）。身体两侧的躯干均衡地向上提，肩胛骨向内收进背部。以胸骨带领身体从髋部开始向前屈，呼气，双手

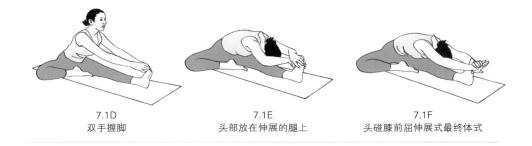

7.1D	7.1E	7.1F
双手握脚	头部放在伸展的腿上	头碰膝前屈伸展式最终体式

握住左脚。肩胛骨贴向上背部，利用肩胛骨帮助胸椎向前推，如此腰椎方能得到伸展。抬头，胸腔保持上提、展开（7.1D）。

在不对称的体式中谋求身体的对称是这个体式力量的源头。让弯曲的腿稳稳地贴在地面上，肚脐压住左大腿，腹部内壁的两侧均匀地伸展开来。

接下来，头部向下，伴随呼气，身体向前伸展，将头部放在左侧（伸展一侧）大腿上（7.1E）。整个过程中保持颈部放松，双眼和头部也保持宁静。避免胸腔的内缩，不要给腹部带来压力。肘关节弯曲向外，肩部远离颈部，并伸展腋窝。如果能在这个动作中轻松握住脚掌，可以将双手手掌向外翻，左手握住右手手腕（7.1F）。

若在此体式中感到腿部的腘绳肌疼痛，可以增加身体两侧更换练习的频率。不过一般来说，在这个体式中保持的时间越长，它带来的冷却和镇静效果就越好。退出体式时，吸气，抬头，脊柱保持向内凹、向上提，松开双手，起身坐立，回到手杖式，然后换另一侧重复练习。

注意事项：若练习者背部受伤或有背部疼痛的症状，就不要做将头部向下的动作。经期可只做该体式的第一个阶段，也就是头部抬起的那部分。在经期练习这个体式的关键点在于练习者能够在这个体式中得到放松，让大脑安静，使头部有所支撑。

毯子和瑜伽伸展带辅助头碰膝前屈伸展式：若练习者无法握住脚掌，可以在臀部下方放置一条或几条折叠好的毯子，用瑜伽伸展带绕过外伸的脚掌，再用双手握住瑜伽伸展带（7.1G）。

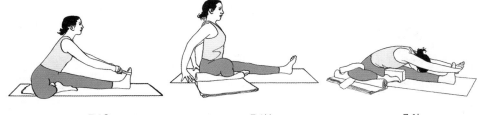

7.1G
毯子和瑜伽伸展带辅助
头碰膝前屈伸展式

7.1H
毯子卷辅助
头碰膝前屈伸展式

7.1I
毯子卷、毛巾和瑜伽砖
辅助头碰膝前屈伸展式

　　毯子卷辅助头碰膝前屈伸展式：若弯曲一侧的膝关节感到紧张或是无法触碰到地面，可以用毯子卷进行支撑（7.1H）。

　　毯子卷、毛巾和瑜伽砖辅助头碰膝前屈伸展式：僵硬的髋关节可能会导致膝关节受伤。为了打开髋关节，同时也为了保护膝关节，可以在膝关节下方放置一个毯子卷，在膝关节内侧放一条毛巾，然后再将一个瑜伽砖放在弯曲腿的脚掌和伸直的大腿之间。练习时，脚掌用力抵住瑜伽砖，同时伸展膝关节的内侧（7.1I）。

　　椅子辅助头碰膝前屈伸展式：如果前额无法轻松地放在腿上或瑜伽枕上，或者腿部后侧非常疼痛，可选择将头部放在椅子上（7.1J）。无须为此感到气馁，持续的练习最终一定能够让腘绳肌更加伸展，让前屈更加深入。患有子宫肌瘤、有偏头痛以及经量过多的练习者将发现这种练习方式带来的舒适感，其益处也更为明显。

　　横放瑜伽枕辅助头碰膝前屈伸展式：经期及经前期感到紧张时可练习这个体式。即使已经非常熟悉这个体式，弯曲的腿也不要太过向后。在这些时期练习该体式时，头部下方一定要有支撑，并在臀部下方垫上一条或多条毯子，再将一个瑜伽枕（或折叠好的毯子）水平放置在小腿上方（7.1K）。通过这种方式来练习该体式还能够缓解腹部的紧张感，防止出现子宫肌瘤。

　　瑜伽枕和毯子辅助头碰膝前屈伸展式：如果练习者下背部疼痛或有痛经症状，可以在腿上竖着放置一个瑜伽枕，瑜伽枕可以为腹部提供支撑。将

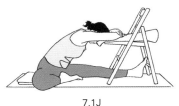

7.1J
椅子辅助头碰膝前屈伸展式

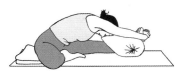

7.1K
横放瑜伽枕辅助头碰膝前屈伸展式

一条或多条折叠好的毯子放在瑜伽枕上支撑头部（7.1L）。可以多尝试几次找到适合自己的方法，可以像图 7.1K 那样将瑜伽枕横着放置，也可以竖着放置。经期不要进行大幅度的肌肉伸展运动。

双腿打开头碰膝前屈伸展式：在经期经血流量最多的时期，或者练习者有头痛症状、患有高血压以及肥胖症，可以将双腿打开练习该体式，这更具舒缓功效，也会让练习者感到更加舒适。这个动作是将左腿（伸直一侧的腿）向左侧摆动约 30 厘米，让胸腔向前伸展，并用瑜伽枕（或毯子）对头部进行支撑（7.1M）。

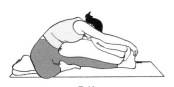

7.1L
瑜伽枕和毯子辅助头碰膝前屈伸展式

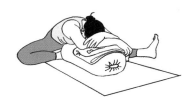

7.1M
双腿打开头碰膝前屈伸展式

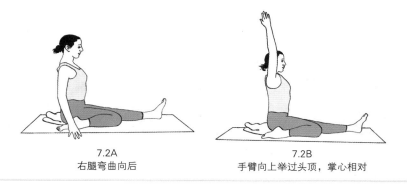

7.2A
右腿弯曲向后

7.2B
手臂向上举过头顶，掌心相对

7.2 半英雄前屈伸展式

Triang Mukhaikapada Paschimottanasana

益处：本章中的每个坐立前屈体式都能够以自己独有的方式促进骨盆区域的血液循环。半英雄前屈伸展式能够强健肝脏，而肝脏的良好运作是排除身体毒素的必要条件。这个体式还能够提升膝关节和踝关节的灵活性，使头脑平静。

练习方法：这个体式的稳定性源自从"根基"开始谨慎、认真地摆好姿势。开始时，以手杖式（6.1A）坐在瑜伽垫上。右腿弯曲向后，将一块折叠好的毯子放在左侧坐骨下方（7.2A）。右侧小腿和脚掌贴近右侧大腿，仔细观察，确保两条大腿彼此平行。双手将右侧小腿肌肉向外翻转，以此在右膝关节后侧创造空间。左脚从脚掌内缘开始向外伸展，脚趾分开。

随着体式的深入，弯曲腿一侧的坐骨会逐渐落回地面。左侧大腿向内旋转。用双手将左臀部的肌肉向外拨，让左侧坐骨中心坐在毯子上。双手放于臀部两侧，指尖点地。右侧臀部向下压，身体重心放在骨盆中央。吸气，脊柱从骨盆底部开始向上伸展。打开胸腔，让肩胛骨从中心向两侧伸展。

吸气，手臂向上举，越过头顶，掌心相对（7.2B），从躯干两侧均匀地向上伸展，肩胛骨向内收入背部。呼气，躯干前屈、伸展，双手握住左脚

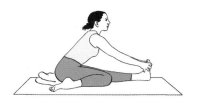
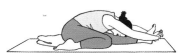

7.2C	7.2D
躯干前屈、伸展，双手握住左脚	半英雄前屈伸展式最终体式

（7.2C）。

拓宽左脚脚趾根部的跖球，并用力蹬脚。左大腿向下压，胸腔两侧向上提，胸椎向内凹、向上提。躯干从耻骨开始向喉咙的方向伸展，肩部向后旋转，抬头。

手肘向外弯曲，躯干沿左大腿向前伸展，将头放在小腿上，注意不要给腹部造成任何压力（7.2D）。

坐骨中心着地并保持平衡。左脚脚趾分开，拓宽脚趾根部的跖球。为避免身体重心偏向左侧，要将身体的重心向右侧转移。肋骨后侧舒缓放松。如果双手能伸到更远的地方，就将手掌打开，用右手握住左手手腕。

退出体式时，吸气，抬头，脊柱向内凹、向上提。双手松开，起身坐立，双腿回到手杖式。换另一侧重复练习该体式。

注意事项：膝关节有伤的练习者在做这个体式之前要向有经验的瑜伽老师进行咨询。在经期练习该体式时，可简单地练习该体式的第一个阶段，即头部还没有向下的阶段。在经期练习时，要注意保持身体的平稳，并使用辅助工具对身体进行支撑。如身体向前伸展时，可落在瑜伽枕（或折叠好的毯子）上，或者将头部放在瑜伽枕上。最重要的是，要使身体躯干保持柔软放松。如果练习者有经量过多、经间期出血症状或患有卵巢囊肿、子宫内膜异位症、子宫肌瘤和偏头痛，不要练习这个体式。下背部若有伤痛，练习该体式时头部要保持抬起状态，让脊柱向内凹（7.2C）。

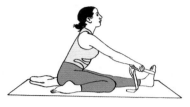
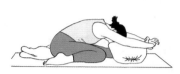

7.2E
瑜伽伸展带辅助半英雄前屈伸展式

7.2F
横放瑜伽枕辅助半英雄前屈伸展式

瑜伽伸展带辅助半英雄前屈伸展式：如果在本体式的第一个阶段，即抬头向上时，双手无法握住脚掌，可用瑜伽伸展带环绕脚掌，双手各握住瑜伽伸展带一端（7.2E）。

横放瑜伽枕辅助半英雄前屈伸展式：若练习者处于经期、练习时头部无法放在腿上或伸直的腿感到疼痛时，可以将头部放在瑜伽枕（或椅子）上，还可以在臀部下方放置一条或多条折叠好的毯子（7.2F）。

竖放瑜伽枕辅助半英雄前屈伸展式：
如果练习者有下背部疼痛或痛经症状，练习该体式时可以在伸直的腿上竖着放置一个瑜伽枕进行辅助，还可以在前额下放一条折叠好的毯子（7.2G）。

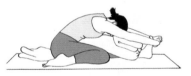

7.2G
竖放瑜伽枕辅助半英雄前屈伸展式

7.3 半莲花背部前屈伸展式
Ardha Padma Paschimottanasana

益处：半莲花背部前屈伸展式能够促进盆腔的血液循环，强健腹部器官，还能够提升髋关节、膝关节和踝关节的灵活性。同时这个体式还能够让头脑平静，放松感官。

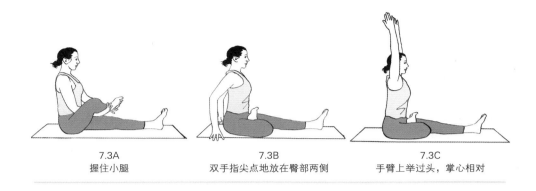

7.3A	7.3B	7.3C
握住小腿	双手指尖点地放在臀部两侧	手臂上举过头，掌心相对

练习方法：以手杖式（6.1A）坐在瑜伽垫上。右膝弯曲，双手握住右小腿（7.3A），将右脚放在左大腿根部。

若脚掌有从大腿上滑落的倾向，或是大腿紧绷，让练习者感到不适，就立刻停下来，重新开始。第二次要更谨慎地展开右侧髋关节，让右大腿向右侧摆动、展开，并从髋臼处开始向外旋转，然后让足跟靠近肚脐，再将右脚放在左大腿根处。通过耐心持续的练习，髋关节会变得越来越灵活，这个过程也会变得更加容易。

坐骨前端着地，左腿伸直，以左腿的小腿和大腿的中线为准将躯干摆正，让左腿髌骨的正面向上。双手放于臀部两侧，指尖点地，吸气，脊柱向上伸展，胸腔充分展开（7.3B）。再次吸气，手臂向上举过头顶，掌心相对（7.3C）。躯干两侧均衡地伸展，肩胛骨向内收进背部，充分伸展手臂。呼气，躯干从骨盆开始前屈、伸展，双手向前握住左脚（7.3D）。

左脚脚掌内缘向双手的方向推，左大腿压实地面。胸椎向内凹，向前并向上伸展，胸腔展开，抬头向上看（7.3E）。双肩向后旋转，锁骨从中间向两侧伸展。记住，腹部不要向内收或向脊柱收紧。

然后，进入该体式的下一个阶段：保持胸腔展开，呼气，身体前屈盖过左腿（伸直的一侧腿），头部放在小腿上。

放松小腹，同时让腹部沿着左腿向远处滑动。让脊柱向下伸展，手臂从肩部开始向远处伸展。如果双手能伸展到更远的地方，就可以在脚前翻转手掌，

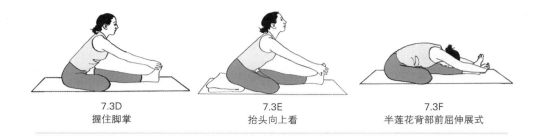

7.3D
握住脚掌

7.3E
抬头向上看

7.3F
半莲花背部前屈伸展式

握住手腕（7.3F）。

退出体式时，抬头，脊柱伸展并向内凹。然后松开握住左脚的双手，吸气，起身坐立。松开弯曲的腿，回到手杖式，换另一侧重复练习该体式。

注意事项：进入体式时一定要十分小心。弯曲腿的活动幅度取决于髋关节的灵活度。不要勉强膝关节去承担髋关节的工作。经期，可练习该体式的第一阶段，也就是抬头、脊柱向下凹的阶段，之后可以在用瑜伽枕或椅子进行辅助的情况下练习半莲花背部前屈伸展式（7.3I 或 7.3J）。若练习者有经血过多、经间期出血等症状，或患有卵巢囊肿、子宫内膜异位症、子宫肌瘤等，则不要练习该体式，即使有辅助工具支撑也不要练习。若近期刚刚做完膝关节手术，或患有椎间盘突出，也不要练习该体式。

毯子卷辅助半莲花背部前屈伸展式：如果弯曲一侧腿的膝关节无法触碰地面，则可以在膝关节下方放置一个结实的毯子卷（7.3G）。

瑜伽伸展带辅助半莲花背部前屈伸展式：如果练习者双手够不到脚掌，

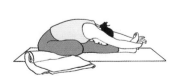

7.3G
毯子卷辅助半莲花背部前屈伸展式

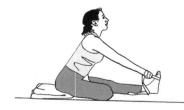

7.3H
瑜伽伸展带辅助半莲花背部前屈伸展式

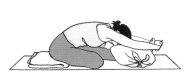

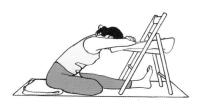

7.3I
横放瑜伽枕辅助半莲花背部前屈伸展式

7.3J
椅子辅助半莲花背部前屈伸展式

可用瑜伽伸展带环绕脚掌，双手各握住瑜伽伸展带的一端，并在臀部下方垫一条或多条毯子（7.3H）。

横放瑜伽枕或椅子辅助半莲花背部前屈伸展式：若练习者的髋关节和骨盆区域的灵活度有限，头部无法放在小腿上，可将头部放在瑜伽枕上（7.3I）或是椅子上（7.3J）。还可将一条或多条折叠好的毯子放在臀部下方，这样做能够让练习者的腹部更好地伸展，也能够帮助练习者增加前屈的幅度。

竖放瑜伽枕辅助半莲花背部前屈伸展式：如果练习者下背部疼痛或有痛经症状，可以试着将瑜伽枕（或折叠好的毯子）放在伸直的腿上，再将一块折叠好的毯子放在前额下方（7.3K）。

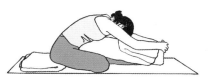

7.3K
竖放瑜伽枕辅助半莲花背部前屈伸展式

7.4 双腿背部前屈伸展式
Paschimottanasana

益处：双腿背部前屈伸展式能够拉伸脊柱，伸展腿部的腘绳肌。盆腔器官在这个体式中能够获得大量的新鲜血液和生命能量。它还能够消除由消化

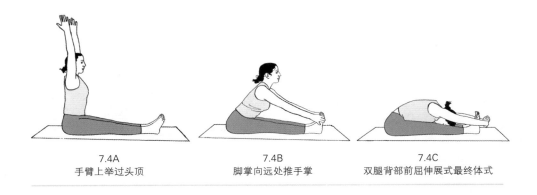

7.4A	7.4B	7.4C
手臂上举过头顶	脚掌向远处推手掌	双腿背部前屈伸展式最终体式

系统运行缓慢引起的病症，诸如便秘等。这个体式可以刺激整个生殖系统。最重要的一点是，它能给头脑带来平和感。

练习方法：以手杖式（6.1A）坐立，两大腿根部向内旋转，双手手掌拨动臀部肌肉向外，伸直双腿。双手放于臀部两侧，指尖向下压，利用手指拮抗地面的力量，吸气，伸展脊柱。

手臂向上举过头顶，掌心相对，通过这个动作让腰部、胸部和肩部得以动态伸展（7.4A）。胸骨引领身体前屈，双手握住脚掌两侧。脚趾分开，拓宽跖球，脚掌向远处推手掌（7.4B）。

肩部向后、向下旋转，手臂伸直。胸骨向内凹、向上提，两侧肋骨向上提。锁骨从中心开始向两侧展开。让胸腔充满气息并充分打开。如同所有坐立前屈体式一样，放松颈部和头部，双眼保持安静，抬头向上看。然后保持胸腔向上提，呼气，从髋关节开始身体前屈并伸展，让腹部、胸腔和头部贴靠在腿上（7.4C）。

大腿前侧肌肉向腹股沟内收，并将坐骨向后移，以此来加强从髋关节开始的伸展。从两侧肋骨开始（而不是从脊柱开始），呼气，再进一步将躯干向前伸展，但不要向下压。手肘向上抬，为腋窝和两侧肋骨创造空间，并展开肩关节。如果双手能够轻松越过双脚，就向外翻转手掌，用右手握住左手腕。退出体式时，放松双手，吸气，再次回到手杖式。

注意事项：练习者在经期练习该体式时，可以只做到头部抬起的阶段。

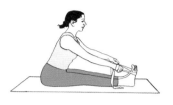

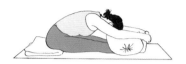

7.4D
瑜伽伸展带辅助双腿背部前屈伸展式

7.4E
横放瑜伽枕辅助双腿背部前屈伸展式

若对头部进行支撑，腹部和胸腔就能够保持自由地伸展，头脑也能保持平静。若患有椎间盘突出，练习时不要低头，仅练习图 7.4B 所示体式即可。

瑜伽伸展带辅助双腿背部前屈伸展式：练习过程中，在背部向前屈握住双脚时，如果练习者背部拱起或无法握住双脚，可以用瑜伽伸展带绕过双脚，将脊柱下凹（7.4D）。

横放瑜伽枕辅助双腿背部前屈伸展式：若练习者处于经期或头部无法轻松贴靠小腿，可以用横着放置的瑜伽枕（或折叠好的毯子）来对头部进行支撑，同时在臀部下方放置一条或多条毯子（7.4E）。辅具的支撑能够帮助双腿贴紧地面，进而使子宫放松。

竖放瑜伽枕和毯子辅助双腿背部前屈伸展式：若练习者下背部疼痛或有痛经症状，可以试着将瑜伽枕（或折叠好的毯子）竖着放在伸直的双腿之上，再将一个折叠好的毯子放在前额下方（7.4F）。

瑜伽枕或椅子辅助双腿打开的双腿背部前屈伸展式：患有子宫肌瘤、卵巢囊肿、输卵管堵塞的人，或者有经量过多或过少症状的人，以及体重超重

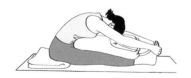

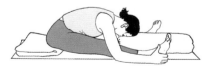

7.4F
竖放瑜伽枕和毯子辅助双腿背部前屈伸展式

7.4G
瑜伽枕辅助双腿打开的双腿背部前屈伸展式

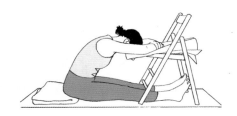

7.4H
椅子辅助双腿打开的双腿背部前屈伸展式

的人，可在练习该体式时坐在一条或几条折叠好的毯子上，并将双腿打开与髋同宽，再将头部贴靠在瑜伽枕上（7.4G）或椅子上（7.4H），如此就能够从该体式中受益。

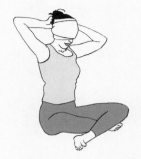

8

仰卧体式：
恢复损失的能量

为了跟上现代社会快节奏的生活，我们牺牲了越来越多的属于自己的时间和精力，结果却使自己越来越疲惫不堪、忧郁沮丧。传统上，女性在家庭里扮演着养育者与照料者的角色，但她们却常常忘记照顾自己。

自我照顾很重要的一步，就是先把自己当成重要人物，并从疯狂的日程表中挤出时间来让自己短暂休整。到目前为止，补充能量最有效的手段就是练习疗愈瑜伽。这种练习能够让你焕然一新，再次以充沛的精力投入到生活之中。而且，疗愈瑜伽序列并不一定要花费很长时间。

乍一看这些体式并不引人注目，也缺乏挑战性，但是每个体式都有极佳的疗愈功效，如舒缓压力、恢复能量等。因为在这些体式中身体得到了支撑，所以能够保持更久的时间。它们有良好的滋养效果，能缓解焦虑，减轻高血压症状，放松神经系统，让免疫系统和内分泌系统更加高效地工作。

仰卧体式的练习分为主动练习和被动练习两种方式，练习者可根据所需效果来决定练习方式。

经期，身体和头脑应保持安宁和平静的状态，因此要以放松且尽量不费力的方式来练习瑜伽。仰卧体式特别有助于缓解经期失调的各种症状。举例来说，通过仰卧束角Ⅱ式来定期释放腹部和神经的压力，经血量过多的症状就能得到明显改善。这一类的体式还能缓解痛经。我们可以让自己臣服于每个体式中，在其中探寻这些体式能教会我们的事情。

练习仰卧体式的基本注意事项

练习本章中介绍的仰卧体式时，请记得要遵循以下指导。同时在单个体式中也都列有它本身的注意事项。

◇ 如果练习者近期刚刚做完腹腔手术，则不要练习仰卧体式。

◇ 如果练习者佩戴了隐形眼镜或框架眼镜，在开始任何包含仰卧体式的练习之前，请先将它们取出或摘掉。

◇ 如果练习者有低血压症状，练习仰卧体式时要注意保暖。

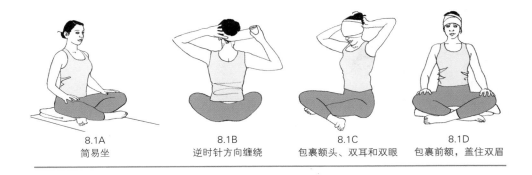

8.1A	8.1B	8.1C	8.1D
简易坐	逆时针方向缠绕	包裹额头、双耳和双眼	包裹前额，盖住双眉

8.1 包裹头部

Head Wrapping

益处：用绷带将头部、双耳、双眼进行包裹之后，你的头脑就不会再纠结于任何其他的问题了。绷带能够遮蔽双眼和双耳，放松面部肌肉，缓解精神紧张，舒缓神经。若练习者有失眠症状或正在进行调息练习，包裹头部十分有帮助。

包裹头部和双眼：以简易坐（8.1A）坐在垫子上，右手握住绷带卷，使绷带的反面朝向自己。左手握住绷带的一端放于脑后，然后慢慢拆开绷带卷，以逆时针方向围着头部缠绕（8.1B）。

先裹住右耳，避开双眼，自右向左裹住额头，再裹住左耳，最后回到脑后。在缠绕第二圈的时候，要完全覆盖双耳和双眼。绷带缠至最末端时，将尾端插进绷带的缝隙里，并进行固定（8.1C）。

包裹前额：初学者可以先通过包裹前额来练习如何缠绕绷带，同时也建议偏头痛患者在练习瑜伽前对前额进行包裹，因为绷带产生的压力有助于头皮部位的血管收缩、冷却。

用同样的方法开始包裹头部，不需要盖住双眼，但需要盖住双眉（8.1D）。或者，你在仰卧体式中停留时，可以用一条折叠好的绷带或一条折叠好的毛巾轻轻地盖住双眼（8.1E）。

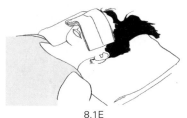

8.1E
折叠的绷带盖住双眼

　　如何松开缠绕：退出体式后，身体转向一侧。如果你练习时用绷带盖住双眼，将其取下即可。回到简易坐。如果你是用绷带包裹住头部，则须缓慢地解开缠绕的绷带，放在膝部，然后平静、认真地将绷带卷好。这一举动能够将练习者重新带回到当下世界，并在不扰乱神经系统的情况下，让感觉从内在世界中缓慢地恢复回来。

　　注意事项：不要将绷带包裹得太紧，以免压迫到额头和双眼。也不要将绷带的尾端插在脑后，否则仰卧时会影响头骨的位置。

　　若绷带包裹得很牢固，同时双眼和额头又感觉十分舒适，就可以一直保持到最后。准备开始练习时，或是更换体式时，可将绷带从双眼上掀起，恢复视觉，在新体式中停留时，再将绷带恢复到遮盖状态。

8.2 仰卧束角Ⅰ式

Supta Baddha Konasana Ⅰ

　　益处：西方女性的许多生殖系统和消化系统的病症都源于腹部紧张。仰卧束角Ⅰ式的主要益处就是让腹部柔软放松，促进腹腔器官的健康。它适宜在经期练习，尤其适宜在有痛经症状或能量水平较低的时候练习。伴随经期而产生的腹腔无力和盆腔酸痛也能通过这个体式得到缓解。另外，仰卧束角

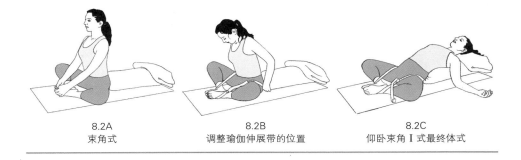

8.2A
束角式

8.2B
调整瑜伽伸展带的位置

8.2C
仰卧束角Ⅰ式最终体式

Ⅰ式还具有"烘干"内脏的功效，并且有助于减轻经量过多和腹泻的症状。

一些女性会在经期前后患上膀胱炎（小便时有灼烧感并伴有尿频症状），该体式能够放松膀胱，因而有助于缓解这些症状。最后，仰卧束角Ⅰ式能够促进胸腔区域的血液循环，释放横膈压力，让呼吸变得柔和。在调息（详见本书第11章和第14章）之前练习这个体式，能够让头脑平静，扩张并放松肺部。

练习方法：在瑜伽垫的中心放置一个瑜伽枕，再将一条或几条毯子放在瑜伽枕上端，用来支撑头部。以束角式（8.2A）坐在瑜伽枕和毯子前端。可以用瑜伽伸展带固定双脚，以防双脚向远处滑动，其方法如下：将瑜伽伸展带打开，放于双脚下方；绕过脚踝和大腿，环绕下背部；最后固定好瑜伽伸展带的滑动锁扣。调整瑜伽伸展带，使其贴靠在尾椎区域。拉紧瑜伽伸展带，让足跟靠近骨盆（8.2B）。身体仰卧，靠在瑜伽枕上。

头部向后用力或下颌扬起时，喉咙会紧张，人也会变得焦虑不安。想要确保头部的位置正确，先要确保毯子能为头部和颈部提供足够的支撑，而不只是对肩部进行支撑。之后十指交叉放于颈部后方，手掌从颈部向头顶滑动，让颈部后侧得到拉伸。头部保持中正，只有稳定地支撑，才不会偏向一侧。

这个体式开始时，双手抱肘，放于头部上方，这样可以拉伸腹部肌肉，并按摩盆腔器官。过一两分钟之后，将手臂放于身体两侧的地面上（8.2C）。让肩部向后旋转，远离双耳，胸腔展开并向上提。

为了获得较好的效果，疗愈体式需要练习者怀有接纳和臣服的心态。这一

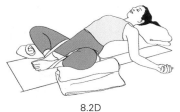

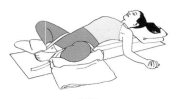

8.2D	8.2E
毯子卷辅助仰卧束角Ⅰ式	毯子辅助仰卧束角Ⅰ式

类体式并不需要运用意志力。练习时，让下背部安享辅具的支撑，让双眼变得柔软，放松下颌和舌头，让舌头轻轻地靠在下颚之上。让颈部得到伸展，放松喉咙。让肋骨和锁骨向外展开，并感受胸腔的展开，让心脏的中心变得更具接受能力。注意观察整个身体如何变得更加柔软。放松腹股沟区域，接纳子宫、输卵管和卵巢中充满的疗愈能量。此时，呼吸变得更加轻松，头脑也变得更加安宁，让你的身心完全沉浸在这个体式之中。

退出体式时，先用双手托起双膝，双脚滑动离开瑜伽伸展带。然后双手推地，起身坐立。这种起身方式，可让下腹部和腰椎承受较小的压力。

注意事项：若练习者下背部受伤或有持久性疼痛的症状，则不要练习该体式及其变式。

毯子卷辅助仰卧束角Ⅰ式：如果腹股沟内侧和大腿的拉伸让练习者无法放松，可以用厚实的毯子卷进行支撑（8.2D）。此外，将毯子卷放在膝关节下方还有助于减轻这个体式中下背部所承受的压力。因子宫肌瘤导致经量过多的女性常常会在经期感到子宫区域有紧绷感，膝下毯子卷的支撑就能够缓解这种紧绷感。

毯子辅助仰卧束角Ⅰ式：若练习者感到下背部疼痛，就将瑜伽枕向远处移动，如果这样做仍无法减轻疼痛，就试着降低支撑物的高度。同样，若练习者患有子宫肌瘤，也需要降低支撑物的高度，可以将一个瑜伽枕换成1～2条折叠好的毯子，以此减轻腹腔的压力（8.2E）。

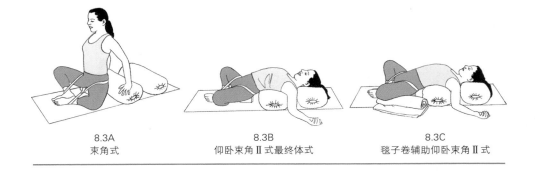

| 8.3A
束角式 | 8.3B
仰卧束角Ⅱ式最终体式 | 8.3C
毯子卷辅助仰卧束角Ⅱ式 |

8.3 仰卧束角Ⅱ式

Supta Baddha Konasana Ⅱ

益处：仰卧束角式的所有变式都能够提高子宫和泌尿系统的健康水平。在我个人的练习和教学经历中，我确信仰卧束角Ⅱ式能够有效地缓解痛经。提高骨盆的位置能够安抚骨盆，使其放松下来。该变式还能够帮助异位的子宫恢复原位，同时也能消除疲劳，疗愈低血压和腹腔无力症状。除此之外，它还能缓解经量过多和腹泻（经期腹泻以及其他时候的腹泻）症状，并舒缓乳房肿胀和疼痛感。

练习方法：将两个瑜伽枕横放在瑜伽垫末端，瑜伽枕长的一边相互平行，相距约5厘米。

以束角式坐在瑜伽砖上，背对瑜伽枕，用瑜伽伸展带固定住双脚（8.3A）。将后侧肋骨向内卷，身体向后仰卧，靠在第一个瑜伽枕上。肩部向下旋转，插进两个瑜伽枕之间的缝隙里。头部和颈部靠在第二个瑜伽枕上。大臂从肩关节窝处开始向外旋转，双臂放松，置于身体两侧，掌心向上（8.3B）。

盆腔展开后，去关注盆腔的感受。此刻最重要的一点是让头脑平静下来，不要将焦虑和其他事情带入练习之中。放松面部肌肉，之后将尾骨向足跟的方向滑动。放松骶骨，感受骶骨在舒展和拓宽。探索下背部肌肉的长度有多少伸

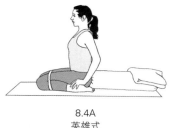

8.4A
英雄式

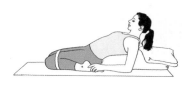

8.4B
身体后倾，靠在瑜伽枕上

展的空间。让下腹部和臀部柔软起来，放松生殖器官（内生殖器和外生殖器都要放松），放松大腿内侧。感受子宫中宽敞自由的空间，让恐惧、疼痛等所有的不适感在柔软的盆腔组织中慢慢融化。保持均匀而自然的呼吸。

退出体式时，将双腿抬起一点儿，让瑜伽伸展带滑落。双膝弯曲，双脚脚掌落地。将骨盆抬起，把瑜伽砖移开。身体转向一侧，然后起身坐立。

注意事项：若下背部受伤或有持久性的疼痛症状，则不要练习该体式及其变式。

毯子卷辅助仰卧束角Ⅱ式：如果大腿内侧感到紧绷，就可以用毯子卷对其进行支撑（8.3C）。

8.4 卧英雄式
Supta Virasana

益处：卧英雄式通过改变腹部和骨盆区域的供血情况，释放其中的压力，将疗愈的能量带入消化系统和泌尿系统之中。该体式能够缓解胃酸过多、腹部疼痛等症状，以及辅助治疗膀胱炎等，还可以消除由卵巢分泌紊乱和生殖器官发炎带来的经期不适症状。它还可以缓解痛经，帮助异位的子宫恢复原位。

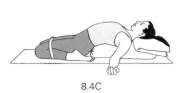

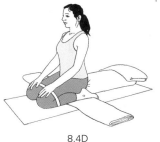

8.4C	8.4D
卧英雄式最终体式	脚踝下放置毯子

如果练习者感到精神疲惫或想放松神经，可以将这个体式加入练习序列中。规律的练习能够拉伸腰肌——联结脊柱和股骨上端的深层肌肉群，如此，横膈和腹部肌肉群就能够得到放松，进而使脊柱附近的内脏器官放松下来。正如吉塔·S.艾扬格在《艾扬格女性瑜伽》一书中所指出的那样，这个体式能消除腿部的疲劳，增加膝关节和踝关节的灵活性。

练习方法：开始时，这个体式会让人感到很难完成。练习者不要期待迅速精通这个体式，要保持耐心，多花一些时间，等肌肉的舒展和关节的灵活达到一定程度之后，就能在这个体式中感受到舒适。在瑜伽垫中心放置一个瑜伽枕，瑜伽枕后端再放置一条或几条毯子对头部进行支撑。

以英雄式坐在瑜伽垫上，脚掌内缘接触臀部两侧（8.4A）。足部中央和脚踝向下用力压实地面，双膝并拢。若大腿无法做到相互平行，可用瑜伽伸展带环绕大腿和小腿进行固定。初学者要注意，在身体还没准备好时，伸展带不宜捆绑双膝过紧，否则可能会导致下背部拉伤。

用双手支撑身体重量，身体后倾，双肘依次着地（8.4B）。后侧肋骨向内收，胸腔展开并向上提，背部靠在瑜伽枕上。

注意头部的位置，要让头部居中，不要偏向任何一侧，可以将毯子放在头部或颈部下方做支撑。双手交扣，放于脑后，轻柔地拉伸颈部。前额微微靠向胸口，放松喉咙。

然后，将手臂放于身体两侧，掌心向上，这个姿势能让胸腔扩展，让呼吸加深。大臂从肩关节窝内开始向外旋转，肩部打开，远离双耳。肩胛骨向

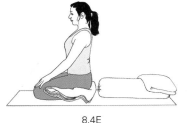

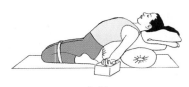

8.4E	8.4F
大腿和小腿之间放置毯子	瑜伽枕和瑜伽砖辅助卧英雄式

下背部移动，胸腔向头部的方向伸展（8.4C）。

臀部的骨骼保持稳定，大腿根部的骨骼向地板沉降。为避免因腰椎过度弯曲或压缩带来不适，要将骨盆向上提，将尾椎向足跟方向伸展。

注意骨盆内壁的感受，让腹部变得放松、柔软。伸展脊柱，拉伸腹部肌肉，让胸腔展开。在这个体式中放松的时候，去感受身体躯干得到充分的支撑。

退出体式时，双手握住双脚脚掌，让斜方肌（位于肩胛骨上方的肌肉）向腰部的方向收缩，用上背部支撑身体，吸气，起身坐立。解开瑜伽伸展带，双脚向外滑动，双腿伸直，放于身体前端。

若膝关节感到僵硬，可将双手交扣，依次握住大腿后侧，将腿伸直，然后身体转向一侧，双手推地，起身站立。也可以将双手放于身体前侧，双腿向后伸直进入下犬式（5.5D）。或者双脚向前迈至双手之间，进入站立前屈式（5.4C）。然后，双手放于腰部，吸气，起身站立。

注意事项：倘若经过各种调整之后，膝关节仍然感到疼痛，就要退出体式，过几天再进行尝试。再次练习该体式时，保持的时间不要超过1分钟。

练习者应先在英雄式（6.8C）中感到舒适，且在无须瑜伽砖辅助的情况下就能够完成英雄式之后，方可练习卧英雄式。在经期经量较多的时候不要练习卧英雄式。

毯子辅助卧英雄式：若感到脚踝疼痛，可以将毯子折叠好放在脚踝下方（8.4D）。若在这个体式中感到膝关节疼痛，则可以将毯子折叠好，夹在小腿和大腿之间（8.4E）。

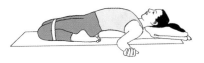

8.4G
减少对躯干支撑的卧英雄式

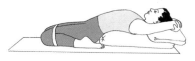

8.4H
手臂上举过头的卧英雄式

瑜伽枕和瑜伽砖辅助卧英雄式：若身体向后仰卧时很难触碰到瑜伽枕，可以在竖着的瑜伽枕下方再横着放置一个瑜伽枕来增加高度，然后再将双手放在瑜伽砖上（8.4F）。

减少对躯干支撑的卧英雄式：这个体式会让患有子宫肌瘤的女性感到不适，并有可能给子宫区域带来压力。同样，有些女性反映她们在经期练习该体式时，在最后结束时血流量会增加。产生这种现象的原因可能是该体式帮助子宫排出了附着在子宫壁上的血块。倘若发生这种现象，可以减少对身体躯干的支撑，让腰椎区域的弯曲度减小。例如，可以在躯干下方放置一条折叠好的毯子（8.4G）。

手臂向上举过头的卧英雄式：手臂伸展过头有助于缓解乳房和腹部的肿胀和疼痛。练习者可以双手抱肘，越过头顶，并放在折叠好的毯子上（8.4H）。

8.5 鱼式
Matsyasana

益处：鱼式是莲花式的仰卧体式。该体式能够有效地将生命力注入髋关节和骨盆区域，并改善这两大区域的灵活性。它能够强健腹部肌肉和盆腔器官。女性压力太大影响到子宫，就很容易产生子宫肌瘤、子宫囊肿和卵巢囊肿，而这个体式能够消除紧张和压力带给子宫的不良影响。另外，该体式还

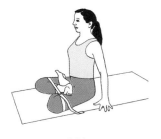

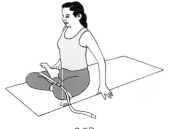

8.5A	8.5B
瑜伽伸展带辅助莲花式	瑜伽伸展带辅助半莲花式（替换体式）

有助于辅助治疗痔疮。

　　练习方法：通过练习仰卧手抓大脚趾Ⅲ式（6.14A～6.14D）的方法来为髋关节和膝关节进行热身。练习鱼式时，以瑜伽伸展带辅助莲花式（8.5A）或瑜伽伸展带辅助半莲花式（8.5B）坐在瑜伽垫上。在正式进入鱼式（或半鱼式）之前，在莲花式或半莲花式中保持10秒钟，每侧（左右腿上下交替）重复两次。

　　用瑜伽伸展带固定住大腿下侧（若膝关节不适，则不要将瑜伽伸展带绑得太紧）。身体向后仰，手肘撑地，然后将后侧肋骨内收，向后躺在瑜伽垫上。双手手臂向上举过头顶，并放于地面上（8.5C）。

　　将膝关节向上抬起，直到大腿与地面垂直（8.5D）。尾椎向内收，激活臀部肌肉。伴随一次呼气，将膝关节向远处伸展，并慢慢地将双腿平放在地面之上（8.5E）。注意不要勉强自己完成这个动作，而是让这个动作成为一个舒缓放松的过程。髋臼和腹股沟越放松，双腿就越能够向下靠近地板。倘若这样做了之后，双膝仍然无法触碰到地面，就可以练习瑜伽枕辅助的鱼式（8.5F）来替代该体式。

　　退出体式时，抓紧瑜伽垫两侧，手肘压实地面，吸气，起身坐立。将瑜伽伸展带解开，按照进入体式的顺序将双腿依次伸直。以手杖式（6.1A）坐立，双手十指交扣放于大腿后侧，从足跟开始将双腿向远处伸展，以此为膝关节后侧带来空间。每次交换练习方向及该体式练习结束之后都要伸展双腿。当然，你也可以保持在仰卧的姿势中进入或退出莲花式。

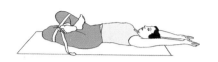

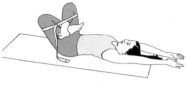

8.5C
仰卧，手臂上举过头，放于地面

8.5D
膝关节向上抬

注意事项：在进入莲花式或半莲花式之前，一定要先为膝关节和髋关节做热身准备。若有膝关节酸痛和水肿现象，或是膝关节有伤，那么就先暂缓这类体式的练习。

瑜伽枕辅助鱼式：带有辅助支撑的鱼式能够缓解胃痛，消除胃酸过多和消化不良。该体式能够拉伸腰、腹部，促进盆腔区域的血液循环。如果练习者能够轻松完成瑜伽伸展带辅助莲花式（8.5A）或瑜伽伸展带辅助半莲花式（8.5B），就可以在经期练习瑜伽枕辅助鱼式来镇静大脑，舒缓神经，放松腹部。可以用瑜伽枕对躯干进行支持，再用折叠好的毯子对头部进行支撑。躺下后，手臂展开，放于身体两侧（8.5F）。若你感到腹部拉伸过度，可将一条毯子卷起来放于双膝下方（8.5G）。

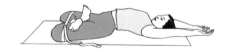

8.5E
鱼式最终体式

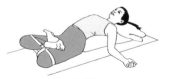

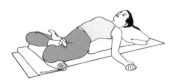

8.5F
瑜伽枕辅助鱼式

8.5G
毯子卷辅助鱼式

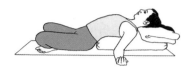

8.6A
仰卧简易交叉腿式最终体式

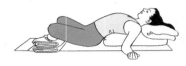

8.6B
毯子辅助仰卧简易交叉腿式

8.6 仰卧简易交叉腿式

Supta Swastikasana

益处：在经期等不能太过消耗体力的特殊时期，练习几个时间较短的仰卧体式比练习一个时间较长的摊尸式更能帮助练习者进入放松状态。仰卧体式，尤其是腿部弯曲的仰卧体式具有迅速平静身体和镇静神经的功效。在摊尸式中，练习者要自律专注，你的身体经过一段时间体式练习之后会更容易达成此状态。

用瑜伽枕辅助练习时，仰卧简易交叉腿式能够打开胸腔和情感中心，缓解背部僵硬，活动骨盆区域的关节，为它们创造自由活动的空间。此外，这个体式还能够消除腿部的体液潴留。

练习方法：打开瑜伽垫，纵向放置一个瑜伽枕，瑜伽枕上再放一条折叠好的毯子来支撑头部。以简易交叉腿坐式（6.11B）坐在瑜伽枕前端。身体后倾，手肘撑地。呼气，向后仰卧在瑜伽枕上，确保毯子可以支撑头部。

肩胛骨放松，远离双耳，下颌向胸骨的方向收，胸腔向上提。胸骨向两侧拓宽，锁骨展开。双手辅助拉长颈部后侧，以此让喉咙变得柔软、放松。然后，双臂放于地板上，肩关节向外翻转（8.6A），腹部放松。放松听觉，回归内在，使呼吸柔顺、安静。

你在换另一侧练习时无须起身，可保持仰卧的姿势，换另一条腿在上。退出体式时，松开双腿，双膝弯曲，脚掌放在地面上。身体转向一侧，起身

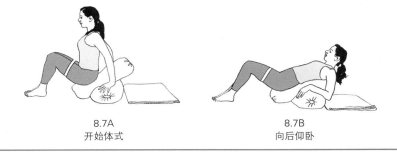

8.7A
开始体式　　　　　　　　　8.7B
　　　　　　　　　　　　　向后仰卧

坐立。

毯子辅助仰卧简易交叉腿式：在膝关节下方放置折叠好的毯子能够更有效地放松腹部器官（8.6B）。

8.7 倒手杖I式
Viparita Dandasana I

益处：倒手杖 I 式是个带有支撑的后弯体式，它具有迅速提升能量、平复心情的功效，能让练习者在练习瑜伽体式序列之前消除一天的疲劳。该体式能增加脊柱的灵活性，舒缓横膈的压力，让呼吸更加深长。内脏器官，尤其是位于体式顶端的肺部和胸腔，可以在倒手杖 I 式中得到舒展和拉伸。该体式能使肾上腺和甲状腺的血液循环增加，从而消除情绪波动甚至抑郁症状（有抑郁症状的人在练习该体式时，应保持双眼睁开），所以它有助于缓解经前期紧张。

练习方法：在地板上横向放置一个瑜伽枕，然后再将另一个瑜伽枕纵向放在第一个瑜伽枕中央，构成一个"十"字形。将一条或几条折叠好的毯子放在地板上，位置与上方的瑜伽枕对齐。手中拿一条卷起来的薄毯子。

背向毯子坐在上方瑜伽枕的尾端，双膝弯曲，脚掌放在地板上。用瑜伽伸展带固定住大腿上端（8.7A）。向后仰卧，调整身体，让脊柱位于瑜伽枕中央，

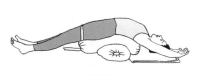

8.7C
倒手杖 I 式最终体式

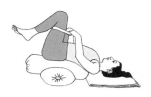

8.7D
双膝弯曲，解开瑜伽伸展带

肘关节位于毯子上（8.7B）。仰卧在瑜伽枕上，肩部悬空，不与地板接触。头部后侧上端靠在毯子上，将卷起来的毯子放在颈部下方。手臂弯曲，略高于头部，放于地板上。双腿伸直，双脚打开，自然垂落（8.7C）。

感受胸腔在这种支撑方式之下的放松，让脊柱沿着支撑物均匀地纵向舒展。在这个体式中观察自己的状态：就像孩童一般，纯真而毫无评判之心，充分地感受每一个瞬间。

退出体式时，双膝弯曲，解开瑜伽伸展带（8.7D），将瑜伽枕向下推离身体（8.7E）。让下背部贴靠在地面上保持一会儿，然后身体转向一侧，双手推地起身。

注意事项：偏头痛患者不要练习该体式。在这个体式中头部和肩部的位置同桥式肩倒立 I 式不同，请检查确认身体在瑜伽枕上位于恰当的位置，并注意头部不要悬空在瑜伽枕末端，否则会导致颈部缩紧。

瑜伽砖辅助倒手杖 I 式：若你下背部疼痛，可用瑜伽砖对双脚进行支撑（8.7F）。若仍感到背部疼痛，就可以弯曲双膝，将双脚放在地板上；也可以在体式开始时就选择低一些的支撑物，比如可将两个瑜伽枕换成两条折叠成长方形的毯子交叉放置。

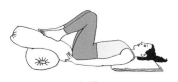

8.7E
向后滑动，放松下背部

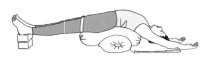

8.7F
瑜伽砖辅助倒手杖 I 式

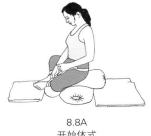

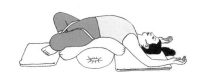

8.8A
开始体式

8.8B
束角仰卧倒手杖Ⅰ式最终体式

8.8 束角仰卧倒手杖Ⅰ式

Supta Baddha Konasanain Viparita Dandasana Ⅰ

益处：如同仰卧束角式的其他变式一样，束角仰卧倒手杖Ⅰ式能够减轻痛经，缓解腹部炎症，除此之外，这个体式对缓解子宫内膜异位症导致的经量过多和痛经尤其有效。这个变式能够将大量的血液和生命能量输送至生殖器官区域。

练习方法：在地板上放置一个瑜伽枕，再将另一个瑜伽枕与第一个瑜伽枕交叉放置，然后将毯子折叠后放在上面一个瑜伽枕的两端，为支撑头部、肩部和双脚做好准备。调整毯子的数量以加强或减轻后弯的程度，毯子越多越可以减轻对腹部的拉伸程度。如果向后弯时你感觉下背部疼痛，可以使用更多的毯子对肩部和双脚进行支撑。不过，后弯的幅度越大，腹部的拉伸程度也越强烈，这个体式也就越能有效地缓解腹部痉挛症状。

坐在上方的瑜伽枕上，以仰卧束角Ⅰ式的方式用瑜伽伸展带固定双脚（8.8A），向瑜伽枕的前端滑动一点儿，让双脚脚掌外缘靠近地板或毯子。身体随着瑜伽枕的弧度向后仰卧，让头部后侧靠在地板上或是折叠好的毯子上，双手手臂展开，放于身体两侧（8.8B）。

臀部和下背部在瑜伽枕上的位置取决于有不适感或疼痛感的身体区域。如果痛经是由子宫内膜异位症导致的，则观察疼痛最剧烈的区域在

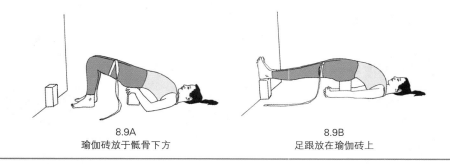

8.9A	8.9B
瑜伽砖放于骶骨下方	足跟放在瑜伽砖上

哪里，然后让这一区域可以得到最大幅度的伸展和扩张。

倘若你躺下时感到背部有压力，可以牢牢地握住瑜伽枕的一端，将臀部抬离瑜伽枕。然后臀部肌肉用力，将尾椎向足跟处移动，以此来伸展腰椎。之后再将臀部和下背部落于瑜伽枕上并放松。

退出体式时，将膝关节稍微抬起，让瑜伽伸展带从双脚上滑落。将瑜伽枕推开，然后仰卧在地板上，双膝弯曲。休息几分钟，让下背部从刚才的后弯状态中恢复过来。然后身体转向一侧，双手推地，起身。

注意事项：若大腿内侧因拉伸而产生疼痛感，你可以将瑜伽伸展带移除，双腿向前伸直，让臀部从瑜伽枕上抬起。若你下背部感到不适，则立刻停下来，将双膝收到胸前，然后双手握住小腿，保持 30 秒。

8.9 桥式肩倒立Ⅰ式
Setu Baddha Sarvangasana Ⅰ

益处：桥式肩倒立Ⅰ式既能够让你恢复活力，又能够让头脑保持平静。该体式中收颌收束的动作能够镇静和安抚咽喉，帮助纷乱的头脑恢复平静。它能够带来大量血液滋养甲状腺和甲状旁腺，帮助它们保持平衡运转。后弯动作能够调理肾脏和肾上腺，展开胸腔，因而有助于舒解抑郁的心情，消除压力。桥

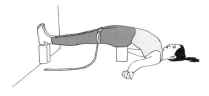

8.9C
桥式肩倒立Ⅰ式最终体式

式肩倒立Ⅰ式还能够保持血压平稳，缓解偏头痛和失眠症状。

这个经典体式的变式增强了原体式的功效。如果你驼背，会导致背部变得僵硬而脆弱。有规律地练习该体式能够为脊柱上端和肩关节增加灵活性，从而遏止这种不良趋势。

练习方法： 面向墙壁坐在瑜伽垫上，身体距离墙壁约30厘米，双膝略弯曲。将瑜伽砖竖着靠墙放置，再将另一块瑜伽砖放在身体一侧。用瑜伽伸展带将大腿上方固定住。

仰卧，双膝弯曲。肩部向后旋转，胸腔展开。骨盆尽量向上抬起，将瑜伽砖竖着滑动到骶骨下方（8.9A）。然后双腿依次向前伸直，将足跟放于靠墙的瑜伽砖上（8.9B）。双脚并拢，脚掌展开，并贴在墙面上。手臂向双脚的方向伸展，手指在瑜伽砖后方交扣，手腕彼此远离。在抵抗住手臂阻力的前提下，肩部从顶端开始向后旋转，将肋骨后侧向内收，这样做能够让胸骨靠近下巴，并能够展开胸腔。然后，在上背部和胸腔保持上提的同时，手臂松开，放于身体两侧，可稍微远离躯干。大臂向外转，掌心向上（8.9C）。保持呼吸平稳而均匀。

退出体式时，双膝弯曲，双脚放回地面。骨盆向上抬起，将身体下方的瑜伽砖挪开，让骨盆回到地面，然后将瑜伽伸展带解开。身体转向右侧，左手手掌撑地，起身坐立，头部最后抬起。

注意事项： 你的身体要达到一定程度的柔韧性需要时间。初学者和身体较为僵硬的人应先练习桥式肩倒立Ⅱ式，等到上背部变得更加灵活之后再练习此体式。

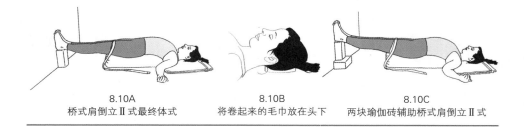

8.10A
桥式肩倒立Ⅱ式最终体式

8.10B
将卷起来的毛巾放在头下

8.10C
两块瑜伽砖辅助桥式肩倒立Ⅱ式

8.10 桥式肩倒立Ⅱ式

Setu Baddha Sarvangasana Ⅱ

益处：有些女性在经期前后情感会更加脆弱。十几岁的女孩和更年期女性在这段时期更容易感到抑郁和愤怒。在桥式肩倒立Ⅱ式中，胸腔在支撑状态下展开，这将有助于稳定情绪，消除紧张感。

这个体式能让你在经期得到休息，它能够让头脑保持平静，缓解腹泻，稳定甲状腺和甲状旁腺。打开胸腔会让呼吸变得更加轻松。可以将该体式作为调息练习前的准备体式（详见第 11 章和第 14 章），也可以在练习完比较剧烈的体式之后将它作为休息体式进行练习。

练习方法：将瑜伽枕放在地板上，而不是瑜伽垫上，瑜伽枕与墙壁之间的距离约为 15 厘米。瑜伽枕的摆放位置应确保你躺在上面时，瑜伽枕的一端正处于胸腔下方，并且双脚能够触碰墙壁。将瑜伽砖竖立靠墙放置，并对准瑜伽枕的中心。坐在瑜伽枕上，用瑜伽伸展带将大腿上端固定住（这将有助于保持下腹部柔软）。躯干向后仰，躺在瑜伽枕上，让肩部上端和头部后侧靠在地板上，打开胸腔。将足跟放在瑜伽砖上，脚掌贴在墙壁上。若此时双膝仍然弯曲，可以握住瑜伽枕两侧，伸直双腿，带动瑜伽枕向远离墙壁的方向滑动。

肩部向后旋转，用双手拉伸颈部后侧，让喉咙放松。大臂向外旋转，放

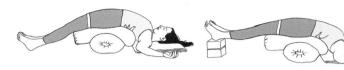

8.10D
瑜伽枕辅助桥式肩倒立Ⅱ式

8.10E
瑜伽枕和瑜伽砖辅助桥式肩倒立Ⅱ式

在身体两侧的地板上，掌心向上（8.10A）。保持轻柔而均匀的呼吸。

退出体式时，双膝弯曲，双脚分开，放在地板上。骨盆向上抬起，将瑜伽枕向双脚的方向推离身体，然后骨盆落回地面。将瑜伽伸展带解开，交叉双腿放于瑜伽枕上，下背部靠在地板上，保持这个动作休息几分钟。身体转向右侧，左手推地，起身坐立，最后将头部抬起。

注意事项：若练习者患有椎间盘突出则不要练习该体式。

毛巾卷辅助桥式肩倒立Ⅱ式：若练习者患有偏头痛或甲亢，练习此体式时可将头部抬高一点，将卷起来的毛巾放在头部下方。其方法是将卷起来的毛巾竖着放在头下，让枕骨直到头颅底部都得到支撑（8.10B）。

两块瑜伽砖辅助桥式肩倒立Ⅱ式：在这个体式中若你感到下背部疼痛，则说明你的上背部比较僵硬。通过多练习，你会不断提升上背部的灵活性，这样下背部的疼痛也会随之消失。不过，对于某些练习者而言，练习时下背部的疼痛会难以忍受，这一点应该引起注意。此时可以借助第二块瑜伽砖的辅助，将双脚抬得更高一些，直到你不再有疼痛感为止（8.10C）。随着练习的增多，你的上背部会变得越来越灵活，因此可降低支撑物的高度。

瑜伽枕和瑜伽砖辅助桥式肩倒立Ⅱ式：在这个体式中，收颌收束的动作和胸腔扩展同时存在，对神经和大脑有镇静作用，平衡甲状腺功能，让头脑变得冷静，让焦虑得以消除。失眠症患者会发现当其配合有支撑的倒立体式练习这个变式时（详见第18章），困意就会降临。将瑜伽枕交叉放置好，

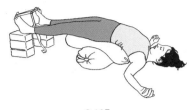

8.10F
多重辅助桥式肩倒立 II 式

不过这一次稍稍坐在瑜伽枕向上一点儿的位置上。将瑜伽伸展带环绕在大腿中部。向后仰卧在瑜伽枕上，将头部和肩部上端靠在折叠好的毯子上。手臂在身体两侧放松，大臂向外旋转（8.10D）。此时，腹部处在整个体式的最高点，这使得该体式在缓解痛经、治疗腹泻方面格外有效。若练习者练习时感到下背部疼痛，可以将双脚放在瑜伽砖上（8.10E）。

多重辅助桥式肩倒立 II 式：该体式具有冷却子宫的功效，并有助于缓解经量过多的症状。若练习者经量过多，那么无论是什么原因造成的，练习时都需将双腿分开约 90 厘米宽，并用瑜伽砖进行支撑，以确保双脚的位置不低于骨盆。尾椎向双脚的方向靠拢，以确保耻骨处于正位。用瑜伽伸展带套住双脚大脚趾以防双脚和大腿向外旋转（8.10F）。观察你的腹腔器官在这个体式中是如何放松下来，并向下回到盆腔之中的。

8.11 支撑桥式中的仰卧束角式

Supta Baddha Konasana in Setu Bandhasana

益处：这两个体式的结合体式可以消除盆腔器官的充血症状。练习该体式时，生殖器官区域的血液循环增加，盆腔内的紧张感和所有压迫感都将消失，这将有助于缓解该区域的沉重感，消除炎症，还能够缓解痛经。坚持不

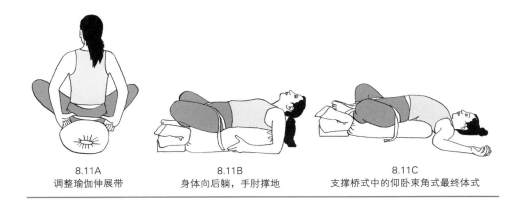

8.11A	8.11B	8.11C
调整瑜伽伸展带	身体向后躺，手肘撑地	支撑桥式中的仰卧束角式最终体式

懒的体式练习，将有助于减轻经量过多的症状。这个体式不仅可以在经期练习，在其他时间也可以练习，还能够预防各种经期不适，缓解焦虑等。

练习方法：在地板上放置一个瑜伽枕（不是放在垫子上），再将一块瑜伽砖平放在脚下。手里拿一条折叠好的毯子、一条瑜伽伸展带。坐在瑜伽枕中央，双脚脚心并拢，放在瑜伽砖上。按照仰卧束角 I 式的方法用瑜伽伸展带固定双脚（8.2B）。足跟尽量靠近腹股沟，将瑜伽伸展带拉紧。将身后瑜伽伸展带的位置固定在尾椎下方，帮助尾椎处在耻骨正下方的正位上（8.11A）。这将有助于练习者保持对腰椎的牵拉并避免腰椎区域产生任何疼痛感。此外，这种做法可以让腹部摆脱压力。

将折叠好的毯子插入到双脚和瑜伽砖之间。身体向后躺，手肘撑地（8.11B）。将骨盆向上抬起，让尾椎向足跟的方向转动、伸展。上背部沿瑜伽枕向后弯，将肩部上端和脑后部放于地面之上。大臂向外旋转，掌心正对天花板（8.11C）。双膝和大腿向两侧打开，保持腹部柔软，放松双眼和咽喉。

让脊柱两侧的肌肉沿着瑜伽枕伸展，让子宫被拉向盆腔后侧并得到放松。放松脸颊，放松双眼和喉咙。双手先握拳，然后再松开十指。在这个体式中尽可能地保持较长的时间，身体不要产生任何抵抗的力量，注意力也不要分散。保持柔和、放松的呼吸。

退出体式时，让瑜伽伸展带从双脚上滑开，双脚放在瑜伽枕两侧的地板上。将臀部抬离瑜伽枕，吸气，将瑜伽枕推离身体一些，然后将骨盆落到地板上。双腿交叉，放在瑜伽枕上，保持这个动作，让下背部适应一会儿。最

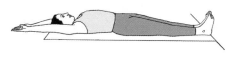

8.12A
仰卧山式开始

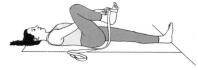

8.12B
将瑜伽伸展带套在脚上

后身体转向一侧，起身坐立。

注意事项：若练习者患有椎间盘突出或感到腹股沟内侧疼痛，就不要练习该体式。若练习者感到腹股沟内侧或下背部疼痛，可将瑜伽伸展带移开，双腿伸直，然后练习桥式肩倒立 I 式（8.9C）作为替代。

毛巾卷辅助支撑桥式中的仰卧束角式：将头部抬高，并将卷成筒的毛巾放于头部下方，这可以安抚过度活跃的甲状腺（辅助治疗甲状腺功能亢进症）。毛巾的放置方法可参照毛巾卷辅助的桥式肩倒立 II 式（8.10B）。

8.12 仰卧手抓大脚趾 I 式

Supta Padangusthasana I

益处：仰卧手抓大脚趾 I 式能够伸展腘绳肌，给盆腔关节带来灵活和自由，并减轻腿部的水分潴留。它还能够拉伸肩膀和乳房。

练习方法：在所有体式中，女性需注意，不要让腹部变得僵硬，不要从腹部发力启动腘绳肌，在整个练习中要保持腹部的柔软、放松。

将瑜伽垫短的一边靠墙放置。仰卧在瑜伽垫上，让胸腔、臀部和双脚保持在一条直线上。脚掌展开，抵住墙壁。吸气，手臂举过头顶，拇指交扣（8.12A）。其他手指伸直，大腿压地。然后交换拇指的交扣方向，换另一侧重复

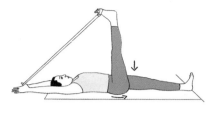

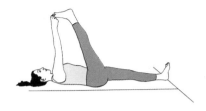

8.12C	8.12D
腿部抬高，手臂伸直过头	仰卧手抓大脚趾 I 式最终体式

该动作。

在瑜伽伸展带的末端做一个环套，右膝弯曲，将瑜伽伸展带套在右脚的跖球处（8.12B）。右手握住环套，同时将腿抬起成直角，并伸直，然后双手滑至瑜伽伸展带的底端，直至双臂伸直过头（8.12C）。

骨盆和身体躯干保持正位，观察躯干两侧是否等长。左腿向内旋转，左脚尖向上，左侧大腿骨向下压。右侧大腿上端向远离身体的方向伸展，下端落向下背部右侧。从右侧坐骨开始将骨盆右侧拉伸延长。

当练习者能够在保持骨盆中正的前提下完成该体式，即右侧臀部不要向躯干的方向倾斜，并且双腿能保持伸直的状态时，就可以用拇指、食指、中指握住大脚趾，并将大腿拉向头部的方向（8.12D）。退出体式时，右膝弯曲，松开瑜伽伸展带，将腿落回地板上。换另一侧重复练习该体式。

注意事项：练习者在经期不要练习该体式，因为腿部抬起之后的重力会施加在子宫之上，给子宫造成压力。

有些女性的腘绳肌较为灵活，因此能够轻松地将腿拉过头顶。初学者应在腿部具有了足够的力量并懂得如何保持身体正位之后，再试着将腿拉过头顶。为了避免韧带过度拉伸导致髋关节无力，抬起的腿应保持竖立姿势，并与地面垂直。

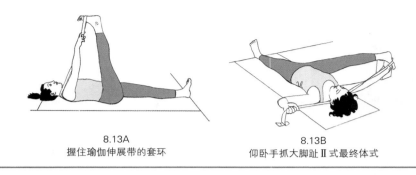

<table>
<tr><td>8.13A
握住瑜伽伸展带的套环</td><td>8.13B
仰卧手抓大脚趾Ⅱ式最终体式</td></tr>
</table>

8.13 仰卧手抓大脚趾Ⅱ式

Supta Padangusthasana Ⅱ

益处：仰卧手抓大脚趾Ⅱ式能够帮助女性维护生殖器官健康，因而有规律地练习该体式十分重要。它能让练习者更轻松地提升髋关节的灵活性，并让身体保持正位。这个体式有助于消除腹部僵紧，预防子宫肌瘤和其他腹部器官疾病的发生。它还能够增强盆腔肌肉的力量，调理内脏，提升腘绳肌和大腿内部的灵活性。

练习方法：进入仰卧手抓大脚趾Ⅰ式，用瑜伽伸展带做一个环，套在脚上（8.12B）。若练习者在保持腹部柔软，并且腰椎没有过度弯曲的前提下，能够做到腿与地面垂直，就可以进一步练习仰卧手抓大脚趾Ⅱ式。若暂时还做不到，就继续练习仰卧手抓大脚趾Ⅰ式。

将瑜伽伸展带的环套扩大一些，将右手的食指和中指也塞入环套之中（8.13A）。将瑜伽伸展带的另一端从颈部下方绕过，放在地板上。让左腿（大腿和小腿）向下压实地面，左脚脚掌展开，让脚趾下方的跖球踩实墙壁。呼气，右腿向右侧伸展，脚放在瑜伽砖上。屈右肘，让大臂贴地。左手握住瑜伽伸展带的另一端，通过瑜伽伸展带的作用，将右脚向肩部的方向拉（8.13B）。

双膝及大腿保持稳定，双膝的后侧展开。为防止身体向右侧倾斜，同

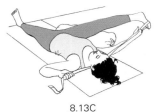

8.13C

瑜伽枕辅助仰卧手抓大脚趾 II 式

时也为了便于骨盆及躯干上部的伸展，左侧肩部、背部、骨盆都要紧贴地板。右腿从腹股沟内侧开始伸展，一直伸展到右侧脚踝。将右侧大腿收向右侧髋臼。

肩部两侧远离双耳，肩胛骨用力收入上背部。胸腔上提并展开，锁骨展开。保持颈部后侧伸展，下颌略低于前额。保持均匀自然的呼吸。要避免腰椎过度弯曲，因为腰椎的过度弯曲会给骨盆器官带来压力。

退出体式时，回到仰卧手抓大脚趾 I 式，右腿弯曲，取下瑜伽伸展带，将右腿放在地面上。换另一侧重复练习该体式。然后身体转向一侧，起身坐立，安静地将该体式带来的幸福感继续保持下去。

注意事项：若你的腹股沟有撕裂感，则停止练习该体式。

瑜伽枕辅助仰卧手抓大脚趾 II 式：若练习者经期有不适症状，如经量过多、痛经、疲劳或是膝关节内侧疼痛等，可以在大腿下方斜放一个瑜伽枕（8.13C）。不要试图在这个体式中达到自己的极限，而要在该体式中休息放松，因此练习时不应有任何压力和紧张感，并且要保持腹部肌肉处于放松状态。

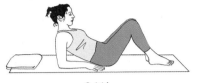

8.14A
向后仰卧

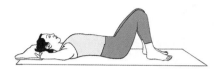

8.14B
调整毯子的位置

8.14 摊尸式
Savasana

益处：摊尸式又名平躺式。它能让身体远离紧张感，为身体"充电"。当你对肌肉和关节进行有意识放松时，你的神经就会变得平稳，头脑也会变得安宁。有规律地练习这个体式，就能学会将意识向内收，使其远离外部事务的刺激，让头脑保持舒适的状态。你可以在每次瑜伽练习的最后阶段，或在其他任何时刻练习该体式——任何你感觉能从几分钟的安宁中受益的时刻都可以练习。

练习方法：在身旁放一条能够支撑头部的毯子，调暗灯光。坐在瑜伽垫上时，双腿弯曲，双脚平放在地面上。胸腔、盆腔、两大腿内侧和两足跟的中心应位于一条直线上。身体向后仰卧，先用手肘撑地，双腿弯曲（8.14A），然后脊柱向下落到瑜伽垫上。将折叠好的毯子放于脑后，对头部和颈部进行支撑（8.14B）。

双腿依次伸直，从大腿后侧向足跟方向伸展（8.14C）。双脚向两侧自然打开，并完全放松。注意，你要让身体的重量均匀地分布在骨盆和双腿上。若身体偏向一侧，你就会受到思绪的干扰。

头部不要后倾，也不要偏向任何一侧，可以用双手重新调整头部，让其正好枕在头骨后侧的中间。轻柔地伸展头骨后侧，使其远离颈部，放松咽喉。

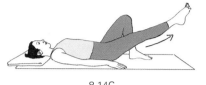

8.14C
依次伸直双腿

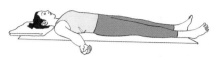

8.14D
摊尸式最终体式

肩部远离双耳，肩胛骨向两侧扩展，并平稳地贴在地面上。手臂舒适地向两侧展开，大臂和胸腔之间留出空间。大臂从肩关节窝处开始向外打开，掌心朝着天花板，双手放松，闭上双眼（8.14D）。

将身体仔细地安置好之后，接下来练习时就不要再移动身体。让身体的各个关节放松下来，让身体中的所有骨骼甚至头骨都放松下来。感受身体正受到地板的支撑。

释放脚掌和踝关节的所有压力，让小腿深处的肌肉如同液体般柔软。放松盆腔和内外生殖器官，感受腹股沟和腹部拥有广阔的空间，深邃而平静。

纵向放松脊柱，让手臂和肩部的肌肉放松地附着于骨骼上。

从发际到眉毛放松前额的皮肤，感觉头皮的柔软，让头皮变得松弛。放松双眼周围所有的细小肌肉，展开双眉之间的空间，使双眉分别向两侧扩展。将视线从外界收回，向下、向内看肚脐。

从内部放松内耳，放松鼻腔的后侧。下颌放松，上牙和下牙不再相互咬合。牙齿被包裹于牙龈中，并使它们向远离鼻子的方向延展。过度活跃的舌头意味着尚未说出的话语和过度活跃的心。放松舌头，让它轻轻地栖息在下颚之上。此刻全然放松，能量不再外放，只向内流。

更深入地进入到这个体式后，你会感觉遍布周身的毛孔都开始向内收摄。让你的大脑和身体保持静止，你的呼吸也随之变得浅而静。让自己在内在的宁静之中休息放松。

在体式中保持这一片宁静不被打扰，在你重新回到现实世界之前，安享

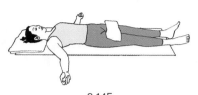
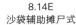

8.14E
沙袋辅助摊尸式

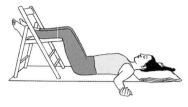

8.14F
椅子支撑双腿摊尸式

此刻。当你准备好退出体式时，先深呼吸，然后让双臂和双腿弯曲。将身体转向右侧，双膝收向胸口。头部枕在肘弯内，或是枕在毯子上。将能量收入子宫区域，在此保持片刻。之后头部弯向膝关节，向内在的自我鞠躬致礼，然后双手推地，缓慢起身，头部最后抬起。

注意事项：若练习者心神不安或是因某些外部事务受到过精神创伤，练习时可将双眼睁开。

头部包裹的摊尸式：练习摊尸式时可用纱布包裹头部或用小毛巾覆盖双眼（8.1C）。

沙袋辅助摊尸式：可将沙袋横放在大腿上端（8.14E），以此来镇静神经系统，释放身体的紧张感。这种方式还能极好地解决下背部的疼痛问题。

椅子支撑双腿摊尸式：练习者可以利用椅座的支撑来放松小腿（8.14F）。这个变式可以在经期练习，以预防腹部血液淤积，不过练习时要注意腿部不要太靠近身体躯干。该体式还能让心脏得到休息，释放腹部器官的压力，缓解下背部的疼痛感。该体式还可以在练习完后弯或支撑倒立序列之后练习，举例说来，可以在练习完支撑肩倒立 I 式和半犁式构成的序列之后练习该体式。

支撑上背部摊尸式：展开的胸腔能够放松并打开肺部和肋间的空间，为练习者练习调息做准备。在有支撑的情况下练习调息（本书中的所有调息法都是以这种方式进行的），就能够为肺部创造空间，让呼吸变得更加轻松而深入。

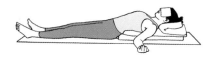

8.14G
支撑上背部摊尸式

除此之外，这个体式可以让胸腔得到扩展，这使得它成为帮助有抑郁倾向的练习者和哮喘症患者的有效方式。我的一些患有哮喘的女性学员反馈说在经前期阶段，她们哮喘的发作次数会明显增加。

将两条毯子交错放置，每条毯子叠成一个较窄的长方形，将其放在瑜伽垫前端的中央。

先坐在瑜伽垫上，然后仰卧，躺在毯子上，让毯子支撑从下背部到头部的所有区域，进入支撑上背部的摊尸式（8.14G）。女性的肋间肌位于乳房下方，伸缩度要小于男性。因此，女性想要扩张胸腔或向后旋转肩关节就要付出更多的努力。

将肩胛骨收进背部下方，让肩胛骨的底端收进胸腔，以此将胸腔向上提。前侧股骨向上提，但肩关节不要向头部上提，如此一来，乳房下方的区域就获得了更多空间。大臂从肩关节开始向外旋转，让胸腔在毯子的支撑下得到扩展。腹部放松，并向两侧展开。让头脑的理性臣服于心的智慧，倾听自己内在的声音。

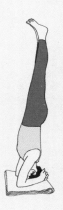

9

倒立体式：
平衡身体系统

在大部分时间里，我们都处于直立状态中：站立、行走、坐立。直立时，我们的身体被重力向下"拽"，这会加速衰老。在某种程度上，通过练习倒立体式，即瑜伽里身体颠倒的体式，就能够延缓衰老。倒立体式还能提高健康水平，并有延年益寿的作用。若大脑感到疲劳，练习倒立体式能够让大脑重新恢复精力；若神经系统过度消耗，倒置身体能够平复神经，让睡眠更加香甜。倒立体式能够给身体内的各个器官注入活力，强化消化系统，维持内脏的运行规律，增强免疫系统功能。除此之外，倒立体式还能让双腿得到充分的休息，预防静脉曲张。

现在许多女性依赖化妆品和整形手术来保持年轻美貌。瑜伽则为女性保持青春靓丽提供了更为根本的综合性解决方案——倒立体式。倒立体式促进了面部和颈部的血液循环，能够延缓身体老化，并能显著地改善练习者的外在形象。有规律练习倒立体式的女性都会拥有明媚的双眸、润泽的秀发和红润的双颊。

倒立体式给练习者带来最深远的影响是改善内分泌系统。多个内分泌腺体的平衡合作，加之内分泌系统和神经系统的平衡合作，最终才能实现每个月激素周期的健康稳定。倒立体式能够促进血液在头、颈部的内分泌腺中流动，给这些腺体带来滋养。血液循环的变化还能够更有效地向全身传达激素携带的"信息"，进而有助于促进激素分泌平衡。生殖系统的健康会因此得到加强，而经期问题也都能迎刃而解。

练习倒立体式的基本注意事项

练习本章中介绍的倒立体式时，请记得要遵循以下指导，除此以外，在单个体式中也都列有它本身的注意事项。

◇ 练习者在经期或者颈部受伤、视网膜脱落、鼻窦或耳部感染时，禁止练习倒立体式。

◇ 若练习者患有任何种类的头痛，要等到头痛症状消失之后才可以练习倒立体式。

◇ 若练习者患有腹泻，在练习前或在练习中感到恶心，都不要练习倒立体式。

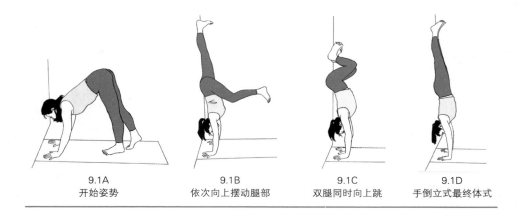

9.1A	9.1B	9.1C	9.1D
开始姿势	依次向上摆动腿部	双腿同时向上跳	手倒立式最终体式

9.1 手倒立式

Adho Mukha Vrksasana

益处：在梵语中，手倒立式的意思是"面部朝下的树式"，英文中的意思则是"用手臂保持平衡"。这是一个与站立姿势平衡互补的非常重要的体式。倒立体式能够强健肩部、手臂、手腕，并能将能量和活力带至全身各处。

练习方法：展开瑜伽垫，让短的一边靠墙。练习者面向墙壁站立，然后俯身向下，手掌放在地面上，距离墙壁约5～8厘米，两手掌之间的距离与肩同宽（9.1A）。手指分开，手掌向下压地。若手腕力量较弱，可用折叠好的瑜伽垫支撑手掌根部。双臂、双腿充分伸展，骨盆摆动，靠近墙壁，从坐骨处开始向上提起。让肩胛骨远离颈部，使其深深地向内收进上背部之中。

伴随一次呼气，一条腿向上摆动，另一条腿迅速跟上，用足跟抵墙（9.1B）。刚开始时，选择能够轻松摆上去的一条腿；熟练之后，学习用另一条腿进入体式；最后，试着让两条腿同时进入体式（9.1C）。即使第一次的尝试并不成功，也无须沮丧。这个起始的动作本身就能够为身体注入能量。有规律且反复多次地练习该体式，练习者最终一定能够成功。

进入体式之后，每根手指的指根关节要用力向下压，身体从肘关节处向上提，双肘关节彼此靠近。双脚足跟向更高的地方滑动。锁骨展开，双肩远离墙壁，肘部向墙壁移动。臀部肌肉收紧，同时上提尾椎骨和髂骨。髌骨向内收，

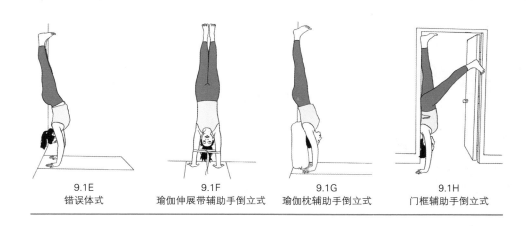

9.1E	9.1F	9.1G	9.1H
错误体式	瑜伽伸展带辅助手倒立式	瑜伽枕辅助手倒立式	门框辅助手倒立式

大腿向内旋转（9.1D），头、颈部放松。保持呼气和吸气。腰椎挺直不要塌陷（9.1E 是错误示范）。

退出体式时，让肩部和臀部保持上提的状态。手臂伸直，双腿依次放下。

注意事项：腕管综合征患者以及手臂力量无法支撑身体重量的人不要练习该体式。

瑜伽伸展带辅助手倒立式：若手臂无法保持伸直，练习者可以用瑜伽伸展带环绕双臂；若前臂处弯曲，可以将瑜伽伸展带固定在肘关节下方；若大臂弯曲，练习者可以将瑜伽伸展带固定在肘关节上方（9.1F）。

瑜伽枕辅助手倒立式：若练习者在这个体式中很难将身体抬起，可以在瑜伽垫上靠墙竖着放置一个瑜伽枕。向上摆腿（两条腿同时进入体式）的时候，头部抵在瑜伽枕上，借助这个反作用力，练习者就能够掌握提起身体应该使用的力道（9.1G）。当你借助瑜伽枕让体式的进入变得轻松之后，练习时就可以撤掉瑜伽枕。

门框辅助手倒立式：若你刚开始练习该体式或不会跳进体式，或手臂力量不足时，可以用门框辅助。这个变式能让你逐渐熟悉倒立体式的要领，并增强手臂和手腕力量，为靠墙练习做好准备。

面向门框的侧面，俯身向下，手掌放于门框两侧的地面上，让双手距离与肩同宽。手掌中指朝正前方（以中指的方向为准）。手掌向下压，手臂伸直。将骨盆向上提，让门框支撑后背。

双脚踩着对面的门框向上走。注意不要踩在门上，因为门是可以活动的，如果

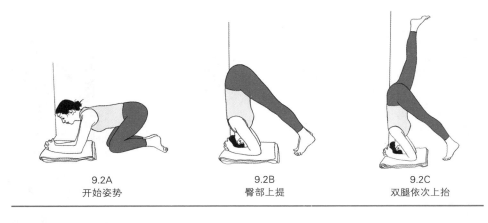

9.2A	9.2B	9.2C
开始姿势	臀部上提	双腿依次上抬

双脚踩在门上可能造成身体的移动。肩部上提，尾骨远离腰部后侧，并向上收。充分伸展双腿（9.1H）。退出体式时，保持双臂伸直，双脚再次踩着门框走下来。

9.2 支撑头倒立式

Salamaba Sirsasana

　　益处：支撑头倒立式可以为练习者提供诸多益处。该体式有"体式之父"之称，它能够为生命注入活力，但它最基本的益处是促进头部和几个重要的腺体——脑垂体、松果体、下丘脑的血液循环。这个体式让氧气充盈头脑，进而缓解疲劳，提升专注力，增进智力。支撑头倒立式还能够加强各个感官的功能。举例说来，支撑头倒立式能够改善视力，增强呼吸功能，促进血液循环。除此之外，该体式还能够让子宫恢复正位。有规律地练习支撑头倒立式能够帮助练习者提升自信心、增强意志力、稳定情绪。支撑头倒立式结合支撑肩倒立 I 式（9.3F）、犁式（9.6B）、椅子辅助桥式肩倒立 I 式（9.3M）共同练习，将有助于维持月经周期的平衡和健康。

　　练习方法：练习者应先靠墙练习支撑头倒立式，直到锻炼出能够稳定而安全地保持在该体式中所需的力量和平衡性为止。将瑜伽垫对折两次，靠墙放置。将一条毯子（与瑜伽垫同高）放在瑜伽垫上，以增加铺垫物的高度。

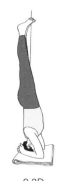

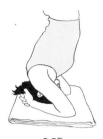

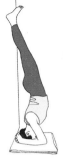

9.2D
支撑头倒立式最终体式

9.2E
错误示范

9.2F
错误示范

面朝墙壁跪立。

肘关节放在毯子上，肘关节之间的距离与前臂的长度相等。手指交扣，双手掌呈"碗形"，手掌外缘放在瑜伽垫上，手指关节轻触墙壁。手掌与地面垂直，让肘关节置于肩关节正下方（9.2A）。

头部放在瑜伽垫上，让头部后侧与手掌接触，头顶中央着地（不要用头部后侧去保持平衡，否则将压迫颈椎和颈部肌肉）。腕骨外侧和前臂稳定地压实地面，肩部上提，远离地面。双腿伸直，臀部向上提，双脚向头部的方向移动，直到脚尖点地、膝关节后侧完全伸直为止。臀部提起，靠向墙壁，但注意上背部不要接触墙（9.2B）。

肩胛骨展开，相互远离，并深深地收进上背部。双腿依次向上摆动（9.2C），并将双脚抵墙（9.2D）。随着练习者的力量和自信心的增强，可以试着将双脚远离墙壁，且每次离开墙壁的距离都比上一次增加数厘米，直到你完全不用墙壁支撑就能保持平衡为止。

支撑头倒立式的成功完成取决于你能否掌握以下两个技巧：一是让身体向上提，远离颈部和肩部；二是保持脊柱完全处于正位。若腰椎向前塌陷，并压迫进腹部区域，那么这个错误动作所带来的压力将由子宫和卵巢承担，这就会导致该区域的僵硬和紧张（9.2E是错误动作示范）。

将腰椎向上提，收紧臀部肌肉，尾骨收向耻骨，并向脚掌的方向上提。从膝关节开始将身体向上提，以避免产生"香蕉形"的体式（9.2F是错误动作示范）。大腿向内旋转。

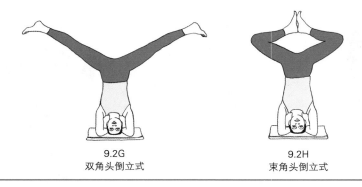

9.2G
双角头倒立式

9.2H
束角头倒立式

退出体式时，小腿内侧上提，双脚并拢。从足跟内侧和跖球内侧开始向上伸展，脚趾向下卷。双腿应感到紧实且坚强有力，这一点在所有的倒立体式中都一样。

随着有规律的练习，支撑头倒立式将变得稳定而轻盈。当身体的左右两侧甚至包括头骨都能够保持均匀平衡时，头脑也就变得平静而专注。

靠墙练习时，要保持肩胛骨上提，并稳固地压住后侧肋骨。体式结束时双腿弯曲落下。

若练习者能够做到远离墙壁，并且上背部不会塌陷，那么退出体式时双腿可伸直落下。

注意事项：若练习者肩部或颈部有伤痛，或患有高血压、偏头痛，则不要练习该体式。女性经期也不可以练习支撑头倒立式，要等到经期彻底结束后方可练习。同样，若是从时间上算经期已经结束，但是在练习完支撑头倒立式后的 1 小时内又有经血排出，即说明经期尚未结束，仍要等待经血排净后才可以练习。若原本经血已经停止排出，但是在练习完支撑头倒立式 5 小时后又有经血排出，这很有可能是最后的经血。

练习完支撑头倒立式后，一定要用支撑肩倒立 I 式（9.3F）来进行平衡。这两个体式一起练习时，能够让内分泌系统和谐运作，并能让头脑体验到清晰感和冷静感的完美结合。若草率地进行支撑头倒立式的练习，可能会造成对颈部的压迫，因此强烈建议初学者在合格的老师的辅导下练习该体式。

双角头倒立式：这个变式能够拉伸和锻炼骨盆底肌肉、盆腔器官以及腹股沟区域。它为内部生殖系统和外部脏器提供了充足的新鲜血液，还能帮助异位或下垂的子宫恢复正位。经期结束3天后练习该体式，让子宫从经期受到的压力中复原。由于该变式减轻了对肩部的压力，因此练习者可以在双角头倒立式中保持更长的时间。

从支撑头倒立式开始，双腿大大地分开，从脚踝内侧开始向远处伸展（9.2G）。脚趾朝外，向身体两侧伸展，并保持每根脚趾都是分开的。不断地将肩部向上提，将肩胛骨收进背部。将骨盆调整至正位，让骨盆的前侧和后侧都保持正直。骶骨向上提，尾骨向内收。该体式练习结束之后，可进入下一个变式——束角头倒立式（9.2H）。

束角头倒立式：这个变式能够促进盆腔区域的血液循环，还能够锻炼并滋养盆腔器官和外生殖器官。该体式可以缓解膀胱炎和便秘，减少白带，还能够放松子宫，有助于子宫在经期后得到修复。此外，它还能帮助异位及下垂的子宫复位，并能够预防子宫肌瘤的形成。这个变式让肩部的压力有所减轻。练习支撑头倒立式时，可以通过练习束角头倒立式和双角头倒立式这两个变式来稍事休息，这样练习者可以保持更长的倒立时间。

保持从腹股沟内侧开始向膝关节的伸展，尾骨收进骨盆，双膝弯曲，双脚脚掌相对（9.2H）。注意，腰椎不要向腹部塌陷，胸腔不要向上背部塌陷，而骶骨要向上提。臀部肌肉用力，同时保持腹部柔软。腹股沟展开，两大腿内侧彼此远离，双膝关节彼此远离。双脚脚掌贴在一起，足跟向内收，使其位于会阴正上方。退出体式时将双腿收回中心，回到双角头倒立式。

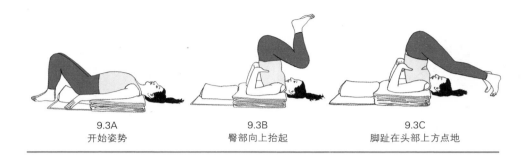

| 9.3A | 9.3B | 9.3C |
| 开始姿势 | 臀部向上抬起 | 脚趾在头部上方点地 |

9.3 支撑肩倒立 I 式
Salamba Sarvangasana I

益处： 练习支撑肩倒立 I 式的人能够从这个体式中获得一种温柔的力量。此体式有"体式之母"之称，它能够帮助我们保持身体健康，并让我们天性中耐心与平和的一面得以展现。

支撑肩倒立 I 式能够增加咽喉和胸部的血液供给，滋养并平衡甲状腺和甲状旁腺，同时还能够缓解鼻腔、咽喉和胸腔的问题。另外，该体式有助于让异位或下垂的子宫恢复正位，并稳定血压，让练习者免受月经紊乱的困扰。支撑肩倒立 I 式有助于身体排毒，结合自身变式以及其他倒立、前屈体式共同练习该体式，就能够缓解便秘。支撑肩倒立 I 式具有舒缓神经的功效，并且能够稳定情绪。练习该体式之后，即使仅仅是几分钟的练习，也能让人感到精神振奋，心情平和宁静。

练习方法： 在本书中，我们通过犁式（9.6B）来进入和退出支撑肩倒立 I 式。将瑜伽垫对折两次，再将 3 条毯子分别叠好，让毯子都与瑜伽垫同宽。先将毯子整齐地摞在一起，边缘对齐，再将摞好的毯子放在瑜伽垫上方。这种支撑十分重要，它能够保护颈部，避免下颌挤压胸部。另外，同在平地上练习相比，这种支撑还能帮助上背部更有力地向上提。

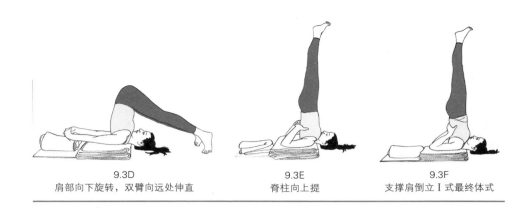

9.3D	9.3E	9.3F
肩部向下旋转，双臂向远处伸直	脊柱向上提	支撑肩倒立 I 式最终体式

在毯子的另一端再放置一条折叠好的毯子，如此能让练习者更加轻易地向上进入体式中，在退出体式，身体落回时，它也能够提供柔软的支撑。坐在折叠好的毯子上，向后仰卧，双肩距离毯子边缘 5～8 厘米。头部后侧放在地板上。手臂放于身体两侧，掌心冲着地板（9.3A）。

上臂稳稳地压实毯子，肩胛骨向下滑动，远离颈部。双膝弯曲向上，放于胸前，然后手肘弯曲，双手支撑背部，吸气，臀部摆动并向上提，直到身体躯干与地面完全垂直为止（9.3B）。将大脚趾放在头部上方的地板上，慢慢地将双腿伸直（9.3C）。

用肩关节顶端支撑身体，手指交扣，掌心朝着背部，手臂伸直，远离头部（9.3D）。大臂和肩部先偏向左侧，将右肩压在身体下方，再偏向右侧，将左肩压在身体下方，通过这种方式将大臂和肩部向内收。大臂外侧压实地板，交换双手手指交扣的方向，然后重复一次刚才的动作，再一次将双手放于身后。腹股沟内侧和坐骨向上提，以此在骨盆上创造向上的空间，这样腹部和胸腔就不会受到挤压。

现在开始进入支撑肩倒立 I 式：初学者练习时，双腿依次向上抬起，并让身体从肩部到足跟，完全垂直于地面。随着练习的深入，双腿可以屈膝，上弹进入体式。最终，当后背能够做到有力地挺直之后，就可以伸直双腿进入该体式。

通过维持躯干和双腿的上提状态，练习者可以在这个体式中保持活跃和敏锐。大臂向下压实地面，双手将脊椎向上托（9.3E）。尾骨向骨盆内收，而骨盆平稳地保持在肩部正上方。两大腿向内旋转，并从脚踝内侧开始向上伸

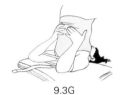

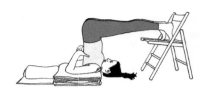

9.3G	9.3H
瑜伽伸展带辅助支撑肩倒立Ⅰ式	椅子辅助，脚趾落在椅座上

展，进入最终体式（9.3F）。

女性的臀部和大腿的重量往往比男性更重一些，因此在支撑肩倒立Ⅰ式中最先感到疲倦的部位很可能就是腰椎。为了避免背部弯曲，可将双手向肩胛骨的方向移动，同时将脊柱尽量向上提。从脚踝内侧开始伸展双腿，让这种伸展一直延伸到腰椎。这一体式能够强健腹腔器官。练习时保持双眼的宁静（不要一直盯着天花板）和咽喉的放松。退出体式时，双腿回到犁式（9.6B）中的位置。初学者退出体式时要让双腿依次落下。

注意事项：若练习者处于经期，或者颈部和背部有任何伤痛以及有腹泻症状时，不可以练习该体式及其变式。高血压患者应先练习3～10分钟半犁式（9.8D），然后才可以尝试该体式。若练习者患有偏头痛或紧张性头痛，则须等到疼痛结束之后才可以练习该体式。

瑜伽伸展带辅助支撑肩倒立Ⅰ式：练习者熟悉了支撑肩倒立Ⅰ式的做法之后，就可以利用瑜伽伸展带环绕双臂来辅助练习该体式。这种做法有助于维持肘关节和肩关节的正位，能让练习者更有力地将背部向上提起。

将瑜伽伸展带做成一个环套，使其与肩部同宽，并固定其长度。练习者坐在毯子之上，一只手臂套在环套之中，让环套位于手肘处。仰卧在毯子之上，将瑜伽伸展带压在身下。上背部和骨盆向上抬离地板，另一只手臂滑进瑜伽伸展带的环套之中。双腿向上摆动，进入犁式（9.6B），之后如图所示，完成瑜伽伸展带辅助支撑肩倒立Ⅰ式（9.3G）。

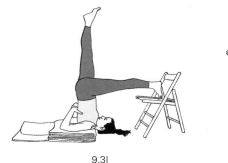
9.3I
椅子辅助，双腿依次上抬

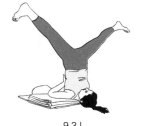
9.3J
双角肩倒立Ⅰ式

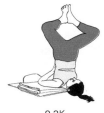
9.3K
束角肩倒立Ⅰ式

椅子辅助支撑肩倒立Ⅰ式：初学者可以在与腿等长的位置处，面朝毯子放置一把椅子，然后将脚趾落在椅座之上（9.3H）。进入体式时，双腿依次向上抬起（9.3I）。肩部应位于毯子边缘内约2.5厘米处，若练习过程中肩部从毯子上滑落，深呼吸后将身体落下。然后将肩部向毯子内移动一点，再重新开始该体式。

双角肩倒立Ⅰ式：双角肩倒立Ⅰ式能够让子宫放松，并能够帮助子宫从经期的损耗中恢复过来。该体式还能增加髋关节的灵活性。从支撑肩倒立Ⅰ式开始，然后双腿向两侧大大地分开，并充分伸展。髋骨向上提，从足跟和跖球处开始向远处伸展。将脚趾向两边转，并向练习者的方向弯曲。保持骨盆端正、挺直，骶骨向上提，尾骨收进骨盆之中（9.3J）。

束角肩倒立Ⅰ式：束角肩倒立Ⅰ式能够放松子宫，消除盆腔各关节的僵硬感，并有助于缓解便秘。从双角肩倒立Ⅰ式开始进入体式，然后双膝弯曲，脚掌相对。骶骨向上提，尾骨向内收入骨盆，以此确保骨盆保持正位。双脚脚掌用力压实，双膝相互远离（9.3K）。退出体式时，双腿向上伸直，回到双角肩倒立Ⅰ式中。

椅子辅助桥式肩倒立式：这个体式能够对肾上腺产生有益的刺激，进而刺激其他腺体，促进激素产生。它还有助于子宫内膜异位的恢复，并且能促进盆腔的血液循环，提升免疫系统功能。

将3条或3条以上的毯子分别叠成瑜伽垫的1/4大小，然后摞在一起。将

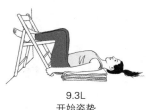
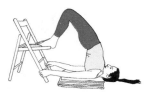
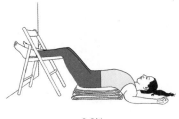

9.3L	9.3M	9.3N
开始姿势	椅子辅助桥式肩倒立式最终体式	身体落下

一把椅子背靠墙放置，再将摆好的毯子放在地板上，距离椅子约10厘米远，毯子对折整齐的一边向外。向后仰卧在毯子上，肩膀的位置距离毯子边缘约2.5厘米，双腿放在椅座上（9.3L）。双手握紧椅子的前腿，双脚放在椅子两侧，吸气，然后将骨盆向上抬离地板。双脚踩在椅座上，朝自己身体的方向挪动，足跟靠在椅座边缘，两条大腿保持平行。将一侧肩膀抬起，向下、向内收，然后将其放在毯子上，注意让肩部顶端撑在毯子上，接着让另一侧的肩膀完成同样的动作。

大臂向下压，将骨盆再抬高一些，肩胛骨用力收进背部，直到肋骨后侧完全垂直于地面。胸腔展开，胸骨靠近下颌。大腿后侧向臀部收，脚趾展开，双脚踩实椅座边缘，然后向上提，感受身体前侧的打开和伸展，随着脊柱不断深入地收进背部，身体前侧会得到更多的支撑（9.3M）。

退出体式时，双手松开椅子。让骨盆落回到毯子上，双脚穿过椅背，滑向椅子后侧。背部平躺在毯子上，将小腿放在椅座上休息几分钟（9.3N）。然后身体转向右侧，起身坐立。

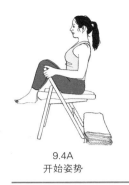

9.4A
开始姿势

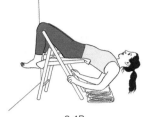
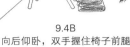

9.4B
向后仰卧，双手握住椅子前腿

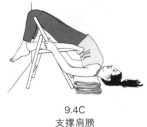

9.4C
支撑肩膀

9.4 支撑肩倒立Ⅱ式

Salamba Sarvangasana Ⅱ

益处： 肩倒立的这个变式几乎无须使用肌肉力量，练习者可以在如经前期这样能量水平较低的时候练习该体式。对于初学者而言，该体式中的辅助方法能够帮助她们在这个体式中保持得更久。它还能够让练习者专注于如何将肩胛骨收回背部，只要做到这一点，就能够打开胸腔，促进血液循环，还能够让生命能量在胸部区域充分流动。除此之外，该体式还能够让盆腔内的器官向脊柱的方向收并远离骨盆底，还有助于消除炎症，减轻下腹部的压力。支撑肩倒立Ⅱ式对手术后及大病后的身体康复非常有益。

练习方法： 在距离墙壁约60厘米处放置一把椅子，椅背朝着墙壁。将毯子折成细长条，放在椅子腿处，让毯子对折整齐的一侧朝外。将瑜伽垫折叠后放在椅座上，盖住椅子前侧边缘。

面朝墙壁，跨坐在椅子上，握住椅背两侧，然后依次将双膝搭在椅背上（9.4A）。身体慢慢向后并向下降，同时双手下滑，握住椅子的前腿（9.4B）。轻轻地将双肩落在毯子上（9.4C），让头部后侧（不是头顶）落在地板上。双手穿过椅子，握住椅子的后腿。双腿依次伸直，足跟抵墙，双脚内缘并拢，用椅座支撑骨盆后侧（9.4D）。

肋骨后侧向上提并收紧，胸骨贴近下颌，转动肩膀，将它压在身体下方，

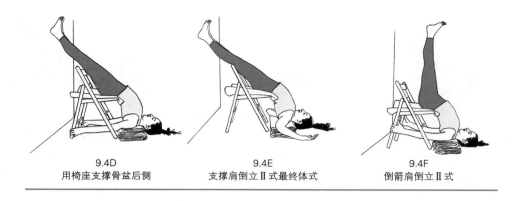

9.4D	9.4E	9.4F
用椅座支撑骨盆后侧	支撑肩倒立Ⅱ式最终体式	倒箭肩倒立Ⅱ式

胸腔展开。若在这里感到安全，就可以将手臂从椅子中抽出，放于身体两侧（9.4E）。否则的话，就一直握住椅子的后腿。

退出该体式时，双膝弯曲，双脚放在椅背上，臀部滑下椅子，落在折叠好的毯子上。小腿放在椅座上，下背部向地板沉降，腹部完全放松，保持这个姿势休息一会儿。然后身体转向右侧，双手推地起身。

注意事项：初学者可以先请老师帮助自己进入该体式，等到你获得足够自信，掌握进入该体式的技巧之后再自行练习。练习者在经期不要练习该体式，若有头痛症状，无论是何种原因引起的，都不要练习该体式。若练习者在练习该体式时从毯子上滑落，就将身体落下，做一次深呼吸，然后重新开始。

倒箭肩倒立Ⅱ式：这个变式为肋骨后侧的大幅上提提供了可能，而肋骨后侧的上提能够促进胸腔上部和乳房区域的血液循环。这个体式还能够放松咽喉，降低血压。

进入支撑肩倒立Ⅱ式，利用椅座稳固地支撑骶骨。双腿上抬，让身体垂

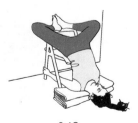

9.4G
束角肩倒立Ⅱ式

直于地面（9.4F）。将肋骨后侧向上提起，并向胸骨方向移动，然后展开胸腔。双脚并拢，从足跟和跖球的内缘开始伸直双腿。

束角肩倒立Ⅱ式：若在倒箭肩倒立Ⅱ式中，下背部感到有压力，那么练习这个变式就能消除下背部的压力，放松腹部。双膝弯曲，向两侧打开，脚掌并拢。将双脚外缘放在椅背处（9.4G）。

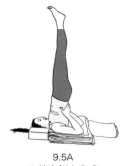

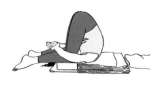

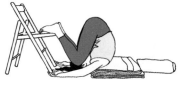

9.5A	9.5B	9.5C
支撑肩倒立 I 式	膝碰耳式最终体式	椅子辅助膝碰耳式

9.5 膝碰耳式

Karnapidasana

益处：膝碰耳式能够缓解在进行支撑肩倒立 I 式时可能产生的下背部疼痛，还有助于练习者感官内收，不受外部干扰。另外，便秘患者也能从该体式中受益。

练习方法：按照练习支撑肩倒立 I 式的方式进行准备，即将瑜伽垫对折两次，再将毯子折至与垫子同宽。将两块瑜伽砖纵向平放在头部位置的两侧，进入支撑肩倒立 I 式（9.5A）。然后双膝弯曲，将膝关节放置在头部两侧的瑜伽砖上，双手环绕双腿（9.5B）。在这个体式中保持一会儿，可将上背部拱起，全身放松，安静地臣服在这个体式之中。背部的不适感消除之后，可再次回到支撑肩倒立 I 式中。

注意事项：对这个体式并不熟悉的练习者或不确定自己的颈部是否能够承担身体重量的练习者，可以在刚开始练习时用双手扶住背部。

椅子辅助膝碰耳式：若练习者利用椅子辅助练习犁式（9.6D），可将脚趾放在椅座前侧，进入椅子辅助膝碰耳式（9.5C）。这种做法无法让练习者深入地进入该体式，但却能够快捷有效地缓解下背部疼痛。

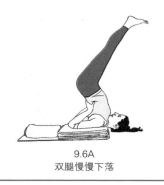
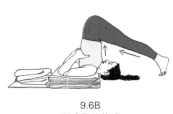

9.6A	9.6B
双腿慢慢下落	犁式最终体式

9.6 犁式

Halasana

益处：犁式要求练习者将身体特别是脊柱用力向上提起，同时扩展胸腔，这两点使得犁式成为一个功能强大的体式。它能够修复盆腔器官，减轻膀胱炎症状，帮助异位的子宫恢复正位。该体式还能够缓解疲劳，使人镇静，稳定血压。另外，犁式能够平衡内分泌系统，保护练习者使其不受经期问题的困扰。除此之外，它还能够促进面部肌肉和皮肤的血液循环，减少皱纹、压力，以及水分流失带来的衰老迹象。

练习方法：从辅助肩倒立Ⅰ式进入体式，保持双腿伸直，脊柱挺直（9.6A）。双腿向下放于脑后的地面上，双脚向头部方向移动，骨盆向后倾斜，脊柱尽量做到与地板垂直。双手进一步向肩胛骨的方向挪动，胸骨向内收。这样做将有助于练习者将胸骨收向下颌（9.6B）。将腹股沟向上提，以此拉伸侧腰；将髋骨向上提，以此保持大腿的活跃。

退出体式时，若练习者使用瑜伽伸展带练习，就先松开瑜伽伸展带，然后双脚朝头部移动。双手支撑背部，双膝弯曲，背部沿着脊柱一节一节地落回地面。身体转向右侧，保持几次呼吸，休息一会儿。将左手放在地板上，保持头部不要抬起，然后左手推地，起身坐立。

注意事项：若练习者处于经期，颈部有伤或肩部有任何问题时，不要练

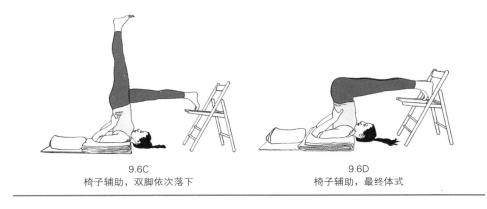

9.6C
椅子辅助，双脚依次落下

9.6D
椅子辅助，最终体式

习犁式及其所有变式。若练习者有头痛症状，无论是何种原因引起的，都要等到疼痛减轻之后才能练习该体式。若练习时你感到颈部不适甚至有疼痛感，可能是因为颈部承担了太多重量，此时可将手再向下方挪动，并用力将脊柱托得更高。练习者还可以将双脚放在椅子上进行练习。如果这些做法都无法减轻练习时的不适感，就停下来，再多摆一条毯子。

椅子辅助犁式：初学者可依次将脚落在椅座之上（9.6C，9.6D）。退出体式时，双脚挪到椅子边缘，再通过犁式中描述的方式退出体式。

双角犁式：除了拥有犁式所具有的益处之外，双角犁式还可以维护阴道区域的健康，并能够辅助治疗痔疮。由于这个体式能促进子宫的血液循环，因此它有助于经期后的身体修复。双角犁式还能够强健背部肌肉，帮助下垂或异位的子宫回归原位，拉伸并舒展腿部腘绳肌。不过，女性在经期不可练习该体式。

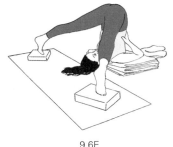

9.6E
瑜伽砖辅助双脚犁式

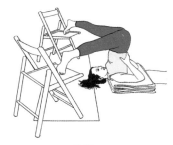

9.6F
椅子辅助双脚犁式

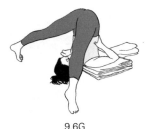

9.6G
双角犁式最终体式

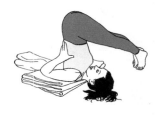

9.7A
侧犁式最终体式

从犁式开始进入该体式，若练习者在练习犁式时需要辅助，那么练习该体式时就需要再多加一张瑜伽垫和两块瑜伽砖（9.6E）或多加两把椅子（9.6F）。辅具的正确使用方式是要让练习者在体式中舒适地将足尖放在辅具之上，同时不会将背部拱起。

将双腿大大地分开，让脚立起来（9.6G）。保持脊柱向上挺直，同时双手帮助肋骨后侧用力上提。大腿上侧向远离头部的方向收，伸展并打开大腿后侧，双腿从足跟开始向远处伸展，从坐骨开始向上提。腿部后侧的中线应对着天花板。退出体式时，双脚并拢。

9.7 侧犁式
Parsva Halasana

益处：有规律地练习支撑头倒立式（9.2D）、支撑肩倒立 I 式（9.3F）和犁式（9.6B）有助于缓解便秘。侧犁式也是锻炼结肠的有效方法。这个体式能够增强脊柱的柔韧性，并能够促进乳房的血液循环。

练习方法：当你在地面上练习双角犁式（9.6G）能够保持躯干挺直且双腿伸直之后，就可以练习侧犁式了。该体式从犁式（9.6B）开始进入，左手肘向下压，双脚尽量向右侧伸展（9.7A）。保持双腿并拢，并用双手支撑躯

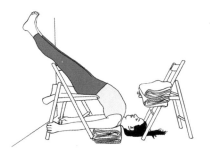
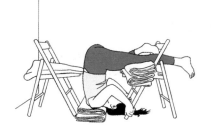

9.8A
以支撑肩倒立 II 式开始进入半犁式

9.8B
双腿穿过椅背

干，保持躯干向上提，双腿伸直。右侧大腿向内收入髋臼，以保持双脚彼此平行。双膝和大腿中线应正对地面。双手辅助肋骨后侧向内收，并将右侧身体躯干向前推。胸腔和腹部扭转，远离双腿。感受身体躯干转向右侧时，在左侧胸部创造了多少空间。双脚挪回中心，再换另一侧练习。退出体式时，双脚挪回中心，双臂伸直，越过头顶，身体滚动，退出体式。

注意事项：不要在经期练习该体式。

9.8 半犁式

Ardha Halasana

益处：半犁式能够为肾上腺注入能量，并让身体、大脑和双眼得到充分的休息。它还具有缓解经前期疲劳和紧张的功效。该体式同前屈体式共同练习时，有助于缓解背部疼痛，以及缓解偏头痛（练习时需将双眼闭合）。高血压患者在进入支撑肩倒立 I 式（9.3F）之前应先练习半犁式至少 5 分钟。这个体式能够消除腹部的僵紧和压力，还能迅速恢复练习者的精力。

练习方法：如果是从支撑肩倒立 II 式进入半犁式，可以预先在第一把椅子正对面再放置一把椅子（9.8A）。若练习者身体躯干较长，可在第二把椅子的椅座上放几条折叠好的毯子，增加高度。双膝弯曲过头，双腿穿过椅背

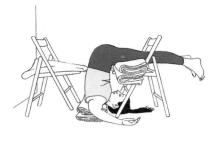

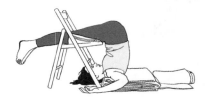

9.8C
从支撑肩倒立进入半犁式最终体式

9.8D
半犁式最终体式

（9.8B），让大腿在毯子上放松（9.8C）。

如果练习者不是从支撑肩倒立Ⅰ式或Ⅱ式进入半犁式的话，可以仰卧，在肩部下方垫3条折叠好的毯子，在臀部下方垫一个比较厚的毯子卷，将头部放于椅子下方。双膝弯曲向上，放于椅座上，依次调整双腿穿过椅背。将椅子朝自己的方向拉，让椅子腿靠着毯子，让椅座位于头部正上方，双腿向远处移动，同时保证大腿得到充分的支撑（9.8D）。随着练习的深入，上述的调整方法将变得十分容易。无论是通过何种方式进入体式的，若练习者从毯子上滑落，都要将身体落回地面，让肩部离毯子的边缘更远一些，然后重新开始。

尽管有毯子作为支撑，若练习者仍然感到颈部压力太大，那就可以再加一条毯子（放在椅座上），或者让胸骨距离头部稍远一点儿，也可以将双腿再向远处滑动2.5厘米。上述这三种调整方式练习者可选择其中的一种或几种进行调整。

练习中，手臂放在椅子外侧的地板上并完全放松。让你的整个身体都在

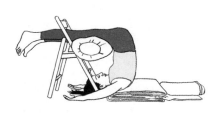

9.8E
支撑半犁式

这个体式之中得到放松，双眼和嘴部周围的肌肉放松，背部肌肉也放松。让头顶远离颈部，并放松咽喉。保持柔和而平稳的呼吸。伴随呼气结束，止息片刻，等待呼出的气体消失在地平线处，再平稳而自然地吸进气体。

如果要从这个体式进入支撑肩倒立Ⅱ

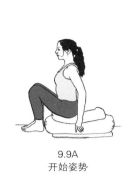

9.9A
开始姿势

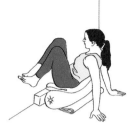

9.9B
双腿上抬，贴靠墙壁

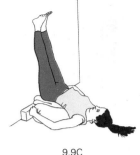

9.9C
大腿向墙壁挪动

式，那么可轻轻地将双腿从练习半犁式用的椅子上抽出，双脚放在支撑肩倒立Ⅱ式所需的椅子上，然后向下滑动。如果不再继续练习支撑肩倒立Ⅱ式，则可依次将腿向后撤，离开椅子，然后蜷身，回到地面。

注意事项：经期以及颈部和肩部有任何问题的练习者不要练习半犁式及其任何变式。

毛巾卷辅助半犁式：想要缓解偏头痛的练习者，以及想要缓解甲亢症状的练习者，可以像练习桥式肩倒立Ⅱ式（8.10A）一样，在头部的枕骨下方放置一个毛巾卷（8.10B）。

支撑半犁式：在这个体式中，将大腿抬得更高一些能够减轻对腹腔的压力，患有子宫肌瘤的练习者能够从中受益。把一个瑜伽枕横放在椅座上，双脚略分开，让大腿在瑜伽枕上放松（9.8E）。

9.9 倒箭式

Viparita Karani

益处：倒箭式是一个蕴含惊人力量的体式，它能帮助血液从腿部流回心脏，还有助于全身淋巴液的循环。这个体式能够缓解因压力过大带来的头痛症状，稳定血压，还有助于减轻月经紊乱带来的不适。该体式还能减轻下背

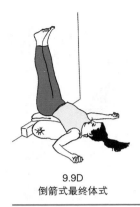

9.9D
倒箭式最终体式

部的不适感，并有助于消除腹部区域的酸痛感和炎症。不过并不是只有腹部脏器有炎症的练习者才能享受这个体式的益处，在某个序列练习的最后放松时刻，或你想放松身体时都可以练习这个体式。

练习方法：保持在倒箭式之中并不需要耗费力气，不过想要优美地进入该体式却需要技巧和练习。将两块瑜伽砖横着靠墙放置，两者间距约 90 厘米，再将一个瑜伽枕横着靠在瑜伽砖上。在瑜伽枕上端放置几条折叠好的毯子，调整其高度，使其足以支撑肋骨后侧，帮助胸腔展开。练习者的躯干越长，需要放置的毯子就越多。

将瑜伽垫对折 3 次之后，一半塞入瑜伽枕下，这样瑜伽垫的前侧会翘起一点儿，就能够为胸腔提供更加稳定的支撑，帮助胸腔更好地向上提。

练习者侧身坐在毯子上，让臀部一侧贴在墙上（9.9A）。双手放在身后的地板上，从盆腔开始旋转，双腿向上，贴在墙壁上（9.9B）。

躯干仰卧在辅具之上，肩部上端落在地板上。挪动身体，让大腿后侧靠近墙壁（9.9C），双手放于身体两侧（9.9D），完全放松。

退出体式时，双膝弯曲，脚掌踩着墙壁，身体向后滑动，双腿盘起来放在辅具上，保持一会儿。然后身体转向一侧，双手推地，起身坐立，最后将头部抬起。这样的起身方式可以保证你的平静状态不会受到干扰。

注意事项：经期不要练习该体式。

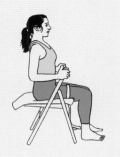

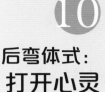

后弯体式：
打开心灵

瑜伽在近些年迅速流行起来的原因之一，也许就是它能帮助人们缓解抑郁症状。抑郁给人们带来种种痛苦，并已在美国"泛滥成灾"。我们的快节奏文化以及对金钱、地位、名誉的崇拜已经将我们带离自然本性。这种文化将人与人分离开来，让我们变得孤僻内向而又充满焦虑。

瑜伽哲学中的许多精辟见解有助于我们连接真实的自我，并疗愈孤独。其中之一就是法——达摩（Dharma），它是命运与职责的结合。我们每个人生来都带有服务他人的精神，有的人在这种精神的推动下成了行动主义者，有的人成了商人，还有的人走上了灵性道路或是做出了具有开创性的事业。所以你要尊重自己的达摩带来的满足感，以及内在的连接感。当一个人发挥自己的独特天赋服务于他人时，你能从他的脸上看到平和。

瑜伽体式通过改变大脑和身体中的化学平衡来疗愈心灵。头脑、身体、情感以及精神这四者紧密交织在一起，因此在保持身体和精神健康时，将这些存在分割开来远不如将其看作一个整体的效果好。低自尊感、习惯性焦虑和抑郁在身体层面的对应就是沉落的肩部、塌陷的胸膛、紧张的下颌以及低能量的状态。这是双向的——无力的身体或糟糕的健康也同样会对内心产生负面作用。

瑜伽体式大致可以归为几类，每种类别都能对心灵产生深刻的影响。后弯体式能够振奋精神，它们打开胸腔和心灵，引导思想向外。因此，后弯体式会让你感到积极向上、内心充实。它们还能保持脊柱的柔韧性，提升活力和生命能量。

后弯体式还能为生殖系统注入能量，甚至可以解决因一直隐忍而难以表达或根本无法表达的强烈情绪而导致的闭经问题。后弯体式可以缓解盆腔区域的紧张感，并且能够促进子宫、卵巢、输卵管的血液循环，进而增加对这些器官的氧气和营养供给。后弯体式促进血液循环的功效在细胞层面也具有很大的作用，它能够疏通阻塞的能量，激活休眠的性能量，并且缓解痛经，以及解决其他可能出现的经期问题。

练习后弯体式的基本注意事项：

练习本章中介绍的后弯体式时，请记得要遵循以下指导，在单个体式介绍中也都列有它本身的注意事项。

◇ 如果练习者还不熟悉后弯体式，那么刚开始的时候要小心谨慎。稳定情绪是练习瑜伽能收获的极具价值的回报。然而初学者在练习后弯体式之后可能会感到过度兴奋。为了平衡后弯体式带来的效果，后弯体式应被放在一个包含各种类型体式的序列中并坚持练习。

◇ 躁郁症患者不要在狂躁症状出现的时候练习后弯体式，因为它会让患者更加狂躁。此时可用站立体式替代后弯体式。

◇ 关注月经周期的状态与瑜伽练习之间的密切联系，而且这种觉知性在后弯体式中尤为关键。身体的灵活性会随着激素的波动而波动。有时身体柔软，能量水平高，后弯体式做起来会更加容易；而有时练习者会感到身体僵硬，所以要花更长的准备时间才能进入体式。卧英雄式、拜日式、巴拉瓦伽式以及所有的站立体式都是能让身体变热的体式，都有助于为练习后弯体式做好准备。

◇ 经期及经期后 3 天内不要练习太耗体力的后弯体式。

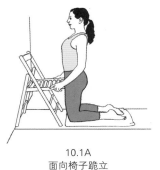
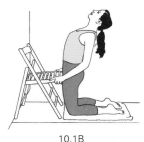
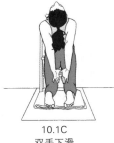

10.1A	10.1B	10.1C
面向椅子跪立	胸部向上提	双手下滑

10.1 骆驼式

Ustrasana

　　益处：骆驼式能够振奋精神，能够灵活肩部和踝关节，并能消除脊柱的僵硬感。它还能打开胸腔，为胸腔注入能量，提升人的精神状态。骆驼式还能够强健盆腔器官，使经量不会过多也不会过少，而且痛经症状也会得以缓解。

　　练习方法：将一把椅子背靠墙壁放置。将瑜伽垫对折两次，再将一条毯子折叠至与瑜伽垫同宽，然后将毯子放在瑜伽垫上，再将两者放在椅子前面的地板上。面向椅子跪在毯子上，让大腿与椅子相接触（10.1A）。双膝和双脚分开至与髋同宽，脚尖朝向正后方。握住椅座两侧，让整个身体躯干向上提，尾骨向内收。肩部向后转动，让肩胛骨尖端深深地收入上背。从身体内部将胸骨向上提，同时打开胸腔（10.1B）。

　　将脊柱向前推，同时将躯干向后弯曲。双手手背压着大腿内侧，向下滑动（10.1C），在保持胸腔上提的同时，手臂依次向下触碰到足跟，手指朝着脚趾的方向（10.1D）。

　　大腿抵靠着椅子前侧。脚趾分开，小腿和脚尖向下压实地面。手臂从肩关节窝处开始向外旋转。肋骨后侧向胸腔前侧卷，以进一步支撑并展开胸腔。颈部伸展，上背部和肩部周围的肌肉向下放松，远离颈部，以防对颈部造成挤压。

　　尾骨持续地将耻骨向前推，或用大腿上端推动椅子。注意两侧臀部不要

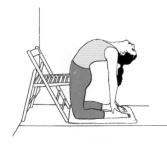

10.1D
骆驼式最终体式（椅子辅助）

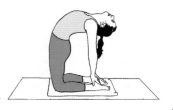

10.1E
骆驼式最终体式（经典体式）

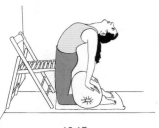

10.1F
瑜伽枕辅助骆驼式

相互挤压，而是要将臀部肌肉向下移，这一动作是练习后弯体式时保持腹部柔软、拉长下背部、避免腹部受到压力的关键。在后弯体式中，根基越是稳固（在这个体式中，小腿和脚尖就是根基），练习者就越能有力地将胸腔向上提和打开。练习者理解了脊柱和尾骨应如何相互配合用力之后，就可以在不用椅子辅助的情况下按照该体式的经典方法来练习（10.1E）。

退出体式时，将大腿用力下压，用这股力量支撑肩胛骨，并保持胸腔的放松和伸展。双手从足跟处移开，放在髋部两侧，身体躯干向前、向上摆回，头部最后抬起。

注意事项：初学者，椎间盘突出、偏头痛、紧张性头痛、高血压患者，以及有便秘、腹泻症状的人不要练习骆驼式。

瑜伽枕辅助骆驼式：若练习者的手很难触碰到双脚，可在小腿处横放一个瑜伽枕，然后将双手放在瑜伽枕上（10.1F）。

支撑上背部骆驼式：若练习者身体较为无力，上背部、肩部比较僵硬或有下背部疼痛症状，可以练习该变式。将一个瑜伽枕横放在椅子上，背靠着椅子双膝跪立，小腿放在椅子之下。手肘向后靠在瑜伽枕上，躯干和头部顺着瑜伽枕向后弯，头部抵靠在椅背上（10.1G）。小腿向下压，大腿向前推，肩部向后旋转。肩胛骨收进背部，胸腔向上提，并充分展开。

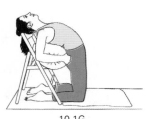

10.1G
对上背部进行支撑

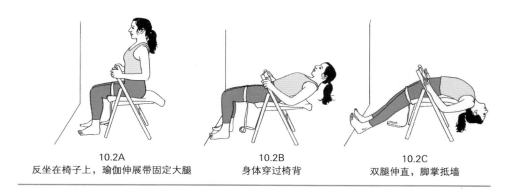

10.2A
反坐在椅子上，瑜伽伸展带固定大腿

10.2B
身体穿过椅背

10.2C
双腿伸直，脚掌抵墙

10.2 倒手杖Ⅱ式

Viparita Dandasana Ⅱ

益处：在倒手杖Ⅱ式中，椅子为展开胸腔，增强脊柱和肩部的灵活性提供了所需的支撑，并且不会给身体带来额外的压力。这个体式能够舒缓肺部、心脏和大脑细胞。它能提升幸福感，因此能够帮助那些正在遭受抑郁困扰的人。另外，这个体式能够打开胸部后侧韧带，强健胸部组织，让脊柱为轮式（10.4F）等其他高级后弯体式做好准备。该体式还能够改善肾上腺、甲状腺、脑垂体、松果体的功能，并能帮助下垂的子宫恢复原位。有规律地练习该体式能够减少痛经发作的可能性。

练习方法：将椅子背对着墙，放在距离墙壁约60厘米的位置上，将折叠好的瑜伽垫放在椅座上。练习者坐在椅子上，双腿穿过椅背，用一根瑜伽伸展带固定住大腿中部，以防给腹部带来压力（10.2A）。身体向前滑动，直到尾骨抵住椅座后端（10.2B）。

握住椅子两侧，身体向后弯，手肘压住椅座。身体躺下以后，肩胛骨抵住椅座前端。双腿伸直，足跟着地，脚掌抵墙。

双手掌根抵住椅背两侧，利用拮抗的力量，使上背部沿椅座前侧边缘完成幅度更大的弯曲（10.2C）。身体再向椅座的边缘滑动一点儿，手臂穿过椅子，握住椅子的后腿（10.2D）。将胸骨收向头部，感受胸腔打开与伸展。初学者可

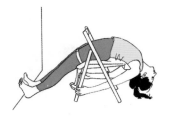

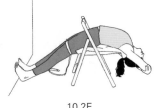

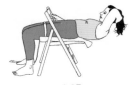

10.2D	10.2E	10.2F
倒手杖Ⅱ式，双臂穿过椅子	双臂弯曲抱肘	结束体式时，一只手扶住头部

在这里保持一段时间。成熟的练习者可松开握住椅腿的双手，将手臂依次向上举过头顶，然后双臂弯曲抱肘（10.2E）。

为了防止手臂的重量将身体向头部的方向拖拽，需要用力地伸展双腿——从足跟内侧和脚掌跖球的内侧向墙的方向伸展。髌骨向内收、向上提，大腿向内旋转，小腿压向地面。

退出体式时，双膝弯曲，双手握住椅背，臀部滑动到椅座中央。用一只手扶住头部（10.2F），另一只手肘压实椅子，让胸骨带动身体向上。将椅子滑动到墙边，手臂向上伸直，并扶着墙，以此放松并伸展下背部。

注意事项：椎间盘突出、偏头痛、紧张性头痛患者，或有腹泻、便秘症状的人以及处于经期的女性不要练习该体式。在经期你可以练习支撑头部和脚部的倒手杖Ⅱ式。

瑜伽砖辅助倒手杖Ⅱ式：若练习者下背部有伤，可在腰部下方放一条毯子，并在脚下放一块瑜伽砖（10.2G）进行支撑。若以这种方式练习时下背部仍有疼痛感，可以尝试练习两把椅子辅助倒手杖Ⅱ式（10.2H）。

两把椅子辅助倒手杖Ⅱ式：这个变式能够增强背部和肩部的灵活性，并展开胸腔。对于初学者，或是因脊柱僵硬而导致下背部疼痛、无法用一把椅子完成该体式的练习者而言，这个变式也是很好的选择。

将两把椅子面朝同一个方向放置，靠近一些。将一个折叠起来的瑜伽垫放在前面的椅子上，并让瑜伽垫在椅子前端略垂下一点。

双脚穿过前侧的椅子，踩在地板上，在大腿中间绑一根瑜伽伸展带；再

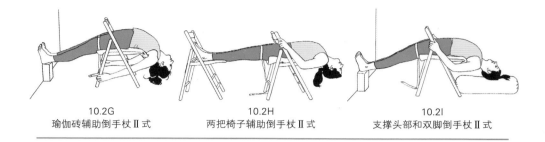

10.2G	10.2H	10.2I
瑜伽砖辅助倒手杖Ⅱ式	两把椅子辅助倒手杖Ⅱ式	支撑头部和双脚倒手杖Ⅱ式

将双脚放在第二把椅子上，滑动身体，使尾骨抵在椅座的后侧。双手握住椅背两侧，身体向后仰卧，手肘压实椅子。

让肩胛骨抵在椅座前侧，充分伸展双腿，弯曲脚趾。手掌掌根压在椅背两侧，利用拮抗力让背部沿着椅座完成幅度更大的弯曲（10.2H）。

退出体式时，双腿弯曲，双脚放在地板上，由胸骨带领身体起身回正，坐直。

支撑头部和双脚倒手杖Ⅱ式： 在经期，倒手杖式的这个变式可以用来做支撑头倒立式（9.2D）的替代体式。这是预防经期失眠的体式之一。另外，它能舒缓心脏和大脑，并能给练习者带来放松、深长、自由的呼吸。这个体式中的头部支撑对颈部疼痛的人非常有益。

用瑜伽枕支撑头部，用瑜伽砖支撑双脚，双脚的位置仅比髋部稍低一点儿。将瑜伽伸展带固定在大腿中间，向后仰卧，双腿向远处伸直（10.2I）。

10.3 束角仰卧倒手杖Ⅱ式

Supta Baddha Konasana in Viparita Dandasana Ⅱ

益处： 束角仰卧倒手杖Ⅱ式融合了倒立（头部低于身体的其他部位）、后弯以及加强盆腔伸展等元素。由于它能够提升能量，增强免疫系统，因此在

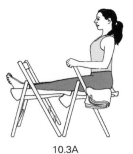
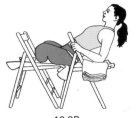
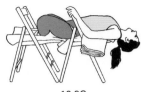

10.3A	10.3B	10.3C
以手杖式坐在两把椅子上	双腿呈束角式，向后仰卧	握住椅背两侧，背部后弯

任何时候练习都很适宜。盆腔器官在这个体式中能够获得新鲜血液的供应。它能够改善卵巢、肾上腺以及其他内分泌腺的功能，进而让身体更好地应对压力和疾病。由于在这个体式中，盆腔区域的血液循环增加，压力得以释放，使得堵塞经血流动的阻碍得以清除，所以该体式能有效改善月经量过少、月经稀发或经期不规律等症状。如果练习者不在孕期，也非绝经期，但却有闭经现象，那么这个体式有助于恢复健康规律的经期。

练习方法：将两把瑜伽椅朝同一方向放置，并靠在一起。为防止椅子滑动，可将椅子放在瑜伽垫上。在每把椅子上放置一个折叠好的瑜伽垫。将一个毯子纵向折好，横放在前侧椅子上。双腿穿过两把椅子，以手杖式坐在椅子上（10.3A）。确保两把椅子一直靠在一起。

滑动身体，将骨盆放到后侧的椅子上，然后稳稳地坐在两把椅子上。双腿弯曲，向两侧打开，脚掌相对。按照束角式（6.2A）的方式，用瑜伽伸展带将双脚固定好。

调整身体的位置，让其在后弯的时候可以超过椅子，并让肩胛骨抵在椅座前端的边缘上，骶骨则位于两把椅子相接的位置上（10.3B）。

握住椅背两侧，背部后弯（10.3C）。大臂压实椅座，将胸椎抬离椅子，肩胛骨收进上背部。胸骨向头部方向伸展，躯干沿椅子边缘向后弯。手臂放在毯子之下，肘关节垂在椅子两侧。大腿内侧展开，并彼此远离（10.3D）。

熟练掌握该体式即练习该体式过程中以及练习之后都没有背部疼痛或其他不适感之后，你就可以进一步做双臂抱肘过头的动作（10.3E），这样做能

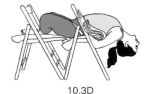

10.3D
双臂放于毯子之下，肘关节垂在椅子两侧

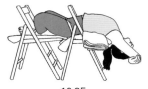

10.3E
束角仰卧倒手杖Ⅱ式最终体式

够加强腹部和肾上腺的伸展，增加上背部的后弯幅度，进一步打开肩关节。

退出体式时，手肘压实椅座，从肋骨后侧开始用力，带动身体向上回正，然后将瑜伽伸展带解开。

注意事项：初学者不要练习该体式，患有椎间盘突出、偏头痛、紧张性头痛的人，以及有腹泻、便秘等症状的人，不要练习该体式。若练习者在练习过程中感到眩晕，则要立刻停下来。

10.4 轮式

Urdhva Dhanurasana

益处：轮式可以让心率加快，因此能够改善全身的血液循环状态。它还能够增强腹部和大腿的肌肉力量，调理腹部器官，改善神经系统功能。除此之外，这个体式还能激活脊柱的活力，增强脊柱的力量和柔韧性。它能让练习者产生快乐的心情，并增强练习者的勇气和信心。

在我的瑜伽教学生涯中，我遇到过许多因压抑、愤怒而导致闭经（应激性闭经）的年轻女性。对于那些因为情绪因素或体内淤血导致月经推迟或闭经的人来说，后弯体式能够通过促进肾上腺活动的方式，帮助她们恢复经期。这个体式还有助于降低痛经的发作率。

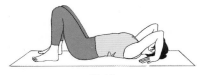

10.4A
双手放于颈部两侧

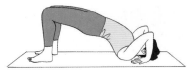

10.4B
臀部向上抬

练习方法：练习者仰卧在瑜伽垫上，双膝弯曲，双脚靠近臀部。双脚分开与髋同宽，脚掌外缘彼此平行。手肘弯曲，双手放于颈部两侧，指尖朝着双脚。手肘向内收，与肩关节对齐（10.4A）。

双手和双脚用力压实地面，要做到这一点，你需要将手指分开，手掌展开，然后提起足弓。足跟和跖球用力向下压，而脚趾向上提。呼气，将臀部尽可能地抬高（10.4B）。

伴随着再一次的呼气，将胸腔抬离地板，让头顶着地（10.4C）。保持手肘向内收，肩部远离双耳。躯干两端相互远离——在将尾骨上提的同时使其远离下背部。肩胛骨向内收进上背部，让肋骨后侧与地面垂直，并展开胸腔。

在将身体继续向上推之前，手肘稍微分开一点儿。呼气，手臂伸直，向上推，让身体进入体式（10.4D）。不要从腹部发力，而是利用肩胛骨、肋骨后侧以及大腿后侧的力量将身体撑起。此时，要重点学习如何以双腿和双臂均衡地撑起身体。若双臂太过用力可能导致力量推入咽喉，进而对甲状腺产生过度刺激。

女性朋友们会存在两种情况：要么腹部肌肉非常结实紧绷，要么腹部松弛柔软。无论哪一种，都要在这个体式的根基部分小心用力。保持双手和双脚稳固地支撑在地面上——手指根部的指关节、跖球，以及足跟都需用力下压，双脚向双手的方向移动（10.4E），伸直双臂。肋骨后侧和骶骨用力，以此为盆腔器官提供强有力的支撑。肋骨后侧向内收，让胸腔远离盆腔。尾骨向上提，大腿后侧用力向臀部上提（10.4F）。要记住，让手臂和双腿发起"动作"，让脊柱接受该"动作"的结果。保持脊柱下端的伸展，保持腹部和

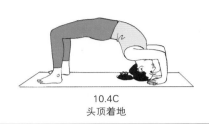

10.4C
头顶着地

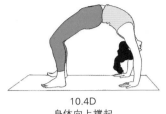

10.4D
身体向上撑起

喉咙不受压迫。躯干特别是髋部从内侧打开并放松。重复几次进入体式和退出体式的动作，直到你的身体足够强壮，能够保持这个体式5～10秒。

退出体式的方式同进入体式的方式一致，都需要练习者带有觉知地去练习。若在练习过程中练习者双脚向内偏移，在身体落回地面之前需要调整双脚的位置。在保持胸腔上提的同时手肘向内收，先将头顶落回地面，再将头部后侧落回地面，然后缓慢地将身体落回地面。放松双臂和双腿，将身体转向一侧，双手推地起身。

注意事项：初学者不要练习轮式，女性处于经期不要练习该体式，练习者患有高血压、心脏病，或者有慢性便秘、腹泻、发烧等症状也不要练习该体式。

若练习者由于锻炼过度、体重过低而导致经期暂停，不要练习轮式。同样，若练习者有经量过多、经期过长或经期间隔缩短的症状也不要练习轮式（即使处于非生理期时也不要练习），等到经期恢复正常后方可继续练习。

瑜伽枕和瑜伽砖辅助轮式：轮式是一个非常有挑战性的体式。它要求练习者的上半身有足够的支持力量，因为它需要完全依靠上推的力量才能进入

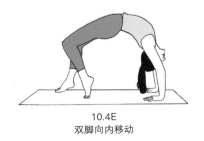

10.4E
双脚向内移动

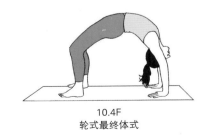

10.4F
轮式最终体式

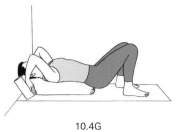

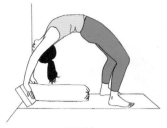

10.4G
瑜伽枕和瑜伽砖辅助

10.4H
瑜伽枕和瑜伽砖辅助轮式

体式。如果练习者自身无法通过上推进入体式，可以用一个纵向放置的瑜伽枕支撑头部和身体躯干，再将两块瑜伽砖放在瑜伽枕两边，以 45 度角斜靠在墙上，用来支撑双手（10.4G）。在这个阶段，无须完成头顶支撑地面的动作，直接将身体向上推起即可（10.4H）。

10.5 支撑鸽子式

Kapotasana

益处：支撑鸽子式能够扩展并打开胸腔，调理乳腺组织。它让盆腔区域得以伸展，并强健包括子宫、卵巢、输卵管在内的腹腔器官，有助于维护生殖器官所在区域的健康。这个体式还有可能帮助女性恢复因情感压抑而导致的停经或初潮推迟。

练习方法：在瑜伽垫上放置一个没有椅背的金属折叠椅。将 3 本电话号码簿摞在一起，然后将它们放入椅子下方。将一张折叠好的瑜伽垫放在前后椅腿的横梁上，并覆盖电话号码簿，再将另一张折叠好的瑜伽垫放在椅座上。将一块折叠成长方形的毯子横放在椅座中央。在椅子的前腿上系上一条瑜伽伸展带，无须太紧，瑜伽伸展带的尾端向远离椅子的方向拉直，放在地板上。

双腿穿过椅子，然后弯曲，放于椅座之下。小腿放在椅腿的横梁上，脚

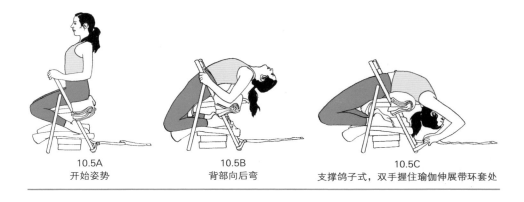

10.5A	10.5B	10.5C
开始姿势	背部向后弯	支撑鸽子式，双手握住瑜伽伸展带环套处

尖放在电话号码簿上（10.5A）。

尾骨向远离腰椎的方向拉伸，这个动作非常关键，因为从腰椎开始的伸展能避免过度后弯对身体产生压迫，还能够保护腹部使其不会因过度后弯而凸起。肋骨后侧收紧，让肩胛骨的顶端深深地收进上背部。肩部向后旋转，背部沿着椅子的边缘向后弯曲（10.5B）。

双膝和双脚并拢，手臂伸直越过头顶，双手握住瑜伽伸展带的尾端，并移动到瑜伽伸展带的环套处（10.5C）。尾椎持续地向远离腰椎的方向伸展，并向大腿后侧移动，大腿向远离骨盆的方向伸展。双膝下压，小腿与地板保持平行，让上背部沿椅子边缘后弯的幅度进一步增大。

若练习者身体强健且柔韧性良好，可尝试双手握住椅子的前腿，或握住瑜伽垫两侧（10.5D）。按照上述两种方式练习时，需保持手肘与肩部同宽，还可用掌根压在椅子两侧的地面上。

退出体式时，手臂向上伸，双手握住椅背两侧。手肘压实椅子，将肩胛骨收进胸腔后侧中，躯干向上抬起，在这个过程中仍需保持身体后弯，胸腔展开。

注意事项：初学者不要练习支撑鸽子式，有背部问题的人，高血压、偏头痛、紧张性头痛患者，发烧、便秘和腹泻的人也不要练习鸽子式。不要在经期练习支撑鸽子式，若练习者有经量过多或经期过长的症状，那么即使在非经期也不要练习这个体式。

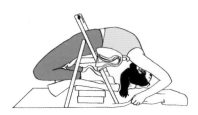

10.5D
支撑鸽子式，握住瑜伽垫两侧

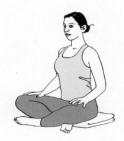

11

调息：
探索内在空间

瑜伽的呼吸练习被称为调息（pranayama）。这一术语的梵文词汇由两部分组成："prana"意为"遍布所有生命体中的综合性能量"，因此，呼吸和生命能量共同促发了呼吸过程；"ayama"的意思是"扩展"。所以调息的意思就是扩展、减慢或控制呼吸。古代瑜伽士认为，一个人的寿命长短是由他的呼吸长短和心跳速率决定的。此外，他们还将涉及身体、呼吸、心灵之间重要关联的教学传承下来。

心率加速、血压升高以及慢性焦虑等都是现代生活压力过大导致的问题，而且它们只是其中的一小部分。通过控制呼吸、稳定呼吸，我们不仅能够让头脑保持平静，还能进一步减轻压力、稳定心率和血压。除此之外，调息还能使练习者的体格变得更加健壮，它能够维护肺部健康，排除体内毒素。调息具有平衡内分泌系统的功效，因此对女性而言，它能让经期更加规律。由于调息增加了内分泌系统中的二氧化碳含量，因此身体的其他功能也随之变得更有效率。举例来说，由于调息能够改善胰腺功能，因而新陈代谢就会变得更有规律，而有规律的新陈代谢能减轻体重，也能帮助厌食症患者恢复食欲。

不过最重要的是，调息能让我们向内收摄，远离凡尘琐事，帮助我们重新与神性联结——包括我们自身内在的神性以及更超然的部分。它能提醒我们了解自身真实的存在——我们都是无限光辉中的光点，彼此密不可分，共同编织一张光芒闪烁的神圣之网。练习调息，就如同回归家园。

练习调息的基本注意事项

练习本章中介绍的调息时，请记得要遵循以下指导，在单个调息练习法中也都列有它本身的注意事项。

◇ 养成良好的练习习惯，避免错误的练习方式，这两点十分重要。否则越努力越没效果，你应该寻找一位称职的老师来指导你的调息练习。

◇ 练习者先通过练习其他体式达到身体和情感的稳定之后，才能开始调息的练习。

◇ 调息能够消除疲劳。不过，若练习者已经处于精疲力竭的状态，或是极度缺乏睡眠、烦躁不安时，就不要勉强自己练习调息。此时，可以练习由仰卧体式构成的体式序列（诸如第8章中的那些体式），让自己先平静下来。

◇ 若练习者患有重感冒，可以先不做调息练习，等到病好之后再继续练习。如果练习者的症状仅是鼻子堵塞（常常是由压力过大导致的），可将嘴唇微张，用嘴吸气，然后尽可能地用鼻子呼气，直到鼻孔通畅为止。除此之外，练习调息应用鼻子呼吸。

◇ 调息练习和体式练习之间应至少间隔30分钟。

◇ 饱餐一顿之后，应至少在3个小时之后才能练习调息。

◇ 不要在剧烈的体式练习之后练习调息。练习调息前可先练习一些能消除疲劳的体式（如第8章所示的体式）以做好准备。

◇ 练习调息时，保持腹部的放松十分重要。如果是初学者，可以先在仰卧体式中熟悉一下调息的做法，因为在仰卧状态下，放松腹部和关注呼吸会变得更加容易（而正确的坐姿则要求练习者有足够的体力和极强的专注力）。我也建议有经验的练习者在经期以仰卧体式练习调息。

◇ 如果在练习调息过程中，或是练习后，感到身体发热或是双眼有压迫感，都说明练习者用力过度。此时可暂停练习，并用一个时间较长且安宁平静的摊尸式结束这次练习。

◇ 口中的唾液意味着有尚未表达的话语或是精神压力。你可以在呼气结束后将其咽下，并做几次恢复性呼吸，然后再继续。

调息前的准备

先要准备练习所用的辅具：一个瑜伽枕，一个瑜伽垫，一条或几条毯子，一卷绷带（或毛巾），然后进入上背部有支撑的摊尸式（8.14G）。慢慢来，从折叠毯子开始，练习者已经开始调整自己与自然韵律同步的过程，无论身处经期的哪个阶段。认真精准地调整自己身体的位置，让自己安住在该体式当中，双眼、咽喉和腹部要完全放松。

将头部包裹起来，可以隔绝外部的干扰。初学者可将折叠好的绷带或是小毛巾盖在双眼上（如第8章所示）。

调息结束后

调息结束之后，身体转向一侧，尽可能平静地起身坐立。如果之前你曾对头部进行包裹，则缓慢地将绷带从头上解下，然后放在大腿上，再将绷带折叠至约18厘米长。再次仰卧，将毯子折叠得薄一些，然后放在头部下方，再将折叠好的绷带盖在双眼上，休息5～10分钟。如果练习者之前没有对头部进行包裹，则闭上眼睛，将身下的辅助工具移开，再换成折叠好的毯子。做完之后，身体转向右侧，双腿蜷起来，安静地保持一会儿。然后左手撑地，起身坐立，头部最后抬起，将绷带卷好。观察自己此刻的感受，若调息的方法正确，此时内心将保持如如不动。

11.1 韵律呼吸

Rhythmic Breathing

益处：在进行延长呼吸或间断呼吸的练习之前，练习者应先学会有节奏且稳定地呼吸。

节律可以帮助上半身为练习调息做好准备，如果肺部变得温暖，肋间肌（肋骨之间的肌肉）也能变得更加柔韧。规律的体式练习也能够消除胸腔区域的僵紧。韵律呼吸能帮助我们平缓地进入（同样也能帮我们谨慎地结束）每次的调息练习，使神经系统不会因调息而产生震荡或压力。

练习方法：观察自己在自然呼吸中的身体起伏，将焦虑和执着放下，呼吸也随之变得宁静而舒缓。此时不要对呼吸做任何控制，而是让呼吸"穿过"你。

准备好之后，稍微地深入呼吸——缓慢而不费力地吸气，然后缓慢而不费力地呼气。吸气时，胸腔温和地扩张，让胸骨向上提，而身体其他部位保持不动。不要勉强自己，让呼出的气流越来越均匀、稳定、从容不迫。观察并调整吸入肺部的空气，让气流均匀地充满肺部，再均匀地从肺部排出。保持有节奏而轻柔的呼吸。

注意事项：在练习任何其他调息方法之前，都要先掌握韵律呼吸。

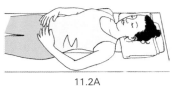

11.2A
双手放在腹部

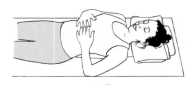

11.2B
双手放在胸部下端，指尖相触

11.2 觉知呼吸

Breathing Awareness

益处： 在继续学习本书中的其他调息方法之前，先要掌握的非常重要的一点就是要了解腹式呼吸和胸式呼吸的区别。没有练习瑜伽时，即便走路或跑步，我们的肺部也不能完全被充盈或排空。觉知呼吸的练习能让练习者了解深呼吸到达肺部时，胸部会有怎样的感受，胸部会如何运动。觉知呼吸的练习还可以训练练习者在腹部不上下鼓动、横膈不紧张，且不对大脑和神经系统产生任何刺激的情况下保持稳定的呼吸。

练习方法： 感官向内收，让它们专注于身体的感觉。

第一阶段，关注身体对呼吸的反应。双手放在腹部（11.2A），做两次深呼吸。观察腹部在吸气时如何上升，呼气时如何下降。然后有意识地放松腹部，让腹部的起伏变得不那么剧烈，然后继续保持舒缓而轻柔的呼吸。

现在开始引导呼吸来到胸部，将双手放在胸部下端，中指指尖相触（11.2B）。腹部放松，观察吸气时胸部下端如何向两侧扩展。先让两手指尖相互远离，呼气时再回复原位（11.2C）。

现在将双手放在胸部上端，中指指尖相触（11.2D）。有意识地加深吸气，让气体进入胸腔上部。注意观察，深吸气时，随着肺部充满空气，胸腔扩张，双手不仅相互远离，同时还向咽喉处上移（11.2E）。

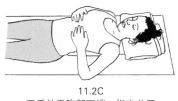

11.2C
双手放于胸部下端，指尖分开

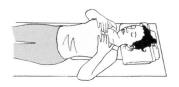

11.2D
双手放于胸部上端，指尖相触

呼气时，观察胸部的移动，正如吸气时胸部随之上提一样，呼气时，胸部也随之下降。现在，呼气时，让胸部不再下沉，空气被排出肺部，但胸腔仍保持稳定并向上提的状态。整个过程中，腹部保持放松。

第二阶段，将关注点放在胸部后侧。将手臂放于身体两侧的地板上（大臂向外旋转），保持呼吸的稳定和柔和，同时将觉知放在背部和身体两侧。吸气，感受胸部后侧向瑜伽枕的方向扩展。同时观察吸气时胸部如何向两侧扩展，并在气体完全呼出时恢复原状。让呼吸的气息触碰胸腔内侧的各个区域（同时观察身体的感觉）。

在这个过程中，肩部不要上移。若肩部朝颈部上移，可以在呼气后重新对其进行调整。肩部向外旋转，让其远离颈部，将胸骨和两侧胸腔上端向头部方向伸展。然后少量吸气，再呼气，排空肺部。接着再次吸气，重新开始整个过程。

当你熟悉了深长呼吸时胸腔内部的运动方式，并且面部、咽喉、腹部不再产生紧张感后，就可以开始练习乌伽依 I 式和 II 式了。

注意事项：你在练习时不可勉强用力。当呼吸变得费力时，压力会直接作用于大脑、神经和肺部。若练习觉知呼吸时会流泪，就说明该练习者尚未为调息做好准备。那就先专注于其他体式的练习，过一段时间再来练习调息。

练习者在进行调息时，如果想要重温一下胸式呼吸的感觉，都可以重新进行觉知呼吸的练

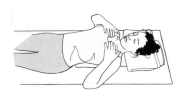

11.2E
双手放于胸部上侧，指尖相互远离

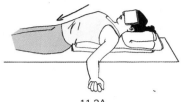

11.3A
乌伽依 I 式，呼气，大脑保持静态

习。例如，若有一段时间没有练习调息，那么觉知呼吸将有助于你重新开始。

11.3 乌伽依 I 式

Ujjayi I

益处：通常来说，乌伽依呼吸能够激发生命能量，舒缓神经，稳定头脑，还可以改善呼吸短促的情况。当我们关注呼吸的声音时，心烦意乱和焦虑不安的情况就会有所减轻。

延长呼气能够净化情感，化解消极思想。延长呼气还能够缓解偏头痛，消除疲劳，降低血压。在经期练习，你对呼气的臣服能让空气的流动更加顺畅。若练习者有痛经症状，也可运用每次呼气来释放疼痛和紧张感。乌伽依 I 式在牙科治疗中也十分有用。只要将意识专注于延长的呼气，你就能放松，让牙医继续完成操作。

练习方法：不要勉强用力，要逐步延长并舒缓呼气过程。呼气时，你将最好的自己奉献给这个世界；吸气时，你要保持自然和轻松。

观察呼气，但不要刻意将声音放大，聆听呼气时从胸骨后侧发出的声音，从声音的起始点（即上一次吸气的结束）到它完全结束。通过声音你能够判断呼吸是焦虑不安的还是均匀平稳的，是费力的还是轻松自如的。呼吸声音的中断意味着呼吸气流的中断。呼吸几轮之后，去找到适合自己的呼吸节奏。

关注呼气时，保持头脑处于被动状态，保持胸部上提、展开（11.3A）。保持腹部柔软，让眼睑在整个练习中都保持柔软。

在呼气量增加之后，练习者会发现自己的吸气也随之变得更加深长。让这一过程自然发生，但要对深长、缓慢、柔和的呼气保持关注。让每一次的呼气带走自己身体中的紧张感，无论紧张感藏在身体的哪一部位——指尖、双脚、横膈、腹部或是面部。

注意事项：如果你感到咽喉、舌头、双眼或腹部有压力，或是呼吸开始机械性地进行时，则需要在一次呼气之后进行几次调整性的呼吸，以重新回到摊尸式带来的平静之中。待你感到可以继续练习之后，需先将肺部排空再吸气，然后缓慢、舒缓、轻柔地呼气。

如果练习之后你会流眼泪，或是感到心情抑郁，则需要等几周之后才能再次尝试练习调息。在等待期间，要坚持练习其他体式。

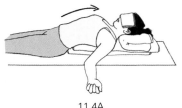
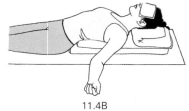

11.4A
乌伽依Ⅱ式，吸气，气体充满胸腔

11.4B
头部后倾，错误示范

11.4 乌伽依Ⅱ式

Ujjayi Ⅱ

益处：乌伽依Ⅱ式强调吸气的过程，它能够振奋精神，建立自信心。练习者在烦躁不安的日子里，可以练习深长、缓慢地吸气，然后用最好的方式"犒劳"自己。延长吸气过程能够增加身体中的氧气量，并提升生命能量。这个练习还能帮助那些有低血压、哮喘和抑郁症的人。

练习方法：引导意识去感受吸气的过程，逐渐使它变得更加充盈而舒缓。气流流经肺部时，迎接它，将气流吸入锁骨区域，然后再将其扩散到胸腔外侧的各个角落中。生命能量无法进入紧缩的空间，所以胸部不要塌陷或压缩。随着吸气的延长，从中心开始打开胸腔，让胸部扩展并上提。缓慢地让气体充盈胸部空间，使之不断扩大，一直达到自己当前的最高水平（11.4A）。

与此同时，保持腹部放松，并保持面部肌肉柔软、放松。吸气结束后，让随之而来的呼气保持自然、放松。

观察吸气，聆听来自胸骨后方的吸气声，但不要刻意将声音放大。可以通过声音来判断呼吸是均衡平稳的还是颠簸躁动的。呼吸的方式应该让声音舒缓、持续、稳定。

注意事项：吸气时，不要通过鼻孔粗暴地吸气。要轻柔地吸气，如同啜饮美酒，让鼻孔和鼻窦能够感受到空气的清凉。

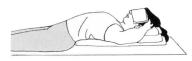

11.4C
调整头部

吸气时，头部不要后倾（图 11.4B 是错误示范），这种做法会刺激头部。如果出现这种情况，下一次呼气结束时，要调整头部的位置。小心地将头放在毯子上，不偏向任何一侧，让额头朝胸口的方向略向前倾（11.4C）。

勉强自己练习乌伽依Ⅱ式可能会导致头痛。如果练习者了解自己在每个月的某个时期会因激素波动而产生偏头痛，则在该时期不要练习乌伽依Ⅱ式。

若在呼气后你感觉呼吸困难，则意味着吸气太深。如果你觉得紧张，或需要恢复和放松，那么暂停练习，并进行几次自然呼吸。重新开始练习时可略微缩短呼气过程所花的时间，并在本轮的调息中保持此时间长度。

11.5 乌伽依Ⅲ式

Ujjayi Ⅲ

益处：乌伽依Ⅲ式给练习者带来的是综合性的益处，它能够增强专注力，增强生命能量。当呼吸的声音保持在均衡稳定的节奏之中，头脑也由此更加安宁而平和。当头脑开始跟随呼吸的声音时，练习者也许就能够意识到，这个星球上所有生命的呼吸构成了一个共同的呼吸。

练习方法：练习者应逐步让自己的吸气和呼气变得更加缓慢而深入。轻松而充分地吸气，然后舒缓而彻底地呼气。同时逐步延长吸气和呼气的时

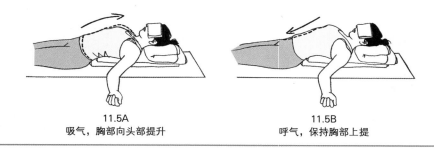

11.5A	11.5B
吸气，胸部向头部提升	呼气，保持胸部上提

间。吸气时，胸部向头部提升并从中央开始扩展（11.5A）。呼气时，保持胸部上提，同时将横膈固定在胸腔之下（11.5B）。认真地观察肺部的变化：吸气时，两侧肺部充满了空气；呼气时，两侧肺部完全排空。

跟随呼吸的声音，如果头脑走神了，就让声音引领自己回来，并通过声音来判断自己的呼吸情况。控制呼吸，保持吸气与呼气的长度和速度相同。

轻柔地呼吸。不仅每一次呼吸是宝贵的，吸入气体和呼出气体的每一次转换过程也同样宝贵。要确保每次呼气能将气体全部排空，呼气之后随之而来的吸气要平稳且不费力。同样，每次吸入气体和呼出气体的转换过程要有节奏，且能够保持轻松自如。就像波浪冲上海岸，再卷回海中一样，呼吸也应该是一个持续而流动的过程。

注意事项：如果练习者感到喘不过气来，就需要暂停练习，在呼气后做几次调整性的呼吸。若感到胸部僵紧，略有回落，再次呼吸时不要尝试同样的深度，要找到专注与柔和之间的平衡。

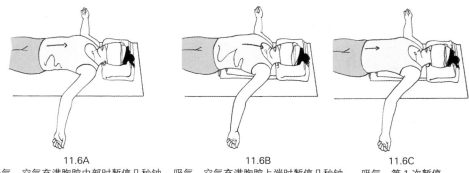

11.6A	11.6B	11.6C
吸气，空气充满胸腔中部时暂停几秒钟	吸气，空气充满胸腔上端时暂停几秒钟	吸气，第 1 次暂停

11.6 间断式调息法 I

Viloma I

益处：在间断式呼吸中，呼吸被中断。尽管分阶段地增加吸气和呼气的长度更易操控，但间断式调息法是一种比乌伽依式更加精妙的调息方法。练习中断呼吸气流，能够让练习者逐渐延长呼吸的长度。

间断式调息法 I 能够给神经系统带来滋养和支持，并给人带来一种宁静的幸福感。这种调息在经期以及其他能量较低的时期对练习者来说都非常有益，另外它还对低血压的人有帮助。此外它还能减少经前期的情绪波动，并且有助于改善经期不规律的症状。

练习方法：充分呼气，然后开始逐步进行中断过程：先是缓慢而深长地吸气，当气体充满胸腔中部时暂停几秒钟（11.6A），当气体充满胸腔上端后再暂停几秒钟（11.6B）。重复几轮这样的呼吸。

在你已经熟悉此法之后，可以再增加暂停次数，直到每轮呼吸的吸气过程能够中断 3～4 次为止（11.6C～11.6F 为 4 次中断情况）。先吸气到胸骨位置，若毫无紧张感则可吸到锁骨位置。最后一次屏息时间要略长于前几次。

继续以此方法练习，吸气，然后暂停，在不费力的情况下，慢慢地将肺部充满（并不是将腹部或头部充满）。观察这个过程给肩部、双眼、太阳穴以及咽喉带来了怎样的变化。确保舌尖不要抵压在上颚或上牙床后方，而是轻

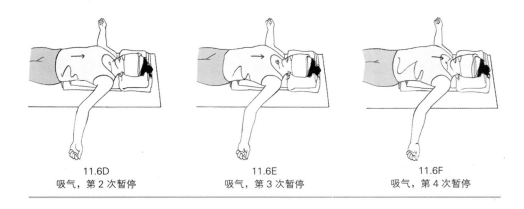

11.6D	11.6E	11.6F
吸气，第2次暂停	吸气，第3次暂停	吸气，第4次暂停

落于下颚。在每轮呼吸结束后调整几次呼吸，然后继续练习。

注意事项：偏头痛患者不要练习间断式调息法Ⅰ。你在达到身体极限，或是感到疲劳之前，就要停止练习。

11.7 间断式调息法Ⅱ

Viloma Ⅱ

益处：间断式调息法Ⅱ能够让头脑保持镇定、平静。它可以放松身体，降低血压，还有助于减少情绪波动和烦躁不安。有规律地练习这个调息法对经量过多或经期过长的女性十分有益处。

开始准备：练习者可以通过逐步增加间断次数的方法，温和地进入间断式调息法Ⅱ的练习。先呼尽气体；然后深吸气，再缓慢呼气；呼尽之后暂停；然后再呼气，缓慢呼出肺容量一半的空气，然后暂停（11.7A）；接着再呼出另一半空气，呼尽后再次暂停（11.7B）。继续这种练习，并逐渐增加间断的次数，直到呼气过程中可以有3～4次间断为止（11.7C～11.7F为4次间断的情况）。

练习方法：密切地观察，在这个调息练习中发展自己的觉知。呼气时确保胸部稳定（但胸部不要僵紧），并且一定要非常轻柔地完成呼气，尽可能温和地完成每次呼气。将每次呼气结束时的暂停当作时间的暂停。伴随着呼吸

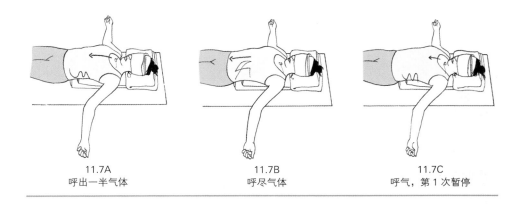

11.7A	11.7B	11.7C
呼出一半气体	呼尽气体	呼气，第 1 次暂停

中的每次暂停，让自己专注于内在自我的平静之中。

不要使劲吸气，也就是说，不要以发出粗重声音的吸气方式将气体吸到锁骨上方。深深地吸气，但保持轻松自如的状态，这能让我们更好地把握呼气的间断练习。

每轮呼吸结束后，以几次自然呼吸调整恢复，此时呼气时间要略长于吸气时间。

注意事项：若练习者感到喘不过气来、疲倦或是精神紧张，不要练习间断式调息法Ⅱ。

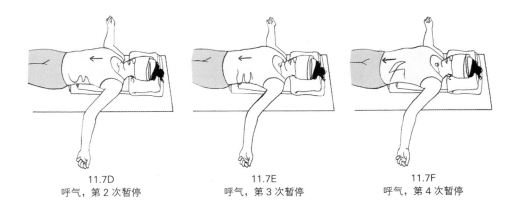

11.7D	11.7E	11.7F
呼气，第 2 次暂停	呼气，第 3 次暂停	呼气，第 4 次暂停

12

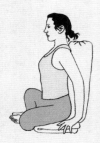

经期：
轻松练习

本书将在接下来的 3 章中为大家讲述适合在月经周期的不同阶段练习的序列。本章讲述的序列有助于练习者在经期进行身体修复；第 13 章中的序列适合经期之后练习，有助于恢复练习者的血液和能量水平；第 14 章中给出的调息序列则适合整个周期练习，有助于练习者在经期的每一个阶段里保持活跃、健康，使激素均衡分泌。

正如我们已经知道的那样，经期具有将我们同神秘的造物主联结起来的能力，但在西方世界它却常常被人们忽视。以前，我并没有因为经期的开始而倍受关怀，同样，也没人关心我母亲的经期。事实上，在我的家庭中，以及在我成长过程中所接触的大多数人的家庭之中，人们几乎很少谈论月经。如果我们能够以某种方式来庆祝初潮，即女性第一次经期的到来，并尊重女性身体的周期性特点，我们也就能够对内在的女性能量有更加明确的认识。哪个女孩会不愿意接受一次特别的款待，比如看一场话剧、听一场音乐会或去豪华饭店享用一次下午茶，来纪念这个日子，迎接新的人生阶段呢？仅从现实角度出发，关注月经周期的和谐运行，通过恰当的形式定时在经期犒赏自己，会对我们的经期、生育能力以及未来的孕产期产生加强和支持作用。如果我们自始至终都能以富有智慧的方式好好照顾自己，那么也能更加平稳地度过更年期。

女性的经期感受千差万别，有些人会觉得一切还好，有些则会有各种不适，这些症状的严重程度也有轻有重。但不论怎样，如果女性无法在经期好好休养恢复，那她们的整体健康就将逐步恶化。

传统中，女性会选择在经期休息或静养。例如，在阿育吠陀的习俗中，印度女性会尽可能避免在经期被打扰，甚至会避免沐浴或洗头。这种做法可能对我们行不通，但在经血量最大的日子里，避免过热的热水浴并不是一个坏主意。为了将身体受到的侵害程度降到最低，可以考虑用淋浴替代盆浴。要尽可能地聚集能量，使处在经期的自己不受外界事物的打扰。阿育吠陀还建议女性在这个阶段不要做按摩，因为按摩可能会影响经期的自我平衡机制。你们还要注意不要让自己受凉，可以花些时间独处静养，最起码在经血量最多的几天这样做；将公务或社交事务暂缓；暂停烹饪等家务事；要对这段时间心怀敬意。在印第安人的传统中，人们认为女性在经期具有最强大的精神和灵性力量。

此时，你可以观察自己的思绪、梦境和想象，对已经逝去和即将到来的岁月进行思考。虽然休息很重要，但卧床太久也会让人变得慵懒、迟钝。根据激素的升降变化来调节身体的节律并不意味着一定要卧床休息，放慢生活的节奏也可以，或者在这特殊的几天中悉心滋养自己。瑜伽就是一种放慢生活节奏的方式，而且我认为，瑜伽能让我们在净化身体的过程中倍加享受。在经期进行平静的瑜伽练习能够让你重塑自我，让你的身体适应大自然的节律，维持健康状态。

瑜伽练习

倘若你的瑜伽练习有规律但很剧烈，我建议你在经期先暂停，因为剧烈的锻炼无法为你补充能量，反而会消耗能量。如果你在经期参加瑜伽课程，要告知授课老师你正处于经期。不要在经期练习倒立体式，因为倒立体式会阻碍经血排出。站立体式、主动的后弯体式以及强烈的扭转体式也最好等到经期结束后再做，因为这些体式会扰乱下行气——一种位于下腹部，负责排泄的重要能量。

有几个体式可以在经期练习。三角伸展式在以墙为辅助并尽可能减小体力消耗的情况下，能够减轻经期的腹部绞痛（详见第 19 章）。半月式在以墙为辅助的情况下也有同样的功效。腿部有支撑的半月式耗力较少，还能减轻经血过多的症状（详见第 20 章）。在经期练习站立前屈式、下犬式以及双角式也对练习者有益。练习这些体式时对头部进行支撑能够缓解压力，让头脑保持平静，减轻痛经和下背部疼痛感。这些体式在本书中的许多序列之中都会出现。

在经期练习本章的修复性体式序列能够确保你得到最好的休息。这个体式序列中第 I 节的坐立体式能够为腿部和骨盆区域疼痛的女性减轻痛苦。第 II 节和第 III 节中，仰卧体式和前屈体式的结合能够产生协同效应，调节神经系统，恢复消耗的能量，并让头脑感到平静，实现内在的放松。练习时，请遵循本书第 7 章中关于坐立前屈体式的指导要求，不过在练习时要更加柔和，让该体式将腿部激活，而不是拉伸腿部肌腱。练习的主旨是避免压迫或刺激。用仰卧的后弯体式（第IV节）来代替倒立体式。

　　另外，由于经期的瑜伽练习并不是按平时的常规要求进行的，因此自己可以额外再花一些时间锻炼平时没有时间锻炼的肩部和髋关节等部位。牛面式、反转祈祷式都是吉塔·S. 艾扬格推荐的适合在经期练习的安全体式。这些体式既不会消耗太多体力，也不会干扰经血的排出。在这两个体式之外再加上英雄式双手向上交扣以及桥式肩倒立II式，就又构成一个附加的序列。这个序列还可以在接下来的经期序列之前练习。

　　本序列的练习时间：60～90分钟

Ⅰ．休息体式

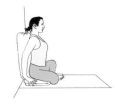

❶ 6.2E

瑜伽枕辅助靠墙束角式
1～5 分钟

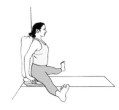

❷ 6.3C

墙壁和瑜伽枕辅助坐角式
1～2 分钟

Ⅱ．放松神经和子宫

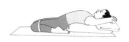

❶ 8.4H

手臂向上举过头的卧英雄式
1～2 分钟，逐渐增加到 5
分钟或更长时间

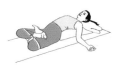

❹ 8.5F

瑜伽枕辅助鱼式
扩展练习 30～60 秒或
更长时间，交换双腿方
向，保持 30～60 秒或
更长

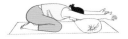

❷ 6.9E

瑜伽枕辅助英雄式前屈
30～60 秒

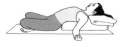

❺ 8.6A

仰卧简易交叉腿式
起始练习 2 分钟，交换
双腿再保持 2 分钟

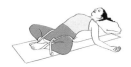

❸ 8.2C

仰卧束角Ⅰ式
5～10 分钟

Ⅲ．让头脑保持平静，舒缓腹部

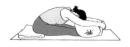

❶ 7.4E

横放瑜伽枕辅助双腿背部前屈伸展式
20～30 秒

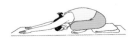

6.12A

简易交叉腿坐前屈（起始练习）
30～60 秒，交换双腿方向，再保持 30～60 秒

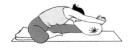

❷ 7.1K

横放瑜伽枕辅助头碰膝前屈伸展式
每侧 30～60 秒

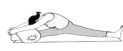

❺ 6.4D

瑜伽枕辅助侧坐角式
每侧 20～30 秒

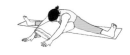

❻ 6.5C

瑜伽枕和毯子辅助坐角式前屈
30～60 秒

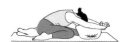

❸ 7.2F

横放瑜伽枕辅助半英雄前屈伸展式（扩展练习）
每侧 30～60 秒，若这个体式对练习者而言难度过高，则可重复练习横放瑜伽枕辅助头碰膝前屈伸展式（7.1K）

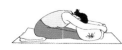

❼ 7.4E

横放瑜伽枕辅助双腿背部前屈伸展式
3～5 分钟

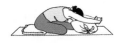

❹ 7.3I

横放瑜伽枕或椅子辅助半莲花背部前屈伸展式
（扩展练习）
每侧 30～60 秒
或

Ⅳ . 平衡激素分泌，放松神经

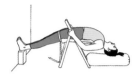

❶ 10.2I
支撑头部和双脚倒手杖
Ⅱ式
5 分钟

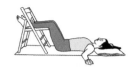

❸ 8.14F
椅子支撑双腿摊尸式
5～10 分钟

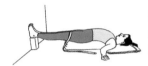

❷ 8.10A
桥式肩倒立Ⅱ式
3～8 分钟

经期过后：
新的开始

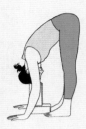

在我所居住的纽约市，每当夏秋交替之际，气温下降，夏日压抑沉闷的能量就开始发生转变，人们开始想要活跃和运动起来。然后，秋季会为暗沉的冬季让路。冬季的降临让人们想要退隐而居，并静待它的消逝。而当春季来临时，空气中又会发生新的变化，唤醒我们，让我们充满希望和期待。

正如四季流转一样，女性的身体也蕴含着她们所独有的内在季节转变，并以经期的形式表现出来。正如季节变换人们会有不同的反应一样，经期也会给每个人带来不同的影响。有些人很少关注经期的变化，有些人的经期让她们十分痛苦，还有一些人可能会注意到（尽管这种感觉转瞬即逝），每个月自己的身体细胞由新生到消逝的周期能够折射出某种更为宏大的节律脉动。

月经周期可以分为三个阶段。第一个阶段是卵泡阶段，也是月经周期的身体建设阶段。这个阶段实际上从前一个周期的最后几天，即黄体阶段就已经开始了。卵泡在经期的第三天（经血开始流出的那一天是经期的第一天）开始释放雌激素，最初它释放得十分缓慢。然后，一直到排卵之前的数天，都是身体更新重建的时期，犹如早春树木枝叶萌发、花苞渐放、孕育新一代种子一样，在月经周期的这个阶段里，卵子在卵巢中生长，子宫内膜增厚，为受精卵的到来做好准备。

第二个阶段是排卵阶段，在这个阶段中，激素的分泌将经历 2～3 天的起伏波动，从而完成排卵。排卵约发生在经期的第 14 天，处于经期的中间，如同四季中的盛夏时节。此时成熟的卵子挣脱卵泡，女性的性欲最强，易于受孕，同时，女性拥有应对外部世界的强大的精神力量和情感接纳度。许多女性在这一时期前后会感到精神振奋，创造力大增。

第三个阶段是黄体阶段，也是月经周期的受精阶段。一个卵子被释放进入输卵管，如果这个卵子受精，它就会顺着输卵管向下，植入到温暖安全的子宫之中；如果没有受精，那么子宫内膜就开始从子宫壁上剥离脱落，犹如大树上的叶子落下以待新生一样，子宫内膜连同未受精的卵子和其他分泌物统统被排出体外。月经期，就如同冬季，是一个应该向内收摄，聚集能量的时期。

阿育吠陀认为月经期结束之后的 3 天是个过渡期，人们应该更多地关注这几天的感觉。在完成经期排毒和实现激素平衡之后，许多人感觉焕然一新，并开始期待新的开始。有些人还会出现类似分娩之后的兴奋之情；有些人会感到疲倦；另外还有些人，尤其是经量过大或经期过长的人，会感到精疲力竭。在疲倦感和欢欣感并存的情况下，女性往往会因过度劳累而使得其内在的自我修复能力受到干扰。

练习适宜的瑜伽序列能够帮助我们平衡身体系统，补充消耗掉的能量。我有一位学生曾在课堂上抱怨自己的腿部受伤，并感到精疲力竭。后来我了解到，她经期刚刚结束，而且当天早晨还去健身馆做了强度很大的锻炼。我教了她一些修复性体式和有支撑的倒立体式（下列所述的序列），帮她恢复了活力。对她而言，这是一次从经验中学习的过程。第二个月她就推迟了健身锻炼并练习了这个序列。

用瑜伽练习来庆祝这个阶段的到来，并迎接月经期给你带来的全新开始。这一阶段如同由冬入春，练习者要一步一步地恢复能量水平，为身体内部的活跃带来平衡。

瑜伽练习

下述序列能够帮助神经系统和子宫修复经期的损耗。经期结束后的 3 天，经血已经排净，你可以开始练习这个序列（无论你是否感到疲倦都可以练习），此时的练习重点应是倒立体式。

练习序列第 I 节的站立前屈体式，要对头部进行支撑，以让头脑保持平静。这些体式还为倒立体式做好准备，尤其是第 II 节中的双角头倒立式、束角头倒立式。第 IV 节中的双角肩倒立 I 式、束角肩倒立式 I 式和双角犁式等体式都能够促进血液在生殖系统中的循环，并放松子宫。如果你能够毫无压力地练习支撑头倒立式，那么这个体式就能够促进脑垂体的健康。脑垂体同女性生殖组织有着十分密切的联系，卵泡在月经周期的第一天开始在卵巢发育，而负责引发卵泡发育的激素就是由脑垂体分泌的。

注意这些倒立式的练习时间，确保自己不会在做变式之前就因为筋疲力尽而不得不提前退出体式，因为这些变式也十分重要。支撑肩倒立 I 式能够让新鲜血液和氧气"冲刷"

乳房区域，有助于缓解经前期乳房中产生的气血瘀积和发炎症状。这个体式应该成为每位女性预防乳腺癌的常规练习体式，尤其是在激素波动或激素分泌陡增的时期（青春期、月经前后期、妊娠期、哺乳期）。

第Ⅲ节有支撑的后弯体式中，椅子辅助倒手杖Ⅱ式则在没有过度利用身体系统的前提下，为你增加了能量。

整体来看，这个序列为身体从月经期到月经周期的第一阶段，即组织生长的阶段，提供了一个平稳的过渡。这些体式稳定并支持激素活性，同时促进了下一个月经周期的健康运行。

本序列的练习时间：60～90分钟

Ⅰ. 唤醒身体，让头脑保持平静

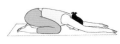

1 6.9C

英雄式前屈
30～60 秒

5 5.4C

站立前屈式
10 秒
左脚后撤一步到 5.12E

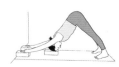

2 5.5G

支撑头部下犬式
30～60 秒

6 5.12E

加强侧伸展式
20～30 秒
左脚向前回到 5.4C

3 5.4H

支撑头部站立前屈式
1 分钟

7 5.4C

站立前屈式
10 秒
右脚后撤一步到 5.12E

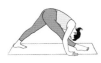

8 5.12E

加强侧伸展式
20～30 秒
右脚向前回到 5.4C

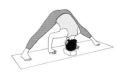

4 5.15F

瑜伽砖支撑头部双角式
1 分钟

9 5.4C

站立前屈式
10～20 秒

Ⅱ．放松子宫，规律经期

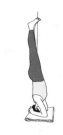

1 9.2D
支撑头倒立式
（扩展练习）
1～5 分钟
或

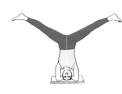

2 9.2G
双角头倒立式
15～20 秒

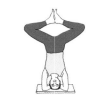

3 9.2H
束角头倒立式
15～20 秒

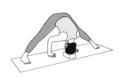

5.15F
瑜伽砖支撑头部双角式
（起始练习）
1 分钟

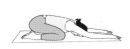

4 6.9C
英雄式前屈
20～30 秒

Ⅲ．提升能量

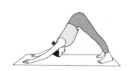

1 5.5D
下犬式
30～60 秒

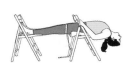

2 10.2H
两把椅子辅助倒手杖Ⅱ式
30～60 秒，随练习水平的提高逐渐延
长至 5 分钟

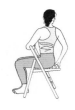

3 6.17A
辅助巴拉瓦伽Ⅱ式
每侧 20～30 秒

Ⅳ. 修复平衡

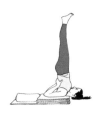

1 9.3F

支撑肩倒立Ⅰ式
2～5分钟，随练习水
平的提高逐渐延长时间

2 9.3J

双角肩倒立Ⅰ式
15～20秒

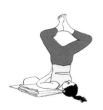

3 9.3K

束角肩倒立Ⅰ式
15～20秒

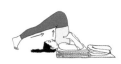

4 9.6B

犁式
1～5分钟

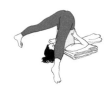

5 9.6G

双角犁式
30～60秒

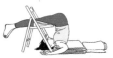

6 9.8D

半犁式
5分钟

Ⅴ. 平静神经，放松头脑

1 7.4C

双腿背部前屈伸展式
20～30秒

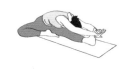

2 7.1F

头碰膝前屈伸展式
每侧30～60秒

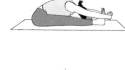

3 7.4C

双腿背部前屈伸展式
3～5分钟

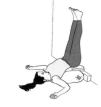

4 9.9D

倒箭式
5分钟

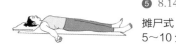

5 8.14D

摊尸式
5～10分钟

14

觉知呼吸：
回归心灵

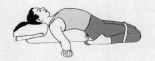

月经期赋予女性的珍贵礼物之一，就是为女性提供了一个增强自我觉知的机会。而调息——瑜伽的呼吸练习——能够很好地调整女性在一个月里产生的各种波动起伏，由此女性也能对自己有更深入的了解。有些女性在经期会变得更加内向并开始自省，此时再结合调息的练习，这种专注内在的自然倾向就能够更好地发挥价值。

本书中的所有调息都可在经期练习，其实它们在一个月里的任何时间都可以练习。当你对自己月经周期的波动更加敏感之后，你也许会发现其中某些练习方法要比其他方法对自己更有帮助。呼吸能够帮助你联结到深藏在肌肉组织中的一些感觉，它还能帮助你解开束缚和消除疼痛。乌伽依Ⅰ式中深长、柔和的呼气能够缓解痛经，舒缓腹部紧张的肌肉，治疗便秘，尤其是当你在呼吸张力的作用下进入更加深入和缓慢的呼气时，效果更加明显。某些女性在经期刚刚开始时会产生一种放松解脱的感觉，练习乌伽依Ⅰ式时也能产生相同的感觉。

在经前期，一些未被解决的情绪问题会在此时浮出水面，一组专注的深呼吸练习将帮助练习者恢复平衡并回归中心。在此期间，间断式调息法Ⅱ就能够格外有效地镇静神经。

任何时间练习乌伽依Ⅱ式和间断式调息法Ⅰ都能够提升能量，消除焦虑。经量过多、经期过长以及经期不规律的女性在一个月中坚持练习间断式调息法Ⅰ和Ⅱ后，都可以从中受益。

练习方法

调息最佳的练习时间是清晨，最好能在其他人还没睡醒之前练习。每练习一种调息之前，都要先做几个有辅助的仰卧体式来做准备，比如说，可以先做几分钟仰卧束角Ⅰ式、卧英雄式来打开胸腔，释放肺部的紧张感。如果你计划要在稍晚些时候练习调息，那么就可以从第一部分的恢复序列开始。这个序列将帮助身体做好准备，让身体先放松下来。练习调息前要先准备好辅助工具，以免在变化体式时或是重新布置练习工具时受到干扰。让自己放下所有的担心和焦虑，释放身体上的紧张感。随着对恢复序列的深入练习，在每个体式中，你都能做到比上一个体式更深层次的放松。一旦练习者获得平静，就能够自由地专注于呼吸的精妙之感。

本书一共介绍了七种调息方法，每种方法都可以独立练习。有经验的练习者也可以在某一序列中将几种调息法结合起来。

练习者应先确定自己已经完全熟悉了韵律呼吸和觉知呼吸，并能够舒适地进行练习之后，方能继续练习其他调息法。韵律呼吸能给调息练习奠定一个有觉知的、稳定的、轻松的练习基础。本书中的所有调息都是在上背部有支撑的摊尸式中进行练习的。每次练习需要做 10～20 分钟，其中包括结束后所需的 5～10 分钟的摊尸式练习。韵律呼吸能够带领练习者进入调息练习，还能帮助练习者轻松地结束该练习。觉知呼吸能够将练习者带入胸式呼吸之中，并帮助我们观察当气体吸入身体特别是胸腔的不同部位时，胸腔会如何移动，身体会产生怎样的感受。在上背部有支撑的摊尸式中为觉知呼吸的练习做好准备，整个练习将需要 15～20 分钟的时间进行准备，这些准备包括在进行觉知呼吸练习的前后各需练习 3～4 分钟的韵律呼吸，以及觉知呼吸结束之后练习 5～10 分钟的摊尸式。

乌伽依 I 式也可以在毯子辅助仰卧简易交叉腿式或仰卧束角 II 式中练习，这两种练习方式有助于缓解痛经和经量过多的症状。

正如反复练习体式能给练习者带来更加纯熟的体式觉知一样，在不断练习调息的过程中，调息的专注能力也随之增强。为了加强这一过程，练习者可将头部进行包裹，以屏蔽外界的干扰。如果初学者愿意的话，可以用折叠好的绷带或小毛巾盖住双眼。当你熟悉了练习过程之后，也可以将双眼包裹起来。每个调息练习都应以摊尸式结束，此时需将包裹头部的绷带或小毛巾解开，轻轻地将双眼盖住。更多包裹头部的详情可参考第 8 章。

你可以根据自己的需求练习第 II 节 A～E 的任意一部分，并参考第 11 章中对调息及其练习时间的建议。

Ⅰ. 以恢复体式为调息做准备

练习时间： 30 分钟

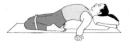

1 8.4C

卧英雄式
30 秒~5 分钟

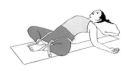

2 8.2C

仰卧束角Ⅰ式
5~10 分钟

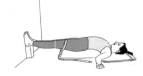

3 8.10A

桥式肩倒立Ⅱ式
5~8 分钟

Ⅱ. 调息练习

A. 缓解压力

练习时间： 20~30 分钟

1 11.1

韵律呼吸
3~4 分钟

2 11.3A

乌伽依Ⅰ式
10 次或更多

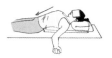

3 11.1

韵律呼吸
3~4 分钟

B. 提升能量，振奋精神

练习时间： 20~30 分钟

1 11.1

韵律呼吸
3~4 分钟

2 11.4A

乌伽依Ⅱ式
10 次或更多

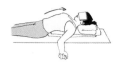

3 11.1

韵律呼吸
3~4 分钟

C. 强健神经，让头脑保持平静

练习时间： 20～30 分钟

❶ 11.1

韵律呼吸
3～4 分钟

❷ 11.5A 和 11.5B

乌伽依Ⅲ式
10 次或更多

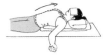
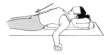

11.5A   11.5B

❸ 11.1

韵律呼吸
3～4 分钟

D. 消除焦虑，促使内在保持平静

练习时间：20～30 分钟

❶ 11.1

韵律呼吸
3～4 分钟

❷ 11.4A

乌伽依Ⅱ式
3～5 次

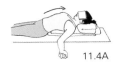

11.4A

❸ 11.6A～11.6F

间断式调息法Ⅰ
6 次或更多

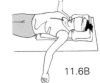
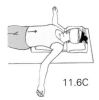

11.6A   11.6B   11.6C

❹ 11.1

韵律呼吸
3～4 次

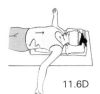

11.6D   11.6E   11.6F

E. 消除过度兴奋，舒缓神经

练习时间：20～30分钟

1 11.1

韵律呼吸
3～4分钟

2 11.3A

乌伽依 I 式
3～5次

3 11.7A～11.7F

间断式调息法 II
6次或更多

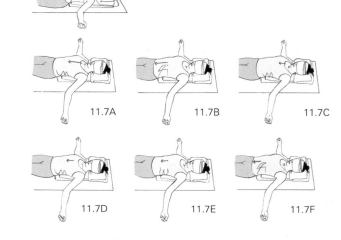

11.7A　　　　　11.7B　　　　　11.7C

11.7D　　　　　11.7E　　　　　11.7F

4 11.1

韵律呼吸
3～4分钟

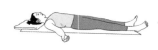

III．调息之后

8.14D

摊尸式
5～10分钟

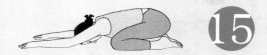

疗愈焦躁、压力和情绪波动：
聆听身体的语言

经前紧张征可被概括地定义为，经期开始前，身体、情绪和行为上产生的诸多症状，并且这些症状会在经期开始后结束，它的英文简称为 PMS。据统计，80%～90% 的育龄女性都会受经前紧张征的影响，10%～40% 的女性称这种综合征会对自己的日常生活产生严重的影响。

本章将提供一个能够缓解经前期情绪化症状的体式序列（第 16 章中的内容能够缓解偏头痛，第 17 章可以应对乳房肿胀和敏感，第 18 章则为经前期失眠提供多种解决方案）。

女性表现出的异常情绪波动有许多种，从郁郁寡欢到焦躁不安甚至激动狂怒都有可能，但我们往往没有认识到这是因为经前紧张征。某些经前期的情绪起伏可能是她们平常感受的放大，尤其是那些习惯于压抑自身感受和创造力的女性更容易如此。一位平时温文尔雅的人可能会突然找碴儿吵架；一位平时非常自信的人会忽然变得没有安全感，对自己丧失信心。我的一位学生曾说过，她在经期之前会出现一股无名怒火，平时看起来无关紧要的事情，在那段时间却能让她失控大哭。

经前期紧张可能表现为过度活跃，甚至可能表现为偏执、妄想或攻击、挑衅。对有些女性而言，经前期的抑郁心情甚至能引发自杀的行为。女性想要应对这种情况，就要在平时进行大量的瑜伽练习，并在日常生活中非常自律。当然，有些情况严重的女性应该接受心理辅导。

有许多理论对经前期情绪波动的成因进行了解释，其中一种理论认为，经前期产生情绪波动的原因是由于女性缺少足够的黄体酮来平衡雌激素。确实有这种可能，但激素失衡并不会无缘无故产生。通过月经周期我们了解了生命运作有其周期性。大自然中的季节更替包含了万物休憩的时间，这有利于促进万物的生长和更新。人类身体的构成同其他自然万物一样，都遵循着同样的运行模式。我们尊重自然的节律，比如说，当我们遵循日出而作、日落而息的生活规律时，月经周期就会更加平稳；而当我们忽视自然法则时，激素分泌就会失衡，月经前后就可能产生各种问题。当我们调整自己使我们与生物节律同频，并且在经期即将来临之时花些时间休息，我们就能够认识到月经来临前的这段时期的真正价值——它增强了我们的敏锐度和洞察力。古代的各种文化知晓如何从女性的第六感中受益，这种感觉在经期前后更加强烈，他们将经前期产生的洞察力视为智慧的源泉。

这种敏感度的增强也体现在身体上。皮肤病专家建议女性应避免在月经前一周进行任何形式的脱毛行为（利用脱毛蜡脱毛、激光脱毛、镊子脱毛都不行，但剃刀脱毛除外），由于激素上下波动，这一时期的皮肤更加敏感，你要确保自己在这个时期得到足够的休息。避免熬夜、参加派对或加班到很晚。总之在经期即将来临之时，不要让他人的需求大于自己的需求。保持规律的进餐习惯，并注重食物的选择。不喝或少喝含咖啡因的饮料，长期摄入大量咖啡因，有可能引发经前紧张征过敏反应的加剧。对咖啡因敏感的女性往往会想要摄入更多的咖啡因来缓解不适，这却会让经前紧张征加剧。更多关于饮食的指导可参考本书第4章的内容。

瑜伽练习

瑜伽练习要始终考虑到练习者的精神状态、能量水平以及所处月经周期的阶段，经前期为冥想和自我评估提供了完美的机会。没有瑜伽的帮助，我们就很可能会错失将混乱转化为"有意义"的机会。一直被压抑的沮丧和失望，如果突然爆发的话，会给我们的人际关系带来问题，给我们所爱的人带来伤害。

有规律练习瑜伽的学生有可能会注意到，在经期临近的日子里，那些耗费体力的体式很难像平时完成得那么好。我的一名学生曾说过，她在经期来临之前无法保持四肢支撑式，常会从体式中跌落。其他女性则反映，在经前期做后弯体式会让她们感到恶心。每个人在这个时期都会有不同的感受，所以到底哪些体式能够帮助女性度过这个时期，还需要你们自己去探索。

接下来的序列将有助于练习者控制自己的情绪波动。第Ⅰ节中的仰卧束角Ⅰ式、卧英雄式能够展开胸腔，加强心脏功能，还能缓解疲劳。在第Ⅱ节的体式中，头部都有支撑，因此可以让头脑平静，并能为第Ⅲ节中的倒立体式做好准备。第Ⅲ节中的支撑头倒立式，练习者可以自行选择做或不做。那些有规律地练习这个体式的人能够在生活中保持一种灵性的视角，但如果完成这个体式对练习者来说十分费力，它就可能会过度刺激神经系统。支撑肩倒立 I 式是有辅助的倒立，它能够缓解焦虑，消除焦躁。如果练习者患有高血压，可以在练习支撑头倒立式前后各做 3 分钟的下犬式，在练习支撑肩倒立 I 式前后各做 3 分钟半犁式。就半犁式这个体式本身而言，它不仅对消除情绪化具有神奇的功效，还有助于消除焦躁和愤怒。

第 IV 节中的坐立前屈体式，可以使焦灼的心情恢复平静，让心理和情绪的混乱回归和谐。头碰膝前屈伸展式将有助于保持正常的血糖水平，并控制饮食冲动。

对一些女性而言，经前紧张征带来的感受是紊乱不安、心不在焉、躁动焦虑，且很容易惹出各种事故。第 V 节中的倒箭式和桥式肩倒立 II 式有助于稳定情绪，可以让练习者进入深度的休息放松之中，并能促使头脑变得平静和清明。

若练习者已经有疲惫感，可以从第 I 节开始练习。若练习者没有疲惫，但是经前期的紧张已经让血压升高（这种现象的一个症状就是产生耳鸣），或是很难集中思想让自己专注下来，可以先从第 II 节开始练习。

本序列的练习时间： 60～90 分钟

Ⅰ. 缓解身体疲劳

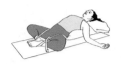

① 8.2C

仰卧束角Ⅰ式
5～10 分钟

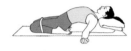

② 8.4C

卧英雄式
1～2 分钟，随练习水
平的提高可延长至 5
分钟或更长时间

Ⅱ. 缓解精神压力

① 6.10A

侧英雄式
每侧 10～20 秒

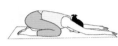

② 6.9C

英雄式前屈
30～60 秒

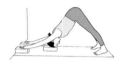

③ 5.5G

支撑头部下犬式
30～60 秒

④ 5.4H

支撑头部站立前屈式
1 分钟

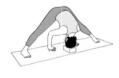

⑤ 5.15F

瑜伽砖支撑头部双角式
1 分钟

Ⅲ. 平衡激素，稳定情绪

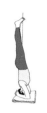

① 9.2D

支撑头倒立式
1～5 分钟，随练习水
平的提高而延长

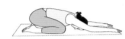

② 6.9C

英雄式前屈
30～60 秒

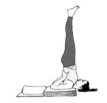

③ 9.3F

支撑肩倒立Ⅰ式
2～5 分钟，随练习水
平的提高可延长至 10
分钟

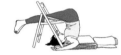

④ 9.8D

半犁式
5 分钟

Ⅳ. 舒缓神经，让头脑平静

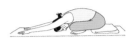

① 6.12A

简易交叉腿坐前屈
1～2 分钟，交换双腿方
向再保持 1～2 分钟

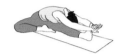

② 7.1F

头碰膝前屈伸展式
每侧 30～60 秒

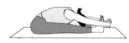

③ 7.4C

双腿背部前屈伸展式
1～5 分钟

Ⅴ. 缓解焦虑，放松休息

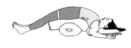

① 8.10D

瑜伽枕辅助桥式肩倒立
Ⅱ式
3～8 分钟

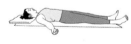

③ 8.14D

摊尸式
5～10 分钟

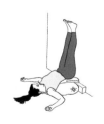

② 9.9D

倒箭式
5～10 分钟

16

疗愈偏头痛：
释放压力

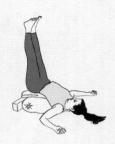

　　女性患有偏头痛的概率要比男性高3倍，且女性的偏头痛常常是由激素波动引发的。偏头痛常在经前期发作，这正是雌激素水平下降的时期，也是女性特别脆弱的时候。也有些女性的偏头痛是在经期发作，还有一些是在经期的中间时段发作，即排卵期后雌激素水平迅速下降的时期。

　　为何有些女性要比其他人更易患上偏头痛？古老的阿育吠陀知识体系为我们提供了洞悉万物的机会。人类的身体如同其他自然万物一样，是由五种元素构成的：土、水、火、风、空。这五种元素又有三种明显的组合模式，构成了三种基本力量，或称为三种基本能量场，即三种督夏（dosha），它们渗透于人们的身体和个性中。

　　这三种督夏分别是卡帕（kapha）、皮塔（pitta）和瓦塔（vata）。卡帕由水元素和土元素主导，掌管身体的实体结构；皮塔由火元素和水元素主导，掌管身体的消化系统和身体的热量；瓦塔由风元素和空元素主导，掌管身体的神经系统和呼吸。在维护身体健康方面，它们各自发挥自己的作用，并且帮助每个人形成不同的体格。

　　每个人都由某种督夏主导，它帮助我们认识自己独特的气质和体形。一旦我们不再关注自己的健康，督夏就会或变弱或加重，而由它掌管的身体功能就会紊乱。

　　受偏头痛困扰的女性是由于皮塔失调而影响了月经周期。皮塔平衡时，它表现为一种积极的能量或是血液中流淌的热量。但当它失控时或是进入心血管系统时，就会影响头部附近的血管。皮塔温热、敏锐的特性会使大脑动脉产生痉挛，使头部血管扩张，给神经带来压迫，随之便发生了偏头痛。

　　受皮塔的影响，女性很可能在经前期和经期出现大便稀溏的现象，且常常伴有经量过多的症状。经前期，过多的皮塔会造成情绪焦躁不安、心情郁结，引发强烈的饮食冲动，令身体或头脑发热（情况严重时就会导致偏头痛），引起痤疮爆发以及其他的炎症。由皮塔能量引起的其他经前期和经期症状还包括呕吐、恶心以及胃酸过多。

中医在论述偏头痛时，也认为上火以及血液失衡是其成因。肝脏的能量（肝气）瘀滞，郁而成热，升至头部，进而导致偏头痛、心烦易怒以及高血压、头部胀热堵塞、手脚发冷。古代的中国人也明白压抑的情绪与偏头痛之间的关系。中国人认为，一旦"气"不能自如地流动，就会导致情绪失衡，其表现形式要么是抑郁（肝气郁结），要么是心烦易怒（肝气大动），或是两者皆有。肝脏与创造性的能量相关，释放创造性的能量即可纾解郁结的肝气并减少偏头痛的发作。

肝脏对我们的身心健康十分重要。人造激素通过避孕药以及激素替代疗法等被我们摄入体内，它给人们的肝脏带来了额外的负担，加剧了人们焦躁不安和情绪波动的症状。我的几位学生认为她们忽然患上偏头痛的原因正是在治疗不孕时服用了激素。

有时偏头痛会在经期快要结束时或是刚刚结束后发作。中医认为这种偏头痛是由体内供血不足导致的，阿育吠陀和瑜伽也对此有所关注。如果你的偏头痛是在经期结束时发作的，要减慢生活节奏，并在经期好好休息。保持规律的饮食，确保足量的蛋白质的摄入，以避免另一种偏头痛的诱因——低血糖。饮食中加入补血的食物，避免食用过多肉类或是在晚间进餐。要注意避免经前期的饮食冲动（详见第4章）。不要摄入过多的糖分或碳水化合物，不要饮用含咖啡因、酒精的饮料，也不要吸烟，因为这些都会加重肝脏的负担。

瑜伽练习

尽管瑜伽同阿育吠陀有许多相同的观点，但在描述能量失衡的原因上两者有不同看法。在瑜伽看来，头脑的波动会作用于身体，导致身心失衡。因此，瑜伽建议人们进行专注而坚定的体式练习和调息练习，以平息躁动的头脑（或是唤醒呆滞昏沉的头脑），平衡督夏，对抗疾病。

在偏头痛发作之前的几天中，练习恢复序列有助于减少偏头痛的发作次数。第14章中延长呼气（第Ⅱ节A序列）之后的修复性序列和摊尸式都是很好的练习起点。

非经期要有规律地练习倒立体式，在练习支撑头倒立式的前后可以做一些前屈体式，以保持头脑的镇定和平静。若练习者尚不能做支撑头倒立式，可以用多次的下犬式、站立前屈式和双角式来代替，并且练习这些体式时要对头部进行支撑。倒立体式的完整练习还需要加上支撑肩倒立式和半犁式（闭上双眼），这两个体式有放松肾上腺、让头脑保持平静的功效，还要加上桥式肩倒立 II 式，这个体式可以镇定神经。若你的偏头痛正在发作，头部正经受剧烈疼痛，则须等到略缓解后再练习倒立体式。

为了维护肝脏功能的健康，练习者应有规律地练习扭转体式，如巴拉瓦伽式、侧英雄式、侧简易交叉腿坐、侧简易交叉腿坐前屈等。更多的扭转体式可参考吉塔·S. 艾扬格的《艾扬格女性瑜伽》。

练习者若感到恶心或胃酸过多，可以练习第 I 节中的体式。若只有偏头痛时，可以练习第 II 节中的体式。这一节中的体式有助于缓解颈部后侧和肩部区域的压力，让头部的血管冷却、收缩，镇定神经。尤其是头碰膝前屈伸展式、双腿背部前屈伸展式以及英雄式前屈，它们都有冷却头脑、缓解腹部压力的功效。最后，第 III 节和第 IV 节中的体式能够帮助练习者让头脑保持平静，使其进入深度休息之中。

在练习之前对头部进行包裹（但不要覆盖双眼），要确保在前屈体式中放松前额，让眼眉与地面平行，而前额的皮肤不会向发际线的方向上提，且头部的高度不低于两肩。

本序列的练习时间：60～90 分钟

Ⅰ. 缓解反胃、胃酸过度和疲惫

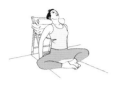

❶ 6.2L

束角式后倾
5～10 分钟

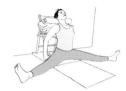

❷ 6.3G

坐角式后倾
5～10 分钟

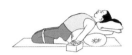

❸ 8.4F

瑜伽枕和瑜伽砖辅助卧
英雄式
1～2 分钟，随练习水
平的提高延长至 5 分钟
或更长时间

Ⅱ. 降低血压，缓解偏头痛

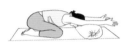

❶ 6.9E

瑜伽枕辅助英雄式前屈
30～60 秒

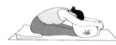

❺ 7.4E

横放瑜伽枕辅助双腿背
部前屈伸展式
30 秒

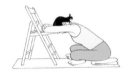

❷ 6.12D

椅子辅助简易交叉腿坐
前屈
1～2 分钟，交换双腿方
向再保持 1～2 分钟

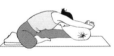

❻ 7.1K

横放瑜伽枕辅助头碰膝
前屈伸展式
每侧 30～60 秒

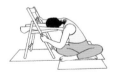

❸ 6.13D

头部偏向一侧的侧简易
交叉腿坐前屈
20～30 秒，交换双腿方
向再保持 20～30 秒

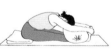

❼ 7.4E

横放瑜伽枕辅助双腿背
部前屈伸展式
1～5 分钟

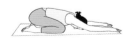

❹ 6.9C

英雄式前屈
30～60 秒

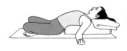

❽ 8.6A

仰卧简易交叉腿式
2 分钟，交换双腿方向
再保持 2 分钟

Ⅲ．让头脑平静

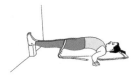

① 8.10A
桥式肩倒立Ⅱ式
用折叠好的毛巾将头部
垫高，保持3～8分钟

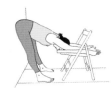

③ 5.4I
墙壁和椅子辅助站立
前屈式
1分钟

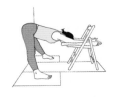

② 5.15G
椅子和墙壁辅助双角式
1分钟

Ⅳ．放松休息

若偏头痛有所减轻，则继续练习下列体式；若并未减轻，则重复第Ⅱ节中的内容，然后以摊尸式结束练习。

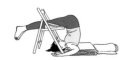

① 9.8D
半犁式
用折叠好的毛巾将头部
垫高，保持5分钟

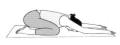

⑤ 6.9C
英雄式前屈
30～60秒

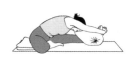

② 7.1K
横放瑜伽枕辅助头碰膝
前屈伸展式
每侧30～60秒

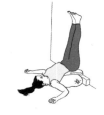

⑥ 9.9D
倒箭式
用折叠好的毛巾将头部
垫高，保持5～10分钟

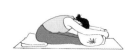

③ 7.4E
横放瑜伽枕辅助双腿背
部前屈伸展式
1～5分钟

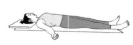

⑦ 8.14D
摊尸式
用折叠好的毛巾将头部
垫高，保持5～10分钟

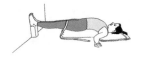

④ 8.10A
桥式肩倒立Ⅱ式
用折叠好的毛巾将头部
垫高，保持3～8分钟

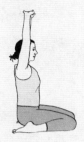

疗愈乳房肿胀和敏感：
缓解充血症状

　　大自然赋予每位女性一生中约 450 次月经周期的目的并不仅是让女性将未受精的卵子排出。每个月，经期都会为女性提供一个净化自身的机会，用阿育吠陀的术语来说，是为她提供了一个平衡自身督夏的机会。尽管三种督夏都在女性身心功能的正常运行中发挥着重要的作用，但一个人的体格类型是由身体中起主导作用的督夏决定的。由卡帕主导的女性展现出的特征是体格健壮、精神稳定并且富有勇气。但是，当卡帕能量过多时，展示出的状态则是倦怠昏沉、迟钝懒惰。如果在一个月中你积累了过多的杂质和毒素，卡帕能量就会在经前期产生负面效果，它会导致充血症状，诸如乳房酸痛、肿胀，腹部肿胀等。但是，非卡帕主导的人也同样会经历这些症状。

　　西方医学也观察到了同样的症状，却有不同的解读角度。对有些女性而言，受到雌激素影响而导致黄体酮比例较低的时候，身体细胞往往会吸收较多的钠，而钠元素会导致细胞中液体潴留。潴留的液体会进而导致各种症状的产生，其中就包括腿部水肿、腹部肿胀、手脚水肿、关节疼痛、疲劳、体重增加（经前期的水肿会增加体重）。由于骨盆底区域的淋巴结和血管的淤堵，该区域可能会产生坠胀感和压迫感。

　　乳房在经前期所产生的各种问题，从轻微水肿到敏感疼痛，往往是由激素的过度刺激引起的。不平衡的生活方式、慢性压力等都有可能造成这种现象的出现。我的一名学生每次感到职业压力增大时，就会产生乳房疼痛和水肿的症状。她缓解这一症状的方法是每个月花几天时间去海边度假，并赋予瑜伽练习更多的优先权（有研究显示，经前紧张征患者在夏季受到的影响更小，说明较长的日照时间促进了更多的激素分泌）。

　　许多女性还受到乳房中时有时无的组织和肿块的困扰，它们通常是一些良性的、充满液体的囊肿。尽管这种情况一般出现在经前期，但无论何时，只要你发现乳房部位有肿块都应该找医生进行检查。产生肿块、囊肿和乳房敏感的其他可能的原因还包括饮食中含有太多碳水化合物，身体缺乏必需的脂肪酸，摄入过多的酒精和咖啡因。咖啡和巧克力都是产生这种现象的"罪魁祸首"，但高品质的绿茶反而对乳房健康很有益处。

在阿育吠陀医学中，经期为女性提供了一个自我净化的机会，如果我们关注饮食、远离垃圾食品、练习瑜伽，身体的压力就会减轻，也能平稳度过经前期。

瑜伽练习

以下序列将通过提升练习者自身的清洁和净化能力来帮助练习者缓解胸部淤滞的问题。第Ⅰ节中的仰卧体式具有为发炎的胸部组织降温的作用，同时，这些体式还能够镇定神经。

在整个经期有规律地练习第Ⅱ节中的站立体式，能够保持腹部和腿部肌肉的强健，如此，在月经来临之时，身体就很少出现水分潴留的现象。练习者在经前期可以练习站立体式（若练习者感到疲惫，可以使用辅助工具进行支撑）来促进血液循环。

第Ⅲ节和第Ⅳ节中的坐立体式和扭转体式可以将腿部潴留的液体排出体外，减轻腹部水肿，缓解脚踝和脚掌的肿胀感。束角式、坐角式、头碰膝前屈伸展式也有助于保护生殖部位使其不受感染，并预防阴道酵母菌的过度生长。在上述体式中将双臂上举能够促进乳房的血液循环，有助于减少炎症的出现。

许多女性发现在经期前后，自己的免疫系统功能会减弱，这使她们更容易受到感染，导致感冒、疱疹、肠道酵母菌过度生长（有可能引起腹部肿胀或产生其他经前紧张征的症状）等后果。第Ⅴ节中的体式能够增强免疫力，比如，倒手杖Ⅱ式可以促进胸腔上部和咽喉区域的血液循环，并缓解乳房的过度敏感。它还能恢复胸腺（位于胸部上方）活力，并调理腹部器官，进而增强免疫力。

第Ⅵ节中的体式能够促进血液循环和淋巴排毒。支撑肩倒立Ⅰ式、支撑肩倒立Ⅱ式、犁式及其变式可以特别有效地减轻乳房部位的炎症。这些体式还能够平衡内分泌系统，进而平衡身体中的水分含量，增强免疫系统功能。

乳房疾患很可能对心理健康产生影响，作为应对手段，我们可以在摊尸式休息放松时，冥想"接受"的概念——我们都值得被爱、被关注、被满足。进入这一体式之后，让自己的肌肉放松，同时邀请丰富的宇宙能量流进身体。

完整地练习下列体式，就能产生稳定情绪的功效，它们能够缓和情绪，镇定神经。

本序列的练习时间：60～90分钟

Ⅰ. 消除疲劳，缓解乳房敏感

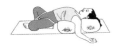

① 8.3B

仰卧束角Ⅱ式
5～10 分钟

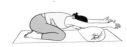

③ 6.9E

瑜伽枕辅助英雄式
前屈 30～60 秒

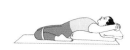

② 8.4H

手臂向上举过头的卧英
雄式
1～5 分钟，随练习水平
提高可延长时间

Ⅱ. 促进血液循环，减轻水肿

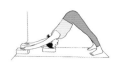

① 5.5G

支撑头部下犬式
30～60 秒

④ 5.4G

双臂抱肘站立前屈式
1 分钟

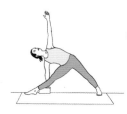

② 5.9H

墙壁和瑜伽砖辅助三
角伸展式
20～30 秒

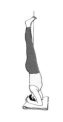

⑤ 9.2D

支撑头倒立式（扩展
练习）
5 分钟，随练习水平
提高可延长时间

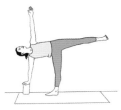

③ 5.11H

墙壁辅助半月式
10～20 秒

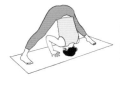

⑥ 5.15D

双角式（起始练习）
1 分钟

Ⅲ．缓解双腿和盆腔的疲劳和酸痛，促进乳房区域血液循环

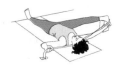

1 8.13B
仰卧手抓大脚趾Ⅱ式
每侧 20～30 秒

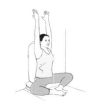

6 6.2G
束角式双臂上举
10～15 秒

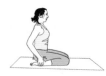

2 6.8C
英雄式
1～5 分钟

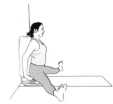

7 6.3C
墙壁和瑜伽枕辅助坐角
式 10～15 秒

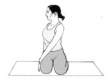

3 6.10A
侧英雄式
每侧 20～30 秒

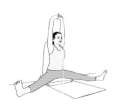

8 6.3F
上举手指交扣坐角式
10～15 秒，交换双手
交扣方向再保持
10～15 秒

4 6.8G
英雄式手向上交扣
10～15 秒，交换双手
方向再保持 10～15 秒

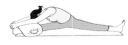

9 6.4C
侧坐角式
每侧 10～15 秒

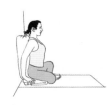

5 6.2E
瑜伽枕辅助靠墙束角式
1～5 分钟

Ⅳ. 缓解腹部水肿

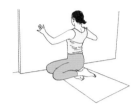

❶ 6.15C

墙壁辅助巴拉瓦伽式
每侧 30～60 秒

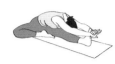

❷ 7.1F

头碰膝前屈伸展式
每侧 30～60 秒

Ⅴ. 缓解乳房疼痛，辅助免疫系统

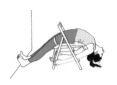

❶ 10.2D

倒手杖Ⅱ式（扩展练习）
30～60 秒，随练习水
平提高可延长时间

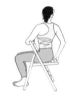

❸ 6.17A

辅助巴拉瓦伽Ⅱ式
每侧 10～15 秒

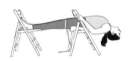

❷ 10.2H

两把椅子辅助倒手杖Ⅱ
式（起始练习）
30～60 秒

Ⅵ．缓解乳房酸痛水肿，增强免疫系统功能

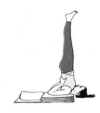

❶ 9.3F

支撑肩倒立Ⅰ式
2～5 分钟，随练习水
平提高可延长时间
若因身体疲倦而无法长
时间保持，可练习带有
辅助的体式

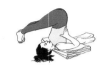

❺ 9.7A

侧犁式
每侧 10～20 秒

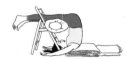

❻ 9.8E

支撑半犁式
5 分钟

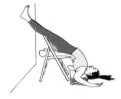

❷ 9.4E

支撑肩倒立式Ⅱ式
3～5 分钟，或更长时间

❼ 8.10D

瑜伽枕辅助桥式肩倒立
Ⅱ式
3～8 分钟

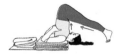

❸ 9.6B

犁式
1～5 分钟

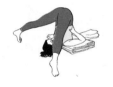

❹ 9.6G

双角犁式
30～60 秒

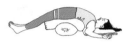

❽ 9.9D

倒箭式
5～10 分钟

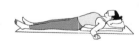

❾ 8.14G

支撑上背部的摊尸式
5～10 分钟

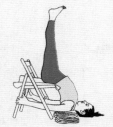

18

疗愈失眠：
镇定神经，帮助入眠

　　每位女性对月经周期的体验都是独一无二的，但有一种感受几乎所有人都一样：所有女性都会经历周期性的睡眠障碍。在激素水平波动最为剧烈的时候（诸如黄体期，即月经周期中的第 25～28 天，此时的激素水平急剧下降），女性会注意到她们的情绪和睡眠模式最为混乱。我的一名学生感到她在这个阶段如同疯狂行驶的汽车，仿佛整个内在都在颤抖；而一旦经期开始，她就会安稳下来，睡眠也恢复了正常。

　　1998 年，美国国家睡眠基金会开展了"女性与睡眠研究"这一课题的研究，这项研究第一次证实了激素波动与失眠之间的关联。在调查研究中，超过 71% 的女性投票表明她们的睡眠被经期出现的症状所干扰。报告中称，干扰睡眠最常见的原因是身体肿胀，紧随其后的还包括腹痛、头痛、乳房敏感。这项研究证明，每位女性对每月 1 次的激素波动都有不同的反应，28% 的女性投票称，她们在这一阶段的睡眠时间会更长。

　　这项研究还记录了女性工作期间每晚的平均睡眠时间仅为 6 小时 41 分钟。人们通常认为，我们每天应至少睡 8～9 个小时才能够保持良好的健康状态。不过最近的研究结果证明，睡眠时间较少要比睡眠时间较长更好。伦敦睡眠中心公布的一份日本的研究表明，睡眠时间在 7.5 小时的基础上每增加 1 小时，死亡风险也随之增加。确实，那些在工作日的睡眠时间为 6.5～7.5 小时的人，拥有更高的存活率。

　　那么，如何判断你是否已经获得了足够的睡眠呢？先问问自己，我的感觉如何？如果你每时每刻都感觉十分疲倦，就说明你的睡眠需求尚未得到满足。不过，对你的健康与幸福而言，何时睡与睡多久同样重要。研究表明，我们身体系统的能量补充和修复工作大部分是在晚上 11 点到凌晨 1 点这段时间完成的。这段时间也是胆囊的排毒时间，如果你在这段时间仍然保持清醒，毒素就会倒流进肝脏，加重身体系统的负担，危害健康。

这种情况会在经期女性身上形成恶性循环，进一步增加她们身体免疫系统的压力，也增加她们患上疾病和受到情绪困扰的风险。

当然，不睡觉还会带来许多其他的影响，例如无法做梦。而梦的缺失同睡眠缺失一样，会给身体和情绪带来压力。事实上，梦的缺失导致的症状——焦躁不安、抑郁低沉、昏睡倦怠——都同经前期因压力过大产生的症状极其相似。并且，一位女性的睡眠被干扰后，经前期症状就会加重；而一旦她获得了足够的睡眠，经前期症状就会减轻。

阿育吠陀中的智慧同现代科学的研究结果不谋而合——身体的净化过程发生在前半夜。不过阿育吠陀还要更深一步，它还告诉我们，我们的精微体的净化过程发生在后半夜。这个过程也被称为"快速眼动（rapid eye movement，简称 REM）"。发生快速眼动说明大脑正在运作，而在这个过程中，我们的梦正在复制我们的经历，或通过某种方式重新加工我们的经历。这样一来，我们睡醒之后，头脑是洁净而清晰的，并为全新的一天做好了准备。这个过程对女性而言尤其重要，在月经周期的末尾，约第25天左右，做梦所花的时间就会增加。

艾扬格瑜伽认为，梦可以分为三种：需要被解读的象征性的梦，因恐惧或体内督夏的化学物质失衡而导致的反复出现的梦，具有启示意义的、传达超自然概念的梦。在最后一种梦中，灵性思想自无意识而来，这对神秘主义者和瑜伽士具有重要意义。同样，建立了良好的瑜伽练习习惯的女性会发现，她们的梦是灵感的源泉，尤其是在经前期阶段。正如某些部落女性会在这一时期获得神圣的知识一样，现代女性也发现经前期的梦能够激发她们的创造性。专注力、逻辑思维能力等某些能力在这一时期会变弱，但在其他领域的能力，比如自由联想能力，则在这一时期大大增强。

保持健康长寿的一个简单而有效的方式是：每天在同一时间早早起床，最好是能与太阳同步；晚上早点上床睡觉，最好在晚上10~11点之间。其他获得良好睡眠的方法还包括饮食均衡，不要在太晚的时候吃东西，避免摄入咖啡因和酒精等。睡觉的环境最好是完全黑暗的，任何一种进入卧室的光线都会影响身体的自然规律。还有一点，如果你有阅读的习惯，可以在睡前读一些与灵性有关的书籍。

许多学生表示，身体锻炼有助于缓解她们的抑郁和失眠的症状。从我的经验来看，瑜伽治疗睡眠障碍要比其他的运动方式更加有效。但你不一定要等到临近经期时才开始练习瑜伽，要将瑜伽变成你日常生活的一部分。若平时你就坚持练习瑜伽，经前期的问题就不会让你不知所措，也不会给你的工作和人际关系带来困扰。

瑜伽练习

有规律地练习包含站立体式（详见第 5 章）和后弯体式（详见第 10 章）在内的规律且具有挑战性的瑜伽体式序列，能够释放压力、清除影响神经系统的消极能量。在一次适宜的锻炼之后，入睡就会更加容易。最好能在一天中的早间时刻练习体能消耗较大的体式，然后晚一些再练习倒立体式。如果这一点很难做到，那么无论何时，进行包含上述两者的短时间练习，都能给练习者带来积极深远的影响。

不过，经前期女性并不适合做那些有挑战性的瑜伽练习。我的一名学生曾反映，她在月经来临的前几天中练习后弯体式时，身体就会颤抖。还有些女性在这个阶段练习后弯体式会感到恶心。下面介绍的序列中确实包含一个后弯体式——倒手杖 II 式，但它是一个有辅助的体式，因此不会过度刺激神经和消化系统。如果这个体式在练习中还是对你产生了刺激，那就可以省略这一步，继续练习接下来的体式。这个体式有助于减轻腺体的压力，让呼吸变得轻松。

支撑头倒立式、支撑肩倒立 II 式和犁式等倒立体式同瑜伽枕辅助桥式肩倒立 II 式配合练习，能够让睡眠更加健康、平静，不过在经期练习这个序列时要省略这些体式。

坐立前屈体式有助于平静大脑，镇定神经，消除焦虑情绪。练习这类体式时你要着重放松前额。以头碰膝前屈伸展式和双腿背部前屈伸展式中需要抬头的第一阶段作为过渡，然后在低头的阶段展开身体躯干和胸腔，并尽可能地保持较长的时间。

练习者还可以通过调息来舒缓神经系统，平复焦虑不安的情绪。想要缓解经前期和经期的失眠症状，练习时就要专注于延长呼气（详见第 14 章的第 II 节 A 序列）。

要记住，这是一个适合经前期练习的序列。如果你在经期失眠，想要练习该序列，就要略过倒立体式。如果你是在晚上练习，就要在清淡的晚餐前完成。

该序列的所有体式在练习时都可以将头部包裹起来，如此可以帮助练习者保持平静，减少精神活动。

本序列的练习时间：60～90 分钟

Ⅰ. 消除疲劳和紧张性的能量

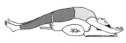

① 8.7C

倒手杖Ⅰ式
3～8 分钟

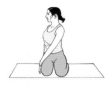

② 6.10A

侧英雄式
30～60 秒

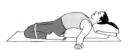

③ 8.4C

卧英雄式
1～5 分钟

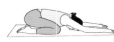

④ 6.9C

英雄式前屈
30～60 秒

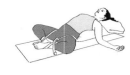

⑤ 8.2C

仰卧束角Ⅰ式
5～10 分钟

Ⅱ. 放松心脏，让头脑平静

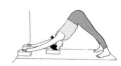

① 5.5G

支撑头部下犬式
30～60 秒

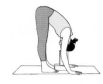

② 5.4H

支撑头部站立前屈式
1 分钟

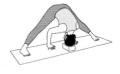

③ 5.15F

瑜伽砖支撑头部双角式
1 分钟

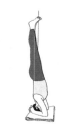

④ 9.2D

支撑头倒立式（扩展
练习）
1～5 分钟，随练习
水平提高延长时间

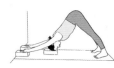

⑤ 5.5G

支撑头部下犬式
（起始练习）
30～60 秒

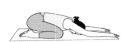

⑥ 6.9C

英雄式前屈
30～60 秒

Ⅲ. 让头脑平静，缓解紧张

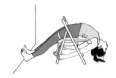

❶ 10.2D

倒手杖Ⅱ式
30～60 秒，随练习水
平提高延长至 5 分钟

若在经期，则练习

10.2I

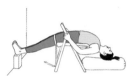

支撑头部和双脚倒手杖
Ⅱ式
30～60 秒，随练习水
平提高延长至 5 分钟

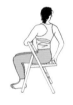

❷ 6.17A

辅助巴拉瓦伽Ⅱ式
每侧 20～30 秒

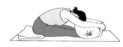

❸ 7.4E

横放瑜伽枕辅助双腿背
部前屈伸展式
20～30 秒

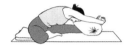

❹ 7.1K

横放瑜伽枕辅助头碰膝
前屈伸展式
20～30 秒

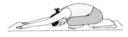

❺ 6.12A

简易交叉腿坐前屈
30～60 秒，交换双腿
方向再保持 30～60 秒

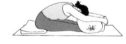

❻ 7.4E

横放瑜伽枕辅助双腿背
部前屈伸展式
3～5 分钟

Ⅳ. 稳定激素分泌，提升内在平静

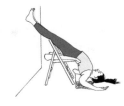

1 9.4E

支撑肩倒立式Ⅱ式
2~5分钟

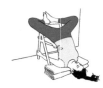

3 9.4G

束角肩倒立Ⅱ式
30~60秒

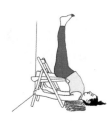

2 9.4F

倒箭肩倒立Ⅱ式
30~60秒

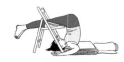

4 9.8D

半犁式
3~5分钟

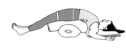

5 8.10D

瑜伽枕辅助桥式肩倒立
Ⅱ式
3~8分钟

Ⅴ. 放松

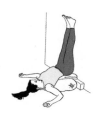

1 9.9D

倒箭式
5~10分钟

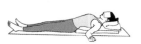

2 8.14G

支撑上背部的摊尸式
5~10分钟

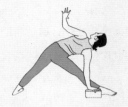

疗愈痛经及下背部疼痛：
缓解体式

有一个让人震惊的研究称，60% 的女性都会在生育年龄中的某一时期经历痛经。很明显，这一情况在现代工业社会中更加普遍，有证据表明，痛经很长时间以来都在困扰女性。最近一项针对大麻医药价值的研究结果表明，早在公元前 7 世纪的古代美索不达米亚（Mesopotamia，两河流域）地区，女性就在遭受痛经的困扰了，而且痛经在多个地区和文化中一直存在。甚至英国的维多利亚女王，似乎也受此困扰，并会使用大麻来缓解每月的疼痛。不过，直到最近的 20 年，痛经才被医学界视为值得认真研究的病症。

痛经可以分为两种：原发性痛经和继发性痛经。大多数女性的痛经都属于原发性痛经，这种痛经不是由疾病引发的。大量前列腺素（一种引发分娩的蛋白质）的分泌能够帮助子宫有节律地运动（有时会带有疼痛），而子宫也需要这种运动来将子宫内膜排出体外。将凝结的血块从子宫排出——这对某些女性而言是常见现象，会导致痉挛性的疼痛，而疼痛程度有很大的差异，从轻柔的刺痛到极度痉挛收缩的疼痛都有。原发性痛经往往会随着年纪的增长而逐渐减轻，并可能会在生完孩子之后完全消失。继发性痛经是由潜在的疾病导致的，最常见的是子宫内膜异位症，其他疾病还包括盆腔感染、子宫肌瘤或卵巢囊肿等。宫颈狭窄（由瘢痕组织导致子宫颈狭窄）或因宫内避孕器引发的炎症也会导致痛经。如果女性有严重的痛经，一定要寻求医生的指导，以确定自己没有其他疾病。

痛经能够将疼痛的感觉传导至腹股沟、双腿及下背部。痉挛可能会刺激到小肠、膀胱，并导致恶心、呕吐、腹泻、尿频等症状的产生。痛经还有可能引发偏头痛。

阿育吠陀医生建议女性在月经来临之前的一个礼拜中要格外注意饮食。他们建议痛经的女性应避免食用容易导致便秘的食物。罗西塔·阿维戈和纳丁·艾普斯坦在她们的著作《雨林家庭药方》（*Rainforest Home Remedies*）中沿用了玛雅人的观点：痛经常常是因为女性有子宫下垂的症状，或每月无法完成全面的净化。最终，子宫内凝滞的血液导致痛经，因此身体需要做出更大的努力才能将杂质排出。她们建议通过按摩来帮助子宫复位，并增强悬挂子宫的韧带的力量。

B. K. S. 艾扬格先生推荐将战士Ⅰ式加入日常练习之中，这将帮助骨盆和子宫的肌肉保持强壮，使子宫保持在正位之中。子宫下垂或移位时，建议练习者通过支撑头倒立和支撑肩倒立Ⅰ式来帮助子宫远离骨盆底。另外，骆驼式、倒手杖Ⅱ式、轮式和卧英雄式等都是预防和矫正子宫异位的推荐体式。

若痛经是由子宫内膜异位引发的，则疼痛会非常剧烈，并且患者会感到非常疲惫。子宫内膜异位的产生，是因为子宫内膜迁移到盆腔的其他部位，在其他器官上生长，并会伴随每次月经出现出血症状。有许多理论对子宫内膜异位的形成原因进行了分析。经血逆流，即经血通过输卵管进入腹腔，是一种常见的现象。几乎所有女性体内都有经血逆流现象，却仅有部分女性的子宫内膜碎片会在其他盆腔器官上生长。有种理论认为，子宫内膜异位是由免疫系统功能失调导致的。健康的免疫系统应该能够消灭这些离散的身体组织，但若免疫系统太过虚弱，便无法对此做出反应，这些组织就会开始任意生长。假丝酵母（念珠球菌）会在免疫系统衰弱时大肆猖獗，而这种细菌就与子宫内膜异位相关。由于子宫内膜异位的具体病因尚不清楚，最好的解决方法就是照顾好整体的身心健康，以此来消除这种症状。

痛经常常与痛苦的情绪相关。有些临床医生将情绪压力列为患子宫内膜异位症的影响因素，他们认为这也是由雌激素分泌紊乱导致的。压力太大会导致肾上腺功能失调，激素分泌随之紊乱，雌激素水平就会升高。

压力太大还会导致腹部肌肉变得坚硬而紧张，进而导致痛经及其他经期问题的出现。B. K. S. 艾扬格建议我们有规律地练习后弯体式（痛经发作时不要练习），以此来保持盆腔肌肉柔韧而强健，这有助于预防痛经。女性创造力的中心就是她的子宫，子宫的工作原理也同其他感官一样。它裸露而敏感，任何消极情绪、躁动不安都会让它产生不良反应。妇科医生马塞尔·皮克（Marcel Pick）曾告诉我，在她的临床实践中，很多重度痛经患者往往有些未了结的家庭问题，诸如性虐史、父亲过度的控制欲、伴侣之间的摩擦或是家庭中有酗酒者等。

那么，我们该怎样缓解经期不适呢？理解产生痛经的原因会有所帮助，但还不足以缓解每月的疼痛。在个人生活和工作中设立边界可以作为应对痛经的开始。确保自己在经期拥有足够的休息和安宁的独处时间。经验告诉我们，改善饮食可以将痛经控制在一定范围之内（详见第 4 章）。一项意大利的研究发现，女性食用更多的绿叶蔬菜和水果可将子宫内膜异位的风险降低 40%，而大量食用红肉则将这一风险提高了 8%～100%。

持续的瑜伽练习也可以在许多层面上产生帮助。瑜伽练习能让我们的精神更加坚强，这样就能够更好地应对生活中的问题。因此，我们的身体组织就不会轻易被精神上的痛苦所影响。瑜伽练习还能够消除过去的创伤在身体中留下的印记。瑜伽体式和调息能够稳定肾上腺和神经系统，维持体内激素水平的平衡，放松腹部肌肉，促进盆腔中的血液循环，这些都对消除痛经有很大的帮助。

瑜伽练习

每位女性对痛经的感受都不同，所以请认真阅读下列注意事项，根据自己的症状（无论是下背部疼痛、腹部绞痛，还是两者都有），在下列序列中选择适合自己的一节练习。

第 I 节和第 II 节中的站立体式并不是所有人都需要练习。有些女性可能会感到太疲惫，不愿练习它们；也有些女性如果没有进行身体拉伸准备，练习中会感到不适。面向墙壁三角伸展式和面向墙壁半月式能够同时缓解痛经和经期下背部疼痛。练习时，一定要将骶骨向内收，让下腹部得到伸展。女性在面临压力时，常常会将子宫向内收，久而久之就会形成不好的习惯。因此一定要确保自己没有拉紧或收缩腹部区域，尤其是在经期。练习这两个体式时，每一侧的停留不要超过 20 秒。另外，仰卧手抓大脚趾 II 式也能够缓解痛经。

第 II 节中的 3 个站立前屈体式，即站立前屈式、下犬式以及椅子和墙壁辅助双角式也同样能够缓解痛经，对缓解经期的下背部疼痛也是效果显著。除此之外，这 3 个体式还能让大脑放松。

第 III 节中的体式是吉塔·S. 艾扬格推荐的，可以用来缓解由子宫内膜异位引起的痛经。它们还能够缓解恶心的症状（若练习者患有子宫内膜异位症，请咨询有经验的老师来获取非经期的最佳练习方法）。

无论痛经是不是由子宫内膜异位症引起的，接下来都要练习第 IV 节中的仰卧体式。这些体式能够镇静神经，释放肌肉中的紧张感，清除血液循环中的障碍（它们都是导致腹部痉挛疼痛的原因）。另外，这些体式还有助于缓解腹泻症状。

有子宫内膜异位症的练习者应跳过第 V 节中的体式，以第 VI 节中的体式结束练习，让身体冷却下来，进行休息。

若练习者患有子宫肌瘤或囊肿，或是大腿感到无力，从第Ⅳ节中的体式开始练习能够减轻腹部的坠胀感，还能放松盆腔区域。接下来，如果你愿意的话，继续练习第Ⅰ节和第Ⅱ节中的站立体式，进一步减轻痛经症状，提升能量。

在第Ⅴ节后，可以接着练习坐立前屈体式，在这些体式中腹部得到了支撑和舒缓，它们在缓解下背部疼痛、减少月经带来的压力方面发挥了更大的功效。练习者可以自行决定是否使用瑜伽枕，以更好地缓解自己的症状。选择能够放松脊柱，且头部和背部感到舒适的体式。最重要的是，确保腹部不会收缩。如果这些前屈体式让腹部疼痛加剧，就先暂时停止练习。等到经期结束或是痛经症状消失后再继续练习这些体式。

侧简易交叉腿坐前屈能够缓解下背部的灼烧感。大部分的扭转体式都不能在经期练习，因为腰、腹部的挤压和扭转会在此时过度刺激子宫，导致月经量增大。不过，这个扭转体式结合了前屈动作，并非剧烈的脊柱扭转，其作用主要是缓解下背部疼痛。练习时要在头部下方放置大量的支撑物。

第Ⅵ节中的体式能够修复神经系统，并帮助练习者进入更深程度的放松。

本序列的练习时间：60~90分钟

Ⅰ．提升能量，缓解痛经

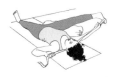

1 8.13C
瑜伽枕辅助仰卧手抓大
脚趾Ⅱ式
每侧 20～30 秒

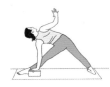

2 5.9I
面向墙壁三角伸展式
每侧 15～20 秒

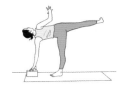

3 5.11J
面向墙壁半月式
每侧 15～20 秒

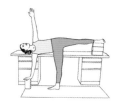

4 5.11G
支撑腿部半月式
每侧 15～20 秒

Ⅱ．缓解下背部疼痛，放松头脑

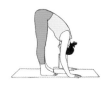

1 5.4H
支撑头部站立前屈式
1 分钟

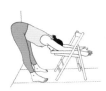

2 5.4I
墙壁和椅子辅助站立前
屈式
1 分钟

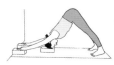

3 5.5G
支撑头部下犬式
30～60 秒

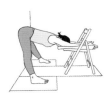

4 5.15G
椅子和墙壁辅助双角式
1 分钟

Ⅲ．缓解子宫内膜异位导致的痛经

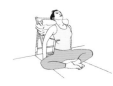

1 6.2L
束角式后倾
1～5 分钟

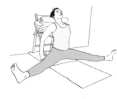

2 6.3G
坐角式后倾
1～2 分钟

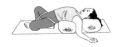

3 8.3B
仰卧束角Ⅱ式
1～5 分钟

Ⅳ. 减轻腹部压力，消除腿部疲劳，缓解痛经

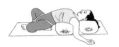

1 8.3B

仰卧束角Ⅱ式
5~10 分钟

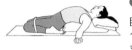

2 8.4C

卧英雄式
1~5 分钟，随练习水
平提高延长时间

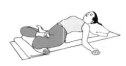

3 8.5G

毯子卷辅助鱼式
30~60 秒或更长时间，
交换双腿方向再保持
30~60 秒或更长时间

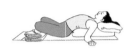

4 8.6B

毯子辅助仰卧简易交叉
腿式
1~2 分钟，交换双腿方
向再保持 1~2 分钟

Ⅴ. 减轻下背部疼痛，缓解压力

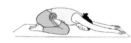

1 6.9F

毯子卷辅助英雄式前屈
30~60 秒

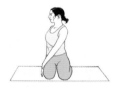

2 6.10A

侧英雄式
每侧 30~60 秒

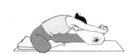

3 7.1K

横放瑜伽枕辅助头碰膝
前屈伸展式
每侧 30~60 秒

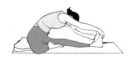

4 7.1L

瑜伽枕和毯子辅助头碰
膝前屈伸展式
每侧 30~60 秒

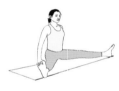

5 6.3A

坐角式
10~15 秒

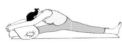

6 6.4D

瑜伽枕辅助侧坐角式
每侧 30~60 秒

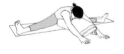

7 6.5C

瑜伽枕和毯子辅助坐角
式前屈
30~60 秒

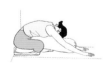

8 6.2I

瑜伽枕辅助靠墙束角式
前屈
1 分钟

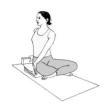

❾ 6.11C

侧简易交叉腿坐
30～60 秒，交换双腿方向
再保持 30～60 秒

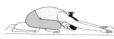

⓫ 6.12A

简易交叉腿坐前屈
30～60 秒

❿ 6.13B 或 6.13C

瑜伽枕和毯子辅助侧简
易交叉腿坐前屈或椅子
辅助侧简易交叉腿坐前屈
30～60 秒，交换双腿方向
再保持 30～60 秒

Ⅵ. 修复神经系统并放松

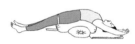

❶ 8.7C

倒手杖 Ⅰ 式
3～8 分钟

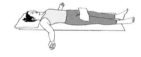

❸ 8.14E

沙袋辅助摊尸式
5～10 分钟

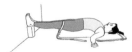

❷ 8.10A

桥式肩倒立 Ⅱ 式
3～8 分钟

疗愈经血过多及经期过长：
稳定身体系统

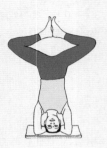

经量过多是指经血量大，每小时都能浸透一片卫生巾或一条卫生棉条。经期过长是指经期超过 7 天。大多数女性在生命中的某一阶段都会有经量过多的情况发生，但她们的身体系统往往会在下一次经期自行修复这种情况，如果没有的话，就应该进行相关的医学检查。

经量过多或经期过长最常见的原因是激素分泌紊乱和经期前未排卵。卵泡也许成熟了，但没有破裂，也没有释放卵子。只有空卵泡才会分泌黄体酮，而现在黄体酮的分泌停止了。整个月经周期虽然继续运行，但是子宫在没有黄体酮的情况下无法停止流血。黄体酮水平下降通常发生在更年期早期（停经的前几年）。

经量过多或其他经量异常情况在青春期也非常常见。在这两个阶段，激素的分泌方式正在向生命的下一个阶段过渡，因此很难维持雌激素和黄体酮的正常分泌状态。

经量过多也可能是由压力太大引起的。不能为自己设立界限来保存自身能量的女性更容易出现经量过多的症状。阿育吠陀认为，经量过多的女性通常皮塔中的火元素成分较高。无法消除的怨恨、愤怒、敌意都能够导致这种督夏失衡。

子宫内膜异位除了可能导致囊肿和卵巢周围形成瘢痕组织之外，也可能影响卵巢功能。

经量过多及经期过长还有可能是由宫内节育器（introuterine device，简称 IUD）引发的感染，或者输卵管堵塞、子宫内膜息肉、宫颈糜烂等因素导致。此外，这还可能意味着女性有癌症或盆腔感染。

经量过多还有一个非常常见的诱因，就是子宫内壁长有嵌入型的子宫肌瘤。分析子宫肌瘤成因的理论有许多（高达 75%～80% 的女性去世时体内被发现有子宫肌瘤）。一种理论认为，空虚、孤独以及未被表达的创造力等潜在的情感可能会导致激素失衡，引起子宫肌瘤的生长。有些研究者认为，子宫肌瘤同子宫内膜异位一样，与过多的念珠球菌或身体敏感有关。

还有一种理论认为，长期的腹部紧张或过度锻炼导致子宫持续地处于紧张状态，这种情况加速了子宫肌瘤的生长。卫生棉条也被怀疑是诱因之一。雌激素和黄体酮的失衡会进一步加剧经期问题的恶化。

人造雌激素即避孕药中含有的成分，可能会加快子宫肌瘤的生长速度。还有一点众所周知，子宫肌瘤（以及子宫内膜异位）往往带有家族遗传性，不过目前能确定的是，改善饮食和练习瑜伽都可以抵消遗传因素的影响。

关于经量过多的症状，我们还缺乏足够的实证研究，因此我们必须靠自己好好照顾身体。从某种角度来说，免疫力下降、营养不足、压力过大都有可能是影响因素。

瑜伽练习

经量过多或经期过长导致贫血或身体无力时，可以暂停常规的瑜伽练习（即非经期的瑜伽练习），以防耗损更多的能量。温和地练习站立体式，转换体式时不要跳跃，不要练习没有支撑的后弯体式或是任何可能刺激身体系统或给身体系统造成压力的体式。患有子宫内膜异位症的练习者应向有资质的瑜伽老师咨询哪些体式适合她们在非经期练习，以及如何练习。

对于有经量过多倾向的练习者而言，仰卧体式特别重要，如仰卧束角式、卧英雄式、仰卧简易交叉腿式、桥式肩倒立式以及支撑桥式中的仰卧束角式等，有规律地在整个经期练习上述体式，可以保存能量，放松腹部器官。

在非经期，应有规律地练习 A 序列和 B 序列，直到经量过多的现象不再出现；经期练习 C 序列可以恢复身体平衡，并放松身体。

经期结束后，可以练习第 13 章中的经期结束后的序列。若因经量过大，导致练习者十分疲惫，就从经期后的修复序列开始，练习沙袋辅助摊尸式、仰卧束角式以及卧英雄式。

A 序列：规律练习

练习第 I 节中的坐角式、束角式，第 II 节中的莲花式、鱼式，以促进盆腔区域的血液循环，矫正盆腔内器官的位置。第 III 节中的倒立体式能够让头脑保持平静，平衡激素分泌，有助于恢复经血流量的规律性。

经期过长会导致紧张，而紧张又会进一步导致经期过长。第 IV 节中的坐立前屈体式能够缓解腹部紧张感，清除头脑的压力，促进黄体酮的分泌。练习这些体式时要有足够的支撑来帮助腹部保持放松。坐在一摞毯子上，头部靠在瑜伽枕或椅子上都会为身体提供良好的支撑。最后，你可以练习第 V 节中的体式，以减少经血流量，放松身体。

本序列的练习时间：60～90 分钟

Ⅰ. 强健生殖器官，规律经血流量

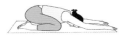
❶ 6.9C
英雄式前屈
30～60 秒

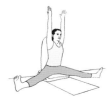
❼ 6.3E
手臂上举坐角式
10～15 秒

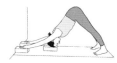
❷ 5.5G
支撑头部下犬式
30～60 秒

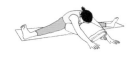
❽ 6.5C
瑜伽枕和毯子辅助坐角
式前屈
30～60 秒

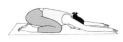
❸ 6.9C
英雄式前屈
10～20 秒

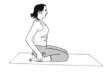
❹ 6.8C
英雄式
1～5 分钟

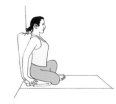
❾ 6.2E
瑜伽枕辅助靠墙束角式
1～5 分钟

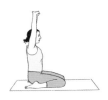
❺ 6.8G
英雄式手向上交扣
每侧 10～20 秒

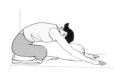
❿ 6.2G
束角式双臂上举
10～15 秒

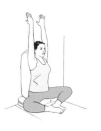
❻ 6.3C
墙壁和瑜伽枕辅助
坐角式
30～60 秒

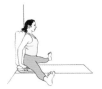
⓫ 6.2I
瑜伽枕辅助靠墙束角式
前屈
30～60 秒

Ⅱ．缓解盆腔紧张，提升髋关节灵活度

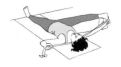

❶ 8.13B
仰卧手抓大脚趾Ⅱ式
每侧 20～30 秒

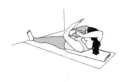

❷ 6.14C
仰卧手抓大脚趾伸展
Ⅲ式
每侧 20 秒

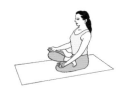

❸ 6.14I
莲花式
每侧 20～30 秒

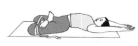

❹ 8.5E
鱼式
1～3 分钟，交换双腿
方向再保持 1～3 分钟

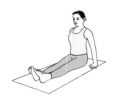

❺ 6.1A
手杖式
20～30 秒

Ⅲ．提升内分泌系统功能，矫正盆腔器官位置

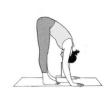

❶ 5.4H
支撑头部站立前屈式
1 分钟

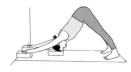

❷ 5.5G
支撑头部下犬式
30～60 秒

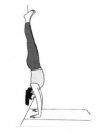

❸ 9.1D
手倒立式
20～30 秒

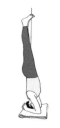

❹ 9.2D
支撑头倒立式（扩展练习）
1～5 分钟，随练习水平提
高延长时间

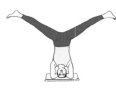

❺ 9.2G
双角头倒立式（扩展练习）
15～20 秒

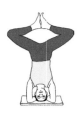

❻ 9.2H
束角头倒立式（扩展练习）
15～20 秒

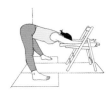

7 5.15G
椅子和墙壁辅助双角式
（起始练习）
1～2 分钟

10 9.3K
束角肩倒立 I 式
15～20 秒

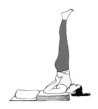

8 9.3F
支撑肩倒立 I 式
3～5 分钟，随练习水平
提高延长时间

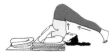

11 9.6B
犁式
30～60 秒

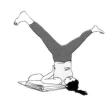

9 9.3J
双角肩倒立 I 式
15～20 秒

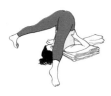

12 9.6G
双角犁式
15～20 秒

Ⅳ. 缓解腹部和精神压力

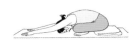

1 6.12A
简易交叉腿坐前屈
每侧 20～30 秒

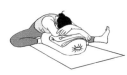

3 7.1M
双腿打开头碰膝前屈伸
展式
每侧 30～60 秒

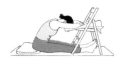

2 7.4H
椅子辅助双腿打开的
双腿背部前屈伸展式
20～30 秒

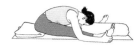

4 7.4G
瑜伽枕辅助双腿打开的
双腿背部前屈伸展式
3～5 分钟

Ⅴ. 放松休息

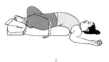

❶ 8.11C
支撑桥式中的仰卧束
角式
3~8 分钟

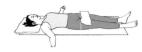

❸ 8.14E
沙袋辅助摊尸式
5~10 分钟

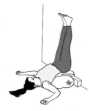

❷ 9.9D
倒箭式
5~10 分钟

B 序列：在常规练习的基础上增加站立体式

当练习者感到身体强壮了一些之后，就可以在 A 序列中再增加一些站立体式。练习时可以省略掉第Ⅰ节和第Ⅱ节中的体式，直接从第Ⅲ节开始。可以在下犬式之后增加这些站立体式，结束之后再继续练习 A 序列中剩余的体式。

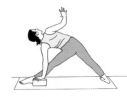

❶ 5.9I
面向墙壁三角伸展式
每侧 30~60 秒

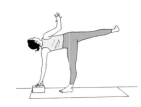

❷ 5.11J
面向墙壁半月式
每侧 30~60 秒

C 序列：经期练习

经期练习 C 序列可以调整放松身心，让身体保持平衡。这些体式有助于缓解疲劳，消除经量过多的情况。它们也可以在月经流量最多的时候练习（大部分女性在经期的第 1 天或第 2 天流量最多，这都是正常现象）。之后，在流量较少的日子里，练习本书中的另一个经期序列。本序列中的体式能够舒缓神经，缓解盆腔酸痛，消除腹泻和身体不适感。这些体式适合因更年期、压力过大、子宫内膜异位症、子宫肌瘤以及其他器质性病变而引起经血过多的人练习，因为本序列中没有能增加身体热量或刺激身体系统的体式，所以有助于调节经血流量。练习者在整个练习过程中，要确保腹部和喉咙放松。

任何人都可以从第Ⅰ节开始练习。若练习者经血过多或经期过长的症状是由子宫内膜异位症引起的，那么也可以练习第Ⅱ节中的体式；若不是由子宫内膜异位症引起的，则可省略第Ⅱ节的体式。

所有人都可以练习第Ⅲ节的体式，在缓解经量过多方面，支撑腿部的半月式常常能产生其他体式都没有的优良效果。所有人都应以第Ⅳ节结束，进入放松休息状态。

我们的身体在失血过多时，就会启动保护机制，让血压下降，此时你就会感到寒冷。所以不要在风口练习，而且要准备好毯子以备不时之需。

本序列的练习时间：60～90分钟

Ⅰ. 经血过多或经期过长：一些让身体冷却的体式

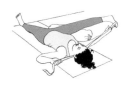

1 8.13C
仰卧手抓大脚趾Ⅱ式
（瑜伽枕辅助）
每侧20～30秒

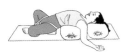

2 8.3B
仰卧束角Ⅱ式
5～10分钟

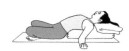

3 8.6A
仰卧简易交叉腿式
2分钟，交换双腿方向
再保持2分钟

Ⅱ. 疗愈子宫内膜异位，在下腹部创造空间

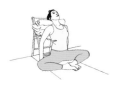

1 6.2L
束角式后倾
1～5分钟

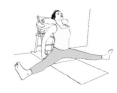

2 6.3G
坐角式后倾
1～2分钟

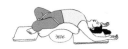

3 8.8B
束角仰卧倒手杖Ⅰ式
2～5分钟

Ⅲ．规律月经流量，缓解压力

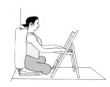

❶ 6.2F

椅子辅助靠墙束角式
1~5 分钟

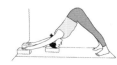

❺ 5.5G

支撑头部下犬式
30 秒

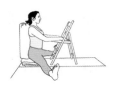

❷ 6.3D

墙壁、瑜伽枕和椅子辅
助坐角式
1~2 分钟

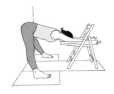

❻ 5.15G

椅子和墙壁辅助双角式
1 分钟

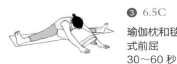

❸ 6.5C

瑜伽枕和毯子辅助坐角
式前屈
30~60 秒

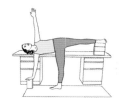

❼ 5.11G

支撑腿部半月式
每侧 15~20 秒

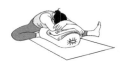

❽ 7.1M

双腿打开头碰膝前屈伸
展式
每侧 20~30 秒

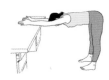

❹ 5.4J

手臂放在桌面或椅子上
的半站立前屈式
1 分钟

Ⅳ．减少经量，放松休息

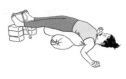

❶ 8.10F

多重辅助桥式肩倒立 Ⅱ 式
3~5 分钟

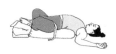

❷ 8.11C

支撑桥式中的仰卧束角式
1~3 分钟

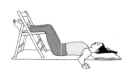

❸ 8.14F

椅子支撑双腿摊尸式
5~10 分钟

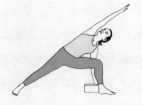

21

疗愈月经量少：
强健身体系统

　　经量过少是指月经量很少，仅持续 1～2 天。这种症状往往还伴随着痛经、腹部僵紧、便秘（有时与大便稀溏交替发生）等症状（详见第 19 章中关于缓解这些症状的内容）。经量过少患者的经期可能是规律的，也可能是不规律的，但两次月经的间隔时间往往要大于 1 个月。

　　经期是女性整体能量平衡的警示器。若经量过少，就要检查一下自己的身体状况，因为月经量少往往意味着贫血的发生。有一种理论认为，身体会在压力过大的时候暂停月经功能，以免女性在动荡时期受孕。如果你处于疲惫状态，无论是因为工作强度太大、过度锻炼还是单纯的劳累过度，你都会发现过一段时间经量会变少。有些女性的身体形象观念被扭曲，她们痴迷于保持"苗条"身材（她们忍饥挨饿、过度锻炼或者两者皆有），因此常常会出现经量过少的症状。跑步上瘾的女性经量也会变得越来越少，当她觉察到这种异常现象的时候，可能已经临近停经状态。

　　内在压力扰乱了激素平衡，破坏了保持正常月经量的身体机制，也能引发经量过少的症状。焦虑和压力会在横膈和下腹部区域制造压力，这就有可能阻塞身体内的淋巴液和血液运行的通道（这些通道由下行气控制，下行气即主管向下运行的能量）。生殖器官缺少营养的结果就是经量变少，有些女性会感到疼痛、不适以及患上诸如盆腔炎等疾病。

　　下行气的运行不畅还有可能是由便秘（由饮食不合理导致的）、久坐不动的生活习惯、压力过大以及上述三者的结合所导致。

　　从西医角度来看，激素失衡会加重便秘。黄体酮的功能是让子宫在孕期舒缓放松，这样子宫就不会因收缩而损伤胎儿。月经周期后半段，女性体内的黄体酮水平较高，可能会导致小肠的活动减慢，延缓了食物的消化过程，增加了便秘的可能性。经期开始后，子宫收缩至正常大小，减少了对结肠的限制。尽管刚开始粪便仍然是坚硬的，但腹泻可能随之而来。

经量过少还有可能是由子宫发育不良、卵巢或内分泌腺功能不全引起的。年轻女孩有时会有经量过少的症状，但过一段时间却会自行康复。处于更年期早期的女性也常常会有经量过少的症状（她们有时还会出现经量过多或经期紊乱的症状）。

避孕药的使用也容易导致经量过少。有些卵巢囊肿患者会有经期更加频繁但经量过少的症状。经期短、经量少还可能是甲状腺功能减退或甲状腺功能亢进导致的，在这两种情况下，甲状腺无法正常运作。

瘦身的欲望如果超过了保障健康的自我界限，就变成一种强迫性的行为（例如厌食症），就会对经期产生影响，此时就要考虑自己的行为是否得当，并采取一些措施来恢复身体的平衡。有几件事对恢复正常的月经量有效：一是选择能让人保持健康活力的食物；二是保持规律的睡眠习惯；三是用瑜伽来取代不健康的锻炼项目。

瑜伽练习

若练习者的体重严重不足或身体极度无力，可练习第 15 章和第 16 章给出的修复性体式。等到练习者强壮到能够练习其他体式时（即体重有所增长且不再无力时），可以慢慢地增加体力。非常瘦的女性常常会由于身体的无力导致不良的体态，因为对她们而言，笔直地站立可能会非常吃力。她们通常还会患上骨质疏松。人一旦学会控制肌肉，骨骼就会变得更加结实。举例来说，在站立体式中，收缩大腿骨上的股四头肌，再将肌肉向腿骨上提时（如同第 5 章所述），身体的重量就由腿骨来承担，这将刺激骨骼生长，并增加骨骼的力量。

本序列共分为四个阶段，适合经量过少的女性练习，可以帮助女性逐步地、系统地增加力量。如果练习者经量过少是由使用避孕药控制经期引发的，则这个序列无法让你的经期迅速恢复正常。结束服药后，女性还需要花费两年左右的时间才能让经期恢复正常。尽管如此，你们还是要完成这四个阶段的练习，因为这些练习能够为生殖系统逐渐恢复平衡提供支持。

事实上，该序列对大多数的瑜伽初学者都非常有益，无论她是否有经量过少的症状，因为该序列包含多种体式，足以让我们的身体得到充分的运动。

第一种练习方法：从第 I 节中的体式开始，然后跳到第 VII 节休息放松。

第二种练习方法：在练习第Ⅰ节几周甚至更长的时间之后，逐步开始练习第Ⅱ节中的站立体式，每次练习1～2个体式。当练习者身体强壮起来，并熟练掌握这些站立体式之后，就可以将其全部融入练习之中。站立前屈体式中的站立前屈式、加强侧伸展式和双角式能够减轻腹部的僵紧和压力。上述体式有助于促进盆腔区域的血液循环，强健内生殖器，并有助于分泌腺体在经期正常运作。这些体式还有助于缓解便秘。这个序列中的其他体式能够强健腹部器官，增强生殖系统功能。若练习者有便秘症状，练习时应用墙壁作支撑，以免加重脱水情况，并且不要练习三角扭转伸展式。以第Ⅶ节中的体式结束练习，休息放松。

第三种练习方法：进一步深入支撑肩倒立Ⅰ式、Ⅱ式及其变式（第Ⅴ节）的练习。倒立体式有助于排毒，能够帮助练习者恢复身体健康和平衡内分泌系统。犁式对卵巢或输卵管功能减退有良好的疗效。与此同时，练习者还可以将第Ⅵ节中的坐立前屈体式加入练习之中，这些体式能够缓解腹部紧张感，增强卵巢功能，消除身体干燥现象（经量不足和便秘都是身体干燥的表现）。总而言之，你应练习除了第Ⅲ、Ⅳ节之外的所有体式。

第四种练习方法：练习者足够强壮之后，可以将支撑头倒立式和后弯体式加入练习之中。如果可以的话，最好在老师的指导之下练习这些体式，同时也要观察每个体式给自己带来何种感受，以及给经期带来何种改变。其练习方法如下：

第Ⅰ节中的所有体式，第Ⅱ节中的三角伸展式、加强侧伸展式、三角扭转伸展式、手倒立式，第Ⅲ节中的所有体式，第Ⅳ节中的所有体式，第Ⅴ节中的所有体式，通过第Ⅶ节中的体式休息放松。练习效果可能不会立竿见影，但只要你坚持练习，最终将促进子宫内膜组织每个月的生长，从而保障月经的正常流量水平。

经期不要练习这些体式。无论经量是多还是少，经期之后都要先练习第13章中的修复序列。

本序列的练习时间：60～90分钟

Ⅰ．开始训练，奠定基调

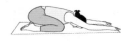

1 6.9C
英雄式前屈
30～60 秒

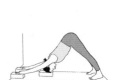

2 5.5G
支撑头部下犬式
30～60 秒

3 5.4B
站立前屈式，抬头
10～20 秒

4 5.4H
支撑头部站立前屈式
30～60 秒

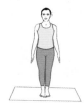

5 5.1D
双脚并拢的山式
20～30 秒

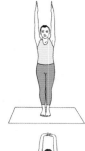

6 5.3A
手臂上举式
10～20 秒

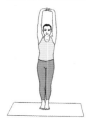

7 5.2C
双手相扣上举式
10～20 秒

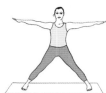

8 5.8D
四肢伸展式
20～30 秒

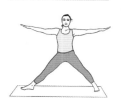

9 5.9A
四肢侧伸展式
20～30 秒

Ⅱ．强健生殖器官，增强体力

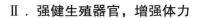

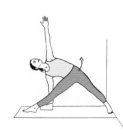

1 5.9D
后脚抵墙三角伸展式
每侧 20～30 秒
如练习者患有便秘，则
可练习右侧体式

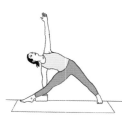

2 5.9H
墙壁和瑜伽砖辅助三角
伸展式
每侧 20～30 秒

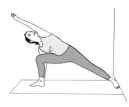

❸ 5.10H

后脚抵墙侧角伸展式
每侧 20~30 秒

或

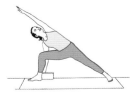

5.10I

背部抵墙侧角侧伸展式
（如练习者患有便秘，
则可练习）
每侧 20~30 秒

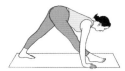

❹ 5.12D

加强侧伸展式，双手站
在地面上
每侧 15~20 秒

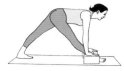

❺ 5.12F

瑜伽砖辅助加强侧伸展
式（起始练习）
每侧 15~20 秒

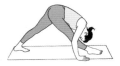

❻ 5.12E

加强侧伸展式
每侧 15~20 秒

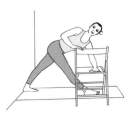

❼ 5.14D

墙壁和椅子辅助三角扭
转伸展式
（没有便秘症状的情况
下练习，起始练习）
每侧 20~30 秒

或

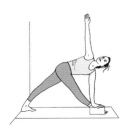

5.14E

墙壁和瑜伽砖辅助三角
扭转伸展式
（没有便秘症状的情况
下练习）
每侧 20~30 秒

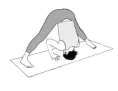

❽ 5.15D

双角式
20~30 秒

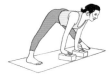

❾ 5.15E

双手扶砖双角式
1 分钟

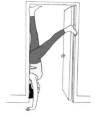

❿ 9.1H

门框辅助手倒立式
20~30 秒

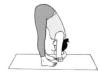

⓫ 5.4G

双臂抱肘站立前屈式
1 分钟

⓬ 5.11E

半月式
每侧 15~20 秒

或
5.11H

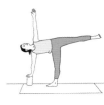

墙壁辅助半月式
（如患有便秘，则可练习）
每侧 15~20 秒

Ⅲ．提高排毒能力，减轻压力

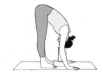

① 5.4H

支撑头部站立前屈式
1 分钟

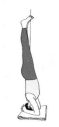

② 9.2D

支撑头倒立式
（扩展练习）
1～5 分钟

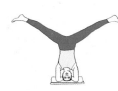

③ 9.2G

双角头倒立式
（扩展练习）
20～30 秒

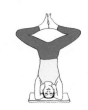

④ 9.2H

束角头倒立式
（扩展练习）
20～30 秒

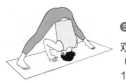

⑤ 5.15D

双角式
（起始练习）
1 分钟

Ⅳ．给盆腔肌肉注入能量，增强盆腔肌肉力量

如有便秘症状则不要练习下列体式。

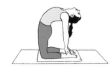

① 10.1E

骆驼式
（经典体式，扩展练习）
20～30 秒

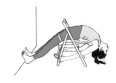

② 10.2D

倒手杖Ⅱ式，双臂穿过
椅子（扩展练习）
30～60 秒，随练习水
平提高延长至 5 分钟

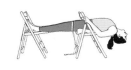

③ 10.2H

两把椅子辅助倒手杖Ⅱ
式（起始练习）
20～30 秒

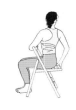

④ 6.17A

辅助巴拉瓦伽Ⅱ式
每侧 20～30 秒

Ⅴ．提升平和感和幸福感

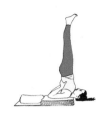

① 9.3F

支撑肩倒立Ⅰ式
2～5 分钟，随练习水平
的提高可延长时间

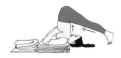

② 9.6B

犁式
1～5 分钟

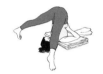

③ 9.6G

双角犁式
30～60 秒

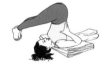

④ 9.7A

侧犁式
每侧 15～20 秒

如果感到疲劳，则可练习：

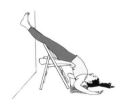

① 9.4E

支撑肩倒立Ⅱ式
3～5 分钟

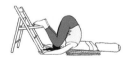

② 9.5C

椅子辅助膝碰耳式
20～30 秒

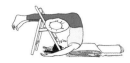

③ 9.8E

支撑半犁式
3～5 分钟

Ⅵ．减轻压力，缓解便秘

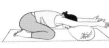

① 6.9E

瑜伽枕辅助英雄式前屈
30～60 秒

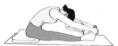

② 7.4F

竖放瑜伽枕和毯子辅助
双腿背部前屈伸展式
20～30 秒

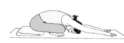

③ 6.12A

简易交叉腿坐前屈
（起始练习）
30～60 秒，交换双腿
方向再保持 30～60 秒

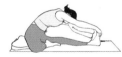

④ 7.1L

瑜伽枕和毯子辅助头碰
膝前屈伸展式
每侧 20～30 秒

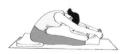

⑤ 7.4F

竖放瑜伽枕和毯子辅助
双腿背部前屈伸展式
3～5 分钟

VII．放松休息

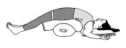

1 8.10D
瑜伽枕辅助桥式肩倒立
II式
3~8分钟

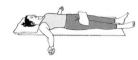

2 8.14E
沙袋辅助摊尸式
5~10分钟

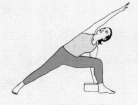

疗愈闭经：
回归正常

闭经，即月经停止，可以分为两种：原发性闭经和继发性闭经。原发性闭经是指女性的月经从来都没有产生过，这种情况非常少见。继发性闭经是指本来月经有规律的女性，停经 6 个月，或是原本月经不规律的女性，停经 12 个月。

注意，不要将闭经同月经稀发相混淆，月经稀发是指经期很少出现，每年月经出现的次数不超过 8 次。更年期女性和青春期女孩常有月经稀发的情况发生。

有一种情况似乎人尽皆知，不过这里还是要强调一下，如果你的经期已经停止，先测试一下是否怀孕，怀孕是月经停止最常见的原因之一。

月经停止的其他原因还包括创伤、压力过大、过度节食、锻炼过度以及偶尔出现的腺体失调，比如多囊卵巢综合征（Polycystic Ovary Syndrome，简称 PCOS）、库欣综合征（肾上腺皮质功能亢进）、甲状腺功能减退（甲减）、下丘脑或脑垂体囊肿等。有些药物和手术也会导致闭经，诸如子宫扩张术和刮除术（通常称之为刮宫术，一种刮除子宫内膜的手术）以及宫颈锥切术（一种移除子宫颈组织的手术）。

一旦月经停止，那么找出发病原因是当务之急，因为闭经很可能是某种严重疾病的症状之一。即使仅是功能性闭经（没有任何其他疾病出现的闭经），让经期恢复正常也是非常重要的，因为闭经可能会引发其他问题，诸如骨质疏松、不孕以及更年期提前等。

停经的同时也意味着没有发生排卵。月经和排卵都同体重有关，女孩的体重达到一定标准后，月经才会开始，如果在某个时期体重降得太低，月经也会停止。从遗传学角度来看，女性身体的"设计"是帮助她维持生育能力的。女性的身体包裹在一层皮下脂肪之中，以便在食物短缺时为她的幼子提供养分（指的是母乳喂养——编者注）。皮下脂肪太薄（例如因患有厌食症或因过度锻炼导致脂肪减少）或者太厚（如患有多囊卵巢综合征的人脂肪较多），均会影响内分泌系统的正常运行。有几种因素会导致多囊卵巢综合征，其中一个原因是饮食中含有太多的糖类和精制碳水化合物。医学博士约翰·R. 李（John R. Lee，M.D.）认为，另一个主要原因还包括女性在胚胎期被暴露在污染的环境中。这些有害物质在胎儿发育的过程中发挥了雌激素的作用，导致卵泡功能失调。李博士认为，像这样的伤害，要等到女性生长到青春期之后才会表现出来。

压力过大会让卵巢囊肿恶化，并且下丘脑在这一过程中发挥了重要作用。在触发卵巢排卵的激素连锁反应中，下丘脑是重要的一环，而排卵开启了整个月经过程，使月经在两周后产生。一些临床医生猜想，下丘脑会直接受到情绪和其他各种心理因素的影响。某些情感创伤，诸如恐惧、悲伤、挫败感、愤怒以及过度焦虑等，都会影响到由脑垂体、下丘脑、肾上腺和卵巢共同构成的敏感的反馈系统，进而导致雌激素分泌量下降，使经期推迟或停止。

现代社会最常见的、导致闭经的行为是节食和过度锻炼。常见的有"女性运动员三重综合征"，这是一种经常困扰舞蹈家、运动员的症状，它表现为停经或初潮无法开始，一般是由饮食失调、过度锻炼或二者兼有所造成的。这种危险的情况会造成骨密度降低，并最终导致骨质疏松。骨骼的健康同激素分泌功能的健康关系紧密，而对于青春期后的女性而言，想要保持激素分泌功能健康就意味着要保持经期的规律性。乔丹·D. 梅兹尔（Jordon D. Metzl）是纽约特种外科医院的医生，他认为，身体无法支撑健康的骨骼生长对于青春期女性而言尤其有害。因为骨骼的生长在 30 岁后就停止了，在那之后，骨密度就将逐步下降。在一项研究中，每年缺少 1～2 次排卵的 35 岁左右的女性的骨密度每年下降 4%。

如果你的经期已经由于摄入的热量过少而停止，那么请增加你的饭量，并食用大量富含钙质的食物，诸如深色的叶类蔬菜、豆奶、牛奶、果汁、豆制品等。天然健康食品的营养专家罗伯塔·阿缇（Roberta Atti）告诉我，那些接受强制性锻炼的女性往往饮食并不均衡，她们的饮食中会排除掉某一类食物。要想健康就要确保你的饮食包括全面的天然健康食品。

瑜伽练习

如练习者因锻炼过度、饮食失调或两者兼具而导致了激素分泌失衡、月经停止，那么就不要练习下列序列，因为该序列会加剧能量和体力的消耗。此时，练习者应该好好休息，练习第 14 章中的恢复序列，直到经期略有恢复，再根据下列指导练习本章的序列。

若停经是由甲状腺功能亢进引起的，也不要练习下列序列。尽管瑜伽能够很好地调节甲状腺功能，但练习者有必要遵照合格的瑜伽老师的指导来完成练习。下面的序列也不适合患有多囊卵巢综合征、库欣综合征以及任何其他器质性疾病的女性。

若练习者身体某些方面的功能无法正常发挥，尤其是涉及生殖系统时，往往意味着之前她曾经经受过情感方面的挫折。经期疾患的疗愈与情绪压力的解除是相伴而行的。吉塔·S. 艾扬格推荐我们利用后弯体式、扭转体式和倒立体式来应对情感压力导致的经期紊乱，帮助经期恢复正常。下面的体式序列重点在于后弯体式，这些体式能够打开心灵中心（心轮），清除情感阻塞，驱散忧郁和悲伤。

拜日式（详见第 5 章）是一组充满活力的体式串联序列，它能够帮助练习者把注意力放在外部世界。或者，练习者也可以在开始练习适合自己的体式之前先单独练习拜日式及其变式，也就是说，无须通过跳跃来连接各个体式。这个方法尤其要推荐给那些关节和背部有问题的练习者。初学者刚刚开始的时候可以先学习如何从站立前屈式跳跃过渡到下犬式中。

练习者可以通过有节奏的跳跃过渡到不同体式之中，并利用自己的呼吸（在每个体式中保持 1～2 次正常呼吸）来计时。为了帮助读者们熟悉这些体式，我已经说明了每个动作应该如何配合呼吸。练习者要确保自己的呼吸从容舒适，不会太长或太短。

第Ⅱ节中的体式有助于增强力量并减轻压力。第Ⅲ节中的倒立体式能够让充足的血液流经各个腺体，使其得到滋养。这些体式会共同发挥作用，具有稳定激素分泌和镇静神经的效果。女性应该在经期结束后每天练习倒立体式，或在非经期时至少每周练习两次倒立体式。第Ⅳ节中的巴拉瓦伽式能够按摩、刺激体内生殖器官并增强其功能，还能够帮助脊柱为身体的后弯做好准备。

第Ⅳ节中也有后弯体式，并且这些后弯体式构成了这一节的核心。后弯体式能够刺激脑垂体、松果体和甲状腺，还能够调理盆腔器官，增强卵巢功能和提高肾上腺分泌水平。尽管后弯体式是平衡日常激素水平的重要因素，但初学者练习时一定要谨慎。尝试练习后弯体式之前要先通过练习站立体式增强身体力量（最好有老师指导）。根据第 5 章的指导，练习者也可以从本章中没出现的其他站立体式开始练习。若练习者因抑郁或创伤导致停经，则不要练习前屈体式。练习者应逐步进入后弯体式，先从倒手杖Ⅱ式开始，然后练习能帮助脊柱热身的体式，为其他的后弯体式做准备。骆驼式是下一个要学习的后弯体式，练习者要确保自己已经十分熟悉骆驼式之后，才能进一步练习轮式。做轮式时要配合练习支撑鸽子式或束角仰卧倒手杖Ⅱ式，二者择一练习即可。轮式是一个非常剧烈的体式，不适合初学者练习。

本序列的练习时间：60～90 分钟

Ⅰ. 消除紧张能量，热身准备：拜日式

❶ 5.1D

双脚并拢的山式
吸气，双臂上举，进入手
臂上举式

❼ 5.7D

四肢支撑式
伴随吸气，身体向上推，
进入上犬式

❷ 5.3A

手臂上举式
伴随呼气，身体前屈向下，
进入站立前屈式

❽ 5.6C

上犬式
伴随呼气，身体向后摆，
进入下犬式

❸ 5.4C

站立前屈式
伴随吸气，身体向前、向上，
进入头部上抬的站立前屈
式

❾ 5.5D

下犬式
伴随呼气，向前跳跃，进
入站立前屈式

❹ 5.4B

头部上抬的站立前屈式
伴随呼气，向后跳跃，进
入下犬式

❿ 5.4C

站立前屈式
伴随吸气，手臂上举，进
入双脚并拢的山式

❺ 5.5D

下犬式
伴随吸气，身体向前、向上，
进入上犬式

⓫ 5.1D

双脚并拢的山式
重复该串联序列 3 轮，每
两轮可省略 1 次山式，不
过要以山式结束，每轮保
持 20～30 秒

❻ 5.6C

上犬式
伴随呼气，身体向下，进
入四肢支撑式

开始体式

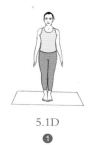

5.1D
❶

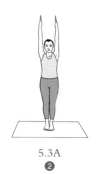

5.3A
❷

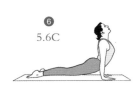

5.4C
❿

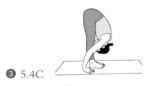

❸ 5.4C

拜日式

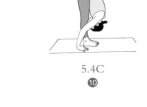

5.5D
❾

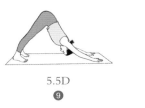

5.6C ❽

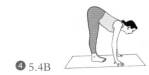

❹ 5.4B

5.7D ❼

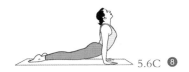

❻
5.6C

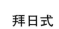

❺ 5.5D

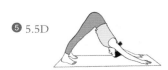

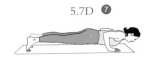

Ⅱ. 增强身体力量，减轻压力

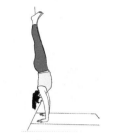

1 9.1D

手倒立式
20～30 秒

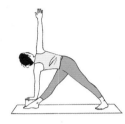

4 5.14C

三角扭转伸展式
每侧 20～30 秒

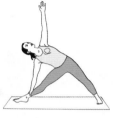

2 5.9C

三角伸展式
每侧 20～30 秒

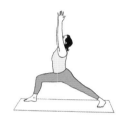

5 5.13D

战士 I 式
每侧 20～30 秒

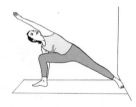

3 5.10G

侧角伸展式
每侧 20～30 秒

Ⅲ. 获得积极心态

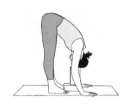

1 5.4H

支撑头部站立前屈式
1 分钟

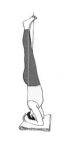

3 9.2D

支撑头倒立式
1～5 分钟

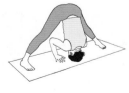

2 5.15D

双角式
1 分钟

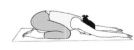

4 6.9C

英雄式前屈
20～30 秒

IV . 展开胸腔，振奋精神

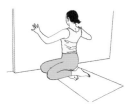

❶ 6.15C

墙壁辅助巴拉瓦伽式
每侧 20～30 秒

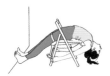

❷ 10.2D

倒手杖 II 式，双臂穿过
椅子（扩展练习）
30～60 秒，随练习水平
的提高可延长至 5 分钟

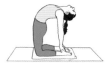

❸ 10.1E

骆驼式（经典体式）
20～30 秒，1～3 次

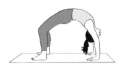

❹ 10.4F

轮式（扩展练习）
5～10 秒，1～6 次

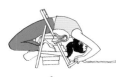

❺ 10.5C 或 10.5D

支撑鸽子式（高级练习）
30～60 秒，随练习水平
的提高可延长至 3 分钟

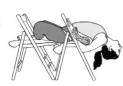

❻ 10.3D 或 10.3E

束角仰卧倒手杖 II 式
（高级练习）
30～60 秒，随练习水
平的提高可延长至 5
分钟

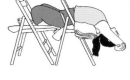

❼ 6.17A

辅助巴拉瓦伽 II 式
每侧 20～30 秒

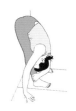

❽ 5.4L

靠墙站立前屈式扭转
20～30 秒，2 次

V . 让头脑平静，冷却身体

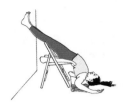

❶ 9.4E

支撑肩倒立 II 式
5 分钟

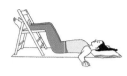

❸ 8.14F

椅子支撑双腿摊尸式
5～10 分钟

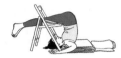

❷ 9.8D

半犁式
3～5 分钟

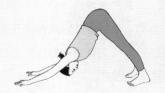

疗愈不规律经期：
重新建立生命韵律

　　有规律的月经周期是检测女性整体健康幸福的非常有效的指标。出于同样的原因，不正常的出血现象则意味着身体正在以它的方式告诉你：有些地方出问题了。

　　可何谓不正常呢？通常情况下，经期应该精准地每隔 28 天发生 1 次，这一点反映了这位女性同月亮的周期相联结，但目前仅有 12.4% 的女性的经期为 28 天。大多数女性的周期在 23～35 天之间，这种现象，至少在正统医学中，仍被认为是健康的。正统医学同样认为女性经期每个月会产生变化也是正常的。若在常规经期之外有经血产生，或是偶尔有停经现象，就被认为是经期不规律。

　　经期不规律在初潮后的 3 年以及更年期早期阶段非常常见。在女性生命中的其他时期，有许多因素也会导致经期不规律，一旦发生了这种情况，就应该找医生进行检查，即使是处于更年期早期阶段也不例外，这样能够尽早排除器质性疾病因素，包括盆腔和腹腔器官的损伤、感染、发炎，子宫肌瘤和息肉等良性赘生物，卵巢囊肿，多囊卵巢综合征或癌变前期状态等。其他可能会带来问题的因素还包括宫内节育器。若经期不规律不是由身体器官异常引起的，那往往是由排卵停止（排卵缺失或稀少）所造成的。排卵停止是指当身体没有收到释放卵子的必要刺激时，本来应该随之进行的雌激素和黄体酮的分泌就无法完成。

　　许多潜藏的病症也会影响排卵功能。一些临床医生认为女性缺乏日光照射（进而导致维生素 D 缺乏）也会导致经期不规律。显然，同过去相比，我们在自然的黑暗和光线中待着的机会都少了许多。根据美洲土著人的传说，女性如果睡在室外，接受满月的照射，就能够改善经期不规律及其他经期问题。在不使用人造灯光的社会中，月光也许会对女性的身体系统产生更有力的影响，并有可能引发排卵。空中旅行也同样会干扰生物周期，成为女性月经周期一个很严重的扰乱因素。

　　大脑、卵巢和子宫之间有一个微妙的互动系统，其他可能影响这个系统的因素还包括：身体超重或短期内体重骤降，某些西药（安眠药、镇定剂、抗抑郁药、麻醉剂），过度锻炼（身体会将该行为解读为压力太大），某些中草药（诸如人参之类）。甲状腺功能不足和脑垂体功能失常也会导致月经不规律。女性停止服用避孕药后两年内，患上经期稀发或经期不规律的概率比常人高5倍。另外，排卵期之前发生的疾病（可能是一次发烧）也可能会导致排卵（以及经期）的推迟甚至不排卵。

　　充满压力的生活方式可能也会扰乱激素平衡。严重的焦虑和抑郁能够扰乱大脑中神经传导物质的平衡，并影响下丘脑的功能，若这种情绪因家庭问题而产生，情况可能会更为严重。受这种情况影响的经期通常会伴随着经量过多的症状。对压力反应敏感的女性可能会发现，一旦她需要牺牲内心最深处的情感需求来承担某些责任时，她的健康就会受损，这样的女性，经期更易受影响。

　　经期不排卵可能会导致骨质疏松和不孕，因此维持激素平衡变得尤为重要。最近的一项研究表明，经期不规律的女性晚年患有类风湿性关节炎的概率大大增加。在古代，女性懂得规律经期的重要性，并发展出一些优良的风俗习惯。澳大利亚的土著居民中，女性会做猫摇篮，其形状如3只猫相互缠绕，据说这代表了3位女性的经血。它构成一个仪式性的具体形象，它意味着不同女性的经期逐渐同步的过程。在西方，我们现在也认识到女性的经期会受其他人释放的外激素影响。

　　如果是激素波动导致了经期的不规律，女性应该如何在不依赖药物和性激素疗法的情况下来改善这种情况呢？

　　首先，做一个3～4个月的每日健康记录，来弄清楚自身的情况，这样你就可以根据自己的月经周期来规划瑜伽练习。观察自己经期的常规模式是什么，以及它是如何改变的。正常的经期在排卵之后的12～16天后才会开始，并且每个月的月经量应该保持稳定的水平。不正常的月经状况包括排卵停止、经间期少量出血或是器质性疾病表现出的症状。

　　瑜伽是消除身心压力的有效手段，也是恢复激素平衡的绝佳方式。

瑜伽练习

　　下列三条是疗愈经期不规律和非正常出血症状的黄金法则：

法则一，在经期的身体净化阶段（即主动性出血阶段），一定要根据自己的需求选择本书中的一个经期序列进行练习。经期序列能够让练习者得到很好的休息，最大限度地减轻有可能导致经期不规律的压力。

法则二，无论之前是否有排卵发生，经期结束后，一定要练习经期后的练习序列（详见第 13 章）。经期后的练习序列大部分由倒立体式构成，有助于练习者形成健康的激素分泌节律。支撑头倒立式能够刺激各个腺体的主管——脑垂体。脑垂体释放的激素促使卵巢中的卵泡成熟，之后，排卵所需的雌激素才开始分泌。支撑肩倒立 II 式、犁式、桥式肩倒立 I 式和桥式肩倒立 II 式能够平衡支撑头倒立式给脑垂体带来的不良影响，调节甲状腺的激素分泌，冷却身体并平衡身体系统。总而言之，倒立体式及其变式能够帮助神经系统和子宫从经期带来的损伤中修复还原，并能够为月经周期的形成奠定基础。

法则三，经期和经期后阶段结束后，确保练习方法与自己的情感和身体所需相适应，帮助自己消除压力。如果经期不规律还伴随着经量过多或经期过长的症状，则在本周期剩余的时间中应遵照第 20 章给出的指导进行练习。另外，在一个月的练习中，要包含多种类型的体式。完成这个目标的方法之一，是对每日练习进行系统性的安排。经期后的阶段结束后，可以在练习中引入站立体式，并在接下来的一周里将站立体式作为练习重点。若经期不规律是由器质性疾病引起的，可练习三角伸展式和面向墙壁的半月式，然后将前屈体式和扭转体式引入到练习之中，并在这一周中，将这两种体式作为练习重点。每个月，要有规律地练习倒立体式（如果可以的话要每天练习）。在排卵期，人的身体和头脑都处于最有能量的时期，应该在这一时期练习所有能够练习的体式，包括后弯体式。不过，练习后弯体式时，要带有敏锐的觉知，并保持谨慎，在经期不规律时尤其要如此，不要单独练习后弯体式，要在每一节中加入其他种类的体式。在经期的最后阶段，练习本章中给出的序列，此外，在整个经期，还要规律性地练习调息。

经期推迟

女性压力太大，经期更倾向于向后推迟而非提前。要记住，尽管推迟排卵会让经期推迟，但一旦排卵发生，结果是一定的——12～16 天后会产生月经（对大多数人而言，从排卵到经期发生间隔的时间长度偏差不会超过 1～2 天）。因此，一旦经期推迟，我们就不太可能再将月经周期"带回"原轨。本章中推荐的序列包含能够平衡激素的倒立体式，以及能够减轻压力的坐立前屈体式。

经前期少量出血

有些女性在月经正式开始之前的 5～10 天中会有少量出血，它的颜色可能是暗红色、暗灰色或几乎呈黑色（如果发生这种情况，应找医生检查，排除甲状腺病变、子宫肌瘤、子宫内膜异位、子宫内膜息肉等病症发生的可能性）。还有一种情况就是经期似乎开始了，但是之后几天会消失。如果有这两种情况发生，可练习一些前屈体式：英雄式前屈、下犬式、站立前屈式、头碰膝前屈伸展式以及双腿背部前屈伸展式。练习时要对头部进行支撑，以减轻腹部的僵紧和压力，以促使氧气进入卵巢。此时不要练习后弯体式或仰卧体式，甚至不要练习桥式肩倒立 I 或 II 式。不过，如果练习者的经期已恢复但仍感到无力或是有压力，甚至出现了经量过多、痛经等症状，则可练习第 14 章中的仰卧体式（其中就包括桥式肩倒立 II 式），并以摊尸式结束练习。若练习者仍有少量经血，应避免练习倒立体式，否则将进一步影响月经流量。

经间期少量出血

若练习者的身体经常发生经间期出血的情况，就要引起警觉。这种现象是由有效雌激素骤降引起的，并经常发生在服用药物的女性身上。在这种情况下，可以练习倒立体式。

经期结束后少量出血

若经期后有少量出血，需要先暂停练习倒立体式，待经血完全停止后再练习。在经血完全结束前，可练习仰卧体式：仰卧束角式、卧英雄式、鱼式或仰卧简易交叉腿式。此外，你也可以练习桥式肩倒立 II 式。

漏发月经

偶尔发生的漏发月经无须进行特别的治疗。如果不是因为更年期或怀孕，就很可能是那个月没排卵。但如果经常漏发，就有可能是由于压力太大、饮食营养不良、过度锻炼或身体消耗过度而引发的（详见第 22 章）。如果漏发，还是要在原本应该行经的日子里照常练习经期序列（详见第 12 章），并在之后练习经期后序列。

器质性异常导致的经期不规律

若因器质性问题（卵巢囊肿等）导致经期异常，则症状背后隐藏的病因很可能是激素失衡和压力过大。本章中的指导原则对于此种情况仍然适用。此外，还要向有经验的老师咨询哪些体式会对你已经采用的治疗手段起到辅助作用。如果练习者处于更年期早期阶段，并存在与上述症状相似的情况，仍然可以遵循自己的周期特点，用相似的方法来调理不规律的经期，尽可能减少更年期早期阶段的身体不适。

经期提前

若你的经期提前，先要检查自己经期的计算方式是否正确。如果计算是从第一次月经结束的日期开始，到第二次月经来临的日期为止，那么这个周期就变短了。正确的方法是将开始流血的第一天到下一次开始流血的前一天算作一个周期。如果经期前几天有少量经血出现，不要将其计入其中。周期的第一天应该是经量正常的第一天，即使经量偏少也不例外（大多数女性皆是如此）。如果之前有一次异常的较长的经期，后来又出现了突发出血现象，这种情况也不属于经期提前，但这种出血常常被误认为是常规性经期，所以你需要判断是否有排卵发生。如果经血出现之前有经前期情绪变化、身体水肿、乳房敏感以及某种程度的痛经，则说明可能是有排卵发生的。不过，如果经期突然降临，或是整个经期毫无规律，经血量极多或极少，就通常意味着雌激素和黄体酮之间微妙的平衡已经被破坏，而排卵也未曾发生。

尽管没有什么瑜伽序列能包治百病，但下列体式能够帮助练习者缓解焦虑，恢复激素平衡。如果你能够预测自己的经期何时到来，那么在经期之前的8～10天（即排卵期后）练习这些体式，将有助于恢复激素平衡。

本序列的练习时间：60～90分钟

Ⅰ. 让头脑平静，缓解压力

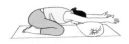

❶ 6.9E
瑜伽枕辅助英雄式前屈
30～60 秒

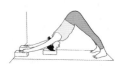

❸ 5.4H
支撑头部站立前屈式
1 分钟

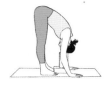

❷ 5.5G
支撑头部下犬式
30～60 秒

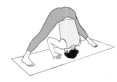

❹ 5.15D
双角式
1 分钟

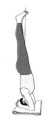

❺ 9.2D
支撑头倒立式
1～5 分钟

Ⅱ. 减轻焦虑，促进盆腔和胸腔的血液循环

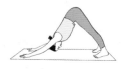

❶ 5.5D
下犬式
30～60 秒

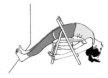

❷ 10.2D
倒手杖Ⅱ式，双手穿过椅子
30～60 秒，随练习水平提高延长至 5 分钟

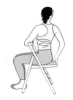

❸ 6.17A
辅助巴拉瓦伽Ⅱ式
每侧 20～30 秒

Ⅲ. 保持卵巢健康，促进规律的经期的形成

❶ 6.2D
毯子卷辅助束角式
1～5 分钟

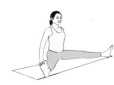

❷ 6.3A
坐角式
1～2 分钟

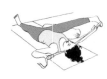

❸ 8.13C
瑜伽枕辅助仰卧手抓大脚趾Ⅱ式
20～30 秒

Ⅳ．缓解腹部紧张，让头脑平静

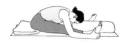

❶ 7.4G

瑜伽枕辅助双腿打开的双腿背部前屈伸展式
20～30 秒

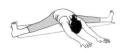

❸ 6.5B

坐角式前屈
30～60 秒

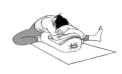

❷ 7.1M

双腿打开头碰膝前屈伸展式
30～60 秒，2 次

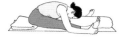

❹ 7.4G

瑜伽枕辅助双腿打开的双腿背部前屈伸展式
3～5 分钟

Ⅴ．促进盆腔器官的血液循环，提升头脑平静状态

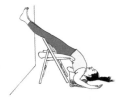

❶ 9.4E

支撑肩倒立Ⅱ式
3～5 分钟

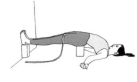

❺ 8.9C

桥式肩倒立Ⅰ式
（扩展练习）

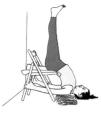

❷ 9.4F

倒箭肩倒立Ⅱ式
30～60 秒

或

8.10A

桥式肩倒立Ⅱ式
（起始练习）
3～8 分钟

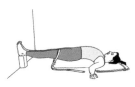

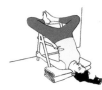

❸ 9.4G

束角肩倒立Ⅱ式
30～60 秒

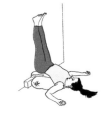

❻ 9.9D

倒箭式
5～10 分钟

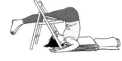

❹ 9.8D

半犁式
3～5 分钟

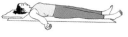

❼ 8.14D

摊尸式
5～10 分钟

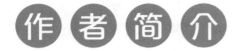

作者简介

波比·克蕾奈尔（Bobby Clennell）教授艾扬格瑜伽已逾 30 年。她是纽约艾扬格瑜伽学院的核心教员，每周在那里教授 5 节课程，包括女性瑜伽课、产前瑜伽等课程。波比还同她的丈夫——瑜伽老师林德赛，一起在美国和欧洲各地开设工作室，并在英国、多巴哥和墨西哥等地组织静修营。

波比于 20 世纪 70 年代初期开始在伦敦练习瑜伽，当时她还是一名服装和动画设计师。1975 年，波比（同她的丈夫林德赛，儿子迈尔斯和杰克一起）第一次来到印度普纳，跟随 B. K. S. 艾扬格学习瑜伽。自此之后，她每两年去一次印度，继续她的学习，并在 1977 年获得了艾扬格瑜伽认证教师的证书。

20 世纪 80 年代，波比在跟随艾扬格先生的女儿吉塔·S. 艾扬格学习瑜伽时，燃起了对女性瑜伽专题的兴趣。艾扬格先生在教授大课时，处于经期的女性会被送入教室后面的房间，进行更为安静的瑜伽练习，吉塔负责向这些女性展示练习方法。这样的经历唤醒了波比对女性瑜伽练习的渴求，也是从那时开始，女性瑜伽就成为波比教学的主题。

波比还制作了一部名为《坛城》（Yantra）的短篇电影，这部电影是基于 B. K. S. 艾扬格自我练习时的动作制作而成的。

波比现居于纽约市。请访问 www.bobbyclennell.com 获得更多关于她的教学安排和电影的相关信息。